彩色图解

刘民·主编

黄帝内经

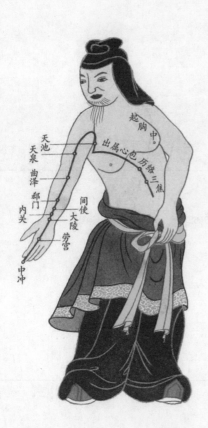

江西科学技术出版社

·南昌·

图书在版编目（CIP）数据

彩色图解黄帝内经 / 刘民主编. -- 南昌 ：江西科
学技术出版社，2020.5（2023.11重印）
ISBN 978-7-5390-6586-1

Ⅰ．①彩… Ⅱ．①刘… Ⅲ．①《内经》－图解 Ⅳ.
①R221-64

中国版本图书馆CIP数据核字(2018)第240172号

选题序号：ZK2017423
责任编辑：万圣丹

彩色图解黄帝内经
CAISE TUJIE HUANGDINEIJING

刘民　主编

出　　版	江西科学技术出版社	
社　　址	南昌市蓼洲街2号附1号	
	邮编：330009　电话：（0791）86623491　86639342（传真）	
发　　行	全国新华书店	
印　　刷	永清县晔盛亚胶印有限公司	
开　　本	720mm×1020mm　1/16	
字　　数	270千字	
印　　张	21	
版　　次	2020年5月第1版　2023年11月第2次印刷	
书　　号	ISBN 978-7-5390-6586-1	
定　　价	128.00元	

赣版权登字：-03-2019-046

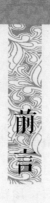

前言

随着人们生活水平的提高和中医在国际上关注度的提升，人们对中医治病理论、养生知识的需求变得更加迫切，《黄帝内经》作为中国医学之祖和中华儿女养生养心的千年圣典，近年来更是得到大众的青睐和追捧。《黄帝内经》到底是一本怎样的书呢？

《黄帝内经》成书于春秋战国时期，包括《灵枢》《素问》两部分，是我国现存最早的医学理论著作，总结了春秋至战国时期的医疗经验和学术理论，并吸收了秦汉以前有关天文学、历算学、生物学、地理学、人类学、心理学等知识，并运用阴阳、五行、天人合一的理论，对人体的解剖、生理、病理以及疾病的诊断、治疗与预防进行全面的阐释。而且中医学作为一个学术体系的形成，是从《黄帝内经》开始的，所以《黄帝内经》被公认为中医学的奠基之作。

由于《黄帝内经》原著文字古奥，专业术语繁多且晦涩难懂，所以给大众接受、学习中医经典知识带来了一定的阻力，本书在严谨遵循原著的主旨思想上，以其基本理论体系为支点，配以趣味易懂的文字和图画，并结合当下的生活环境，详细阐述普及治病养生之道，力求为广大读者拥有清静平和的心境与强健的体魄助一臂之力。本书共分为十一个章节，主要阐述了《黄帝内经》中的阴阳学说、五行学说、藏象学说、精气血津液学说、诊法、经络学说、针灸学说、疾病学说、病因病机学说以及养生学说的内容。

其中阴阳五行学说是在辩证唯物的哲学思想上，借用自然界运动变化的现象和规律来解释人体生理、病理的各种现象，从而说明人体的机能活动、组织结构及其相互关系的学说；藏象学说是研究人体各个脏腑的生理功能、病理变化及其相互关系的学说；精气血津液学说作为中医辨证方法之一，是运用脏象学说中有关精气气血津液的理论，分析各种临床表现，从而判断气、血、津液方面病变的一种辨证方法；诊法学说是利用望、闻、问、切四诊的方法检查疾病，从而获得疾病内在征象的方法学说；经络学说是阐述人体经络系统的循行分布、生理功能、病理变化及其与脏腑相互关系的理论体系；疾病学说是关于疾病发生机理与传变规律，以及典型病症治疗的学说；病因病机学说阐述的是中医学关于疾病的理论知识，包括病因、发病与病机三部分内容；养生学说是阐述的关于养生原则、四季养生、饮食养生、体质养生的理论体系。

　　总之，本书运用中医基础理论知识去解读疾病、认识疾病、治疗疾病，希望能给读者带来一个全新的视角和阅读体验，并实现身体健康、心境平和的目标。

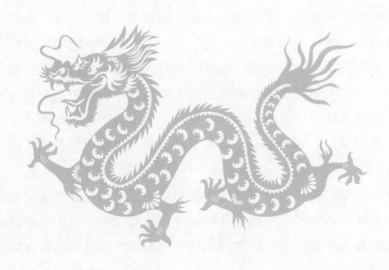

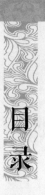

目 录

第一章 认识《黄帝内经》

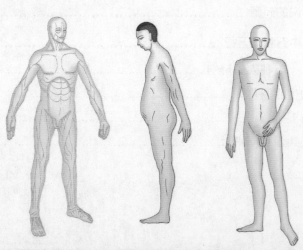

第二章 阴阳学说与疾病诊断

第三章 五行与自然界人体脏腑的关系

第四章 藏象学说中的五脏六腑

第五章 人体内的精、气、血、津液

第六章 诊法在疾病中的应用

第七章 经络存在的意义

第八章 针刺在疾病中的应用

第九章 疾病的发生与传变

第十章 《黄帝内经》中的病因病机学说

第十一章 养生之道在我们生活中的应用

第一章

认识《黄帝内经》

《黄帝内经》的渊源与发展

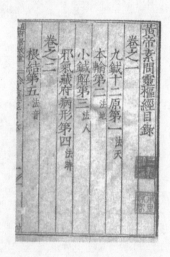

　　《黄帝内经》并不是黄帝时期写出的著作，而是春秋战国至西汉时期的作品，在班固撰写的《汉书·艺文志》中提到过《黄帝内经》书名。《黄帝内经》是后人假托黄帝之名而作，因为黄帝是中华民族文化的师祖，在中国人的心目中占有至高无上的地位。自古以来，中国人对自己的祖宗都十分尊敬和崇拜，因此，托名是黄帝所作，在民众中就很容易取得信任、受到重视，从而受到保护，并得到流传。《黄帝内经》可以说是上古乃至太古时期，中国人在医学和养生方面的智慧结晶，是我国医学宝库中现存成书最早的一部医学典籍。

　　《黄帝内经》分为《素问》与《灵枢》两个部分，共162篇，《素问》与《灵枢》各占81篇。《素问》主要论述了自然界的变化规律、人与自然的关系；《灵枢》的核心内容为脏腑经络学说。《素问》在汉魏、六朝、隋唐各代皆有不同的传本，多次被张仲景、王叔和、孙思邈、王焘等在自己的著作中被引用。其传本主要有：（1）齐梁间（公元6世纪）全元起注本，是最早的注本，但当时其中的第六卷已亡佚，所以实际上只有八卷。这个传本先后被唐代王冰、宋代林亿等引用，至南宋之后失传。（2）唐王冰注本，唐宝应元年（公元762年），王冰以全元起注本为底本注《素问》，将已亡佚的第六卷，以自称得自其师秘藏的七篇"大论"补入。到北

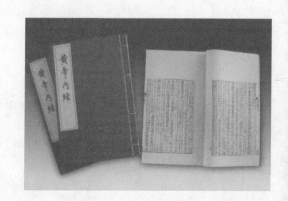

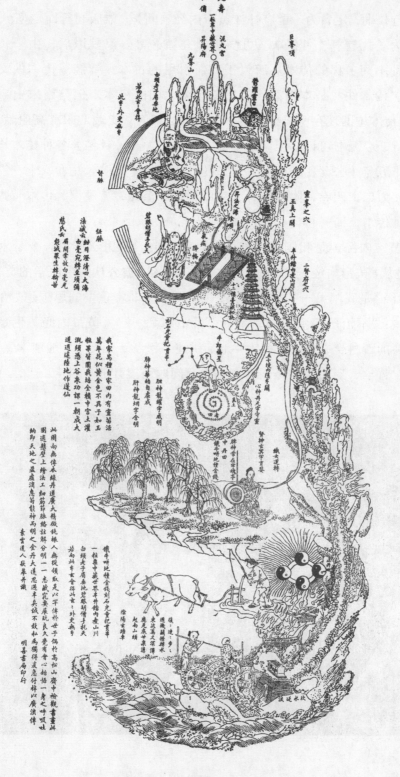

宋（公元1056～1067年）年间，设校正医书局，林亿等人在王冰注本的基础上进行校勘，定名为《重广补注黄帝内经素问》，雕版刊行而定型。《灵枢》又被称为《九卷》《针经》《九灵》《九墟》等。汉魏以后，由于长期抄传出现多种不同名称的传本。唐代王冰所引用的古本《针经》传本佚文与古本《灵枢》传本佚文基本相同，说明二者为共同的祖本。但与南宋史崧发现的《灵枢》传本（即现存《灵枢》传本）则不尽相同。史载北宋有高丽献《针经》镂版刊行，今无书可证。至南宋初期，《灵枢》和《针经》各种传本均失传。绍兴二十五年（公元1155年），史崧把其家藏《灵枢》九卷八十一篇重新校正，扩展为二十四卷，附加音释，镂版刊行。至此，《灵枢》传本基本定型，取代各种传本，而一再印行，流传至今。

　　《黄帝内经》是我国第一部中医理论经典。中医学作为一个学术体系的形成，是从《黄帝内经》开始的，因此《黄帝内经》被公认为中医学的奠基之作。《黄帝内经》是我国第一部养生宝典，其中有一个非常重要的思想是"治未病"。原文中说："不治已病治未病，不治已乱治未乱。"《黄帝内经》也是第一部关于生命的百科全书，以生命为中心，讲述了医学、天文学、地理学、心理学、社会学、哲学、历史等，是一部围绕生命问题而展开的百科全书。

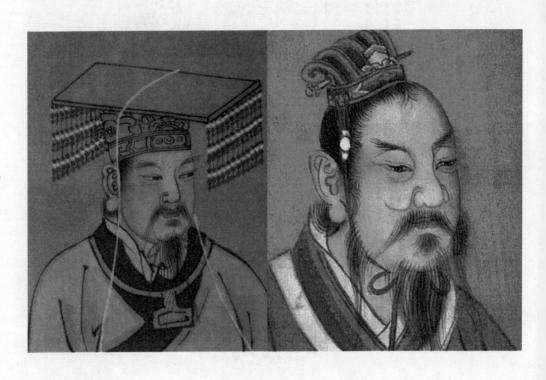

《黄帝内经》的理论体系

《黄帝内经》的理论体系，主要有养生学说、阴阳五行学说、脏象学说、经络学说、病因病机学说、病证学说、诊法学说、论治学说、运气学说，具体如下。

阴阳学说

阴阳学说属古代哲学范畴，是人类认识宇宙的一种世界观和方法论，在词书中被赋予医学的内涵。阴阳是自然界的一般规律，是万事万物的纲领，是事物变化的起源，也是新生与消亡的根本，自然界的无穷奥秘都在其中。《黄帝内经》主张诊断和治疗疾病务必求之于阴阳这一根本。阴阳是自然界的根本，大凡天地之间、六合之

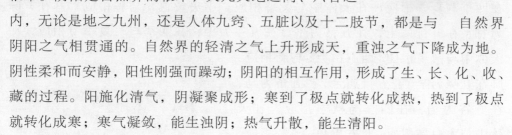

内，无论是地之九州，还是人体九窍、五脏以及十二肢节，都是与自然界阴阳之气相贯通的。自然界的轻清之气上升形成天，重浊之气下降成为地。阴性柔和而安静，阳性刚强而躁动；阴阳的相互作用，形成了生、长、化、收、藏的过程。阳施化清气，阴凝聚成形；寒到了极点就转化成热，热到了极点就转化成寒；寒气凝敛，能生浊阴；热气升散，能生清阳。

天气下交，地气上迎，阴阳相互交通，才能产生万物。还未出地面的为阴处，又称为阴当中的阴，如果已经出了地面，就称为阴当中的阳。阳气给万物以生机，阴气使万物成形。所以，万物的发生，因于春季天气的温暖；万物的繁茂，因于夏季天气的炎热；万物的收成，因于秋季天气的清凉；万物的闭藏，因于冬季天气的寒冽。如果四时失序，气候变化无常，那么天地之间就会阴阳相互阻隔而闭塞不通，生、长、化、收、藏的变化就会失去正常。这就是阴阳之气的变化规律。

阳气在白天时保护人身的外部。早晨阳气开始产生，中午阳气旺盛，下午阳气开始衰退，汗孔关闭。因为日落以后，人们要休息了，所以不要过度地扰动筋骨，不要触冒雾露之气。如果不遵循早、中、晚三时阳气的活动规律作息，人体就会生病而导致形体憔悴、消瘦。这就是人体阴阳之气的运行规律。

❈ 五行学说

五行，就是指事物的五种基本属性。五行学说是《黄帝内经》的一个重要理论基础。古人认为，宇宙由木、火、水、土、金五种最基本的物质构成，并以五行之间的相生相克规律来认识世界，解释和探求自然规律。

五行之间有着相生相克和相乘相侮的规律，具体表现为：

相生：木生火，火生土，土生金，金生水，水生木。相克：木克土，土克水，水克火，火克金，金克木。相乘（五行中的一行对另一行克制太过）：木乘土，土乘水，水乘火，火乘金，金乘木。相侮（五行中的一行对克己者反克）：木侮金，金侮火，火侮水，水侮土，土侮木。

《黄帝内经》认为，东方青色，与肝相应，肝在五味为酸，在五行属木，在五畜为鸡，在五谷为麦，在四季与春季相应，在天体中与岁星相应；南方红色，与心相应，心在五味为苦，在五行属火，在五畜为羊，在五谷为黍，在四季与夏季相应，在天体中与荧惑相应。中央黄色，与脾相应，脾在五味为甘，在五行属土，在五畜为牛，在五谷为稷，在四季与长夏季节相应，在天体中与镇星相应；西方白色，与肺相应，肺在五味为辛，在五行属金，在五畜为马，在五谷为稻，在四季与秋季相应，在天体中与太白星相应；北方黑色，与肾相应，肾在五味为咸，在五行属水，在五畜为猪，在五谷为豆，在四季与冬季相应，在天体中与辰星相应。

自然界四季的交替、五行的演变，形成生、长、化、收、藏的过程，产生风、寒、暑、燥、湿。人有心、肝、脾、肺、肾五脏，

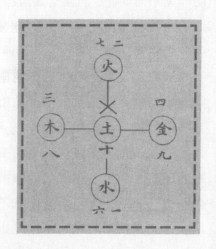

化生心气、肝气、脾气、肺气、肾气，从而产生喜、怒、悲、忧、恐五种情志。

五行学说认为宇宙由木、火、水、土、金五种最基本的物质构成，并以五行之间的相生相克规律来认识世界，解释和探求自然规律。

藏象学说

藏象学说是《黄帝内经》通过人体内部所表现的征象来认识内部脏腑器官的生理活动和病理变化，以及这些活动与外界环境的相互关系的学说。

藏，同"脏"，是指藏于体内的脏器；象，是指表现于外的生理、病理现象。藏象学说，就是通过对人体生理、病理现象的观察，研究人体各个脏腑的生理功能、病理变化及其相互关系的学说。

《黄帝内经》认为，脏腑处于人体内，其功能活动情况与健康状况可以从体表反映出来。现在比较通行的察言观色、手诊等就是藏象学说的一种应用，具体来说，藏象学说主要表现为：心是生命的根本，主宰着精神意识。心的荣华反映在面部，其功能是充实和温煦血脉。心气旺盛，则面色荣润。

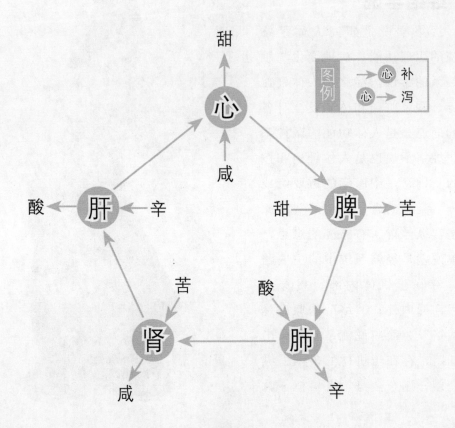

心位于膈上面，为"阳中之太阳"，与阳气最盛的夏季相通。肺是人身之气的根本，是藏魄的地方。肺的荣华反映在毫毛，其功能是充养皮肤。肺气旺盛，则皮肤毫毛健康润泽。肺也位于膈上面，为"阳中之少阴"，与秋季下降的阳气相通。肾是密封和潜藏的根本，是藏精的地方。肾的荣华反映在头发，其功能是充养骨骼。肾气旺盛，则头发光泽，骨骼坚韧。肾位于膈以下的腹腔，为"阴中之太阴"，与阴气最盛而阳气闭藏的冬季相通。肝是人体耐受疲劳的根本，是藏魂的地方。肝的荣华反映在爪甲，其功能是充养筋膜，能生养血气。肝血充足，则爪甲坚润，筋柔韧有力。肝位于膈下阴位，为"阴中之少阳"，与春季初生的阳气相通。脾为人体饮食的根本，是产生营气的地方。脾的荣华反映在口唇四周，其功能是充养肌肉，其味甘，其色黄。脾处于从阳到阴的位置，为"至阴"，与长夏季节的土气相通。胃、大肠、小肠、三焦、膀胱像人体中的容器，储运饮食水谷，也是营气产生的地方。它们能吸收水谷精微，化生为糟粕，传输水谷五味，进而排泄糟粕。

经络学说

经络学说是研究人体经络系统的生理功能、病理变化与脏腑关系的学说。经络是人体气血运行、联系脏腑和体表及全身各部的通道，是人体功能的调控系统。经络学说也是人体针灸和按摩的基础，是中医学的重要组成部分。经络的含义："经"的原意是"纵丝"，有路径的意思，简单说就是经络系统中的主要路径，存在于机体内部，贯穿上下，沟通内外；"络"的原意是"网络"，简单说就是主路分出的辅路，存在于机体的表面，纵横交错，遍布全身。《灵枢·脉

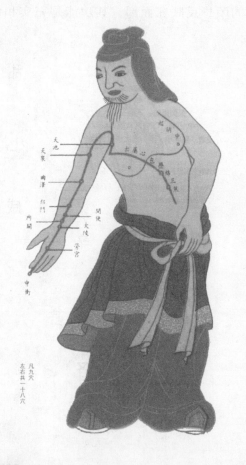

度》中说：经脉循行于人体深部，从中分支出来并在经脉之间横行联络的叫"络脉"，别出络脉的分支叫"孙络"。

经络的主要内容有十二经脉、十二经别、奇经八脉、十五络脉、十二经筋、十二皮部等。属于经脉方面的，以十二经脉为主，属于络脉方面的，以十五络脉为主。它们纵横交贯，遍布全身，将人体内外、脏腑、肢节连成为一个有机的整体。

经络与脏腑的对应关系，从十二经脉的名称就可以看出来：肺——手太阴肺经，大肠——手阳明大肠经，胃——足阳明胃经，脾——足太阴脾经，心——手少阴心经，小肠——手太阳小肠经，膀胱——足太阳膀胱经，肾——足少阴肾经，心包——手厥阴心包经，三焦——手少阳三焦经，胆——足少阳胆经，肝——足厥阴肝经。病变的产生多是经络不通所致，病变的产生多是由于经络不通所致，如黄疸、突发性疼痛、癫疾、狂证、气逆等，是经络气机持续上逆形成的。在治疗上，针灸是疏通经络的一种重要方法。

❦ 运气学说

运气学说是《黄帝内经》中的重要学说。在中医学中，可以通过观察每年运与气之间相互生治与承制的关系，用以推测每年气象特点及气候变化对疾病发生影响的一般规律。运气学说由五运和六气两部分组成。运，是运行的意思，木、火、土、金、水构成了五运。五运之气的运行，形成了一年四季。气，指六气，包括厥阴风木、少阴君火、少阳相火、太阴湿土、阳明燥金、太阳寒水。六气是形成气候变化的重要因素。两者合称五运六气。五运主管四时，五运统领着

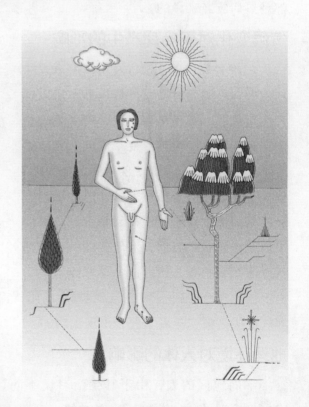

每一年，布达天元真灵之气，统管万物生长的根源。九星悬照于天空，七星在那里环周绕旋，于是天道产生了阴阳的变化，天地有刚柔的区别。昼夜有幽暗与明朗的交替，四时有寒暑交替的次序，这样生化不息，自然万物都明显地表现出了运气对生化的影响。

病因学说

病因，即疾病发展的源头，是研究致病因素及其性质、致病特点和临床表现的学说。六淫、七情、饮食、劳逸、外伤等都可能导致人体发病。

饮食不当对身体的伤害

饮食不当，容易破坏食物在体内的运行规律，会伤害五脏。脾病要忌温热饮食，也不能吃得过饱；肺病忌寒冷饮食；发热严重时忌强进饮食；在热病稍有好转时，食用肉类会导致热病复发，过量饮食会造成余热难退，这些都是热病应当禁忌的。

气候变化对于疾病产生的影响

春季多风，之所以容易出现恶寒发热的疾病，是因为感受了外界风邪。所以春天伤于风邪，邪气滞留不去，到了夏天便出现完谷不化的泄泻。夏季高温，容易感受暑热邪气，邪气潜藏，秋季便出现疟疾。秋季干燥，人们要注意养肺，早睡早起，促使精神情志安宁，使秋气平定，肺气清肃。秋季感受了湿邪，邪气伏藏；冬季肺气上逆而成咳嗽、痿症。冬季寒冷，是生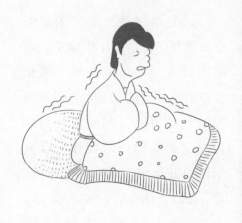机潜伏、万物蛰藏的季节，自然界中的阳气深藏而阴寒之气很盛。感受寒邪，邪气潜伏，第二年春季便会出现温病。

地理环境对人体的影响

不同地区的人，由于其生活习惯不同、所处环境不同，引起疾病的原因也是不同的，因此需要区别对待，采取不同的方法进行治疗。东方气候温和，人们以鱼盐为美食，肌腠疏松，易发痈疡一类的疾病；南方阳气旺盛，地势低凹潮湿，人们喜吃酸味及发酵食品，腠理致密而带红色，多发生筋脉拘急、肢体麻痹疾病；西方多沙石，风沙多，水土之性刚强，人们食用的是肥美多脂的肉类，肌肤致密，疾病多是从体内而生；北方地理位置高，气候寒冷，人们多食用乳类食物，内脏受寒时易得胀满一类的疾病；中部地区地势平坦，气候湿润，物产丰富，生活比较安逸，人们多患四肢痿弱、厥逆、寒热一类疾病。

❀ 养生学说

　　古人云，学医"上可以疗君亲之疾，下可以救贫贱之厄，中可以保身长全"。可见，中医关注最多的是生命的质量问题。阴阳平衡是养生的根本，自古以来人类就与自然界息息相关。维持生命活动的根本，就在于把握生命之气与自然相通的规律，而其关键又在于掌握阴阳的变化。人依赖金、木、水、火、土及三阴三阳之气而生存，如若经常违反这些原则，则邪气就会伤及人体，这是寿命减损的根本原因。五味调和才是养生之道。《黄帝内经》

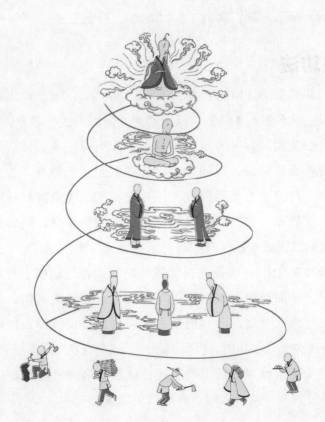

认为"酸生肝，苦生心，甘生脾，辛生肺，咸生肾"。过饱或者是偏向于某味，就会伤害五脏。五味摄入过甚则伤及五脏，过食酸味，则伤脾；过食咸味，则伤心；过食甘味，则伤肾；过食苦味，伤胃；过食辛味，则伤筋脉。人们要遵循五行生克之理，要注意调和五味。

春季（2～4月），养生应养阳防风邪；夏季（5～7月），养生应从养心开始；长夏季（夏至至立秋）养生应从养脾开始；秋季（8～10月），养生贵在养阴防燥；冬季（11～1月），养生应养肾防寒。其中，长夏也属于夏季的一段，是夏季的最后十八天。古人为了将四季与五行相配，于是根据季节的特点而做出的一个区分。

卯时（5～7时），要起床排便；辰时（7～9时），要吃早餐；巳时（9～11时），要调理脾经；午时（11～13时），要吃午餐，稍作休息；未时（13～15时），要吸收营养物质；申时（15～17时），要工作或学习；酉时（17～19时），要吃晚餐；戌时（19～21时），要保持愉快的心情；亥时（21～23时），要做好睡前准备；子时（23～1时），一定要睡觉；丑时（1～3时），睡眠要熟；寅时（3～5时），睡眠要深。

🐚 摄生功法

摄生功法是指阐述防病强身、延年益寿的理论方法，突出《黄帝内经》"未病先防"的医学思想。《黄帝内经·素问》提到"恬淡虚无，真气从之""精神内守，病安从生"，并着重讲解静坐，即端身正坐，眼观鼻，鼻观心，下颌微收，腰脊直脚跏趺，或随意坐，舌抵上腭，先调身，使全身放松，放松到任运自然，与天地万物同归虚无；其次调气，先只闻其呼吸声音，一呼一吸叫一息。次数息。由一呼一吸的一息，直数到十息，周而复始，做到调气调心，心气无二，致虚极，守精笃，恬淡虚无，真气从之。

其次观想吸气，"一吸便提，气气归脐"，将气集中于丹田气海。后气一面由鼻呼出，一面观想真气由丹田气海直下双脚的涌泉穴。然后吸气将上气下吸入丹田气海，下气由双脚涌泉穴直提摄到丹田气海，如此反复练习，能练到三十分钟为恰。收功时，将双手摩擦，将全身从脸、颈项到腰部进行按摩、摩擦。最后双手再摩擦，双手手掌按在肚脐处顺时针方向顺揉九圈，后再逆时针方向推转九圈，共十八圈，而后结束功法。

第二章

阴阳学说与疾病诊断

认识阴阳学说

《素问阴阳应象大论》曰："阴阳者，天地之道也，万物之纲纪，变化之父母，生杀之本始，神明之府也。治病必求于本。"这段话的意思是说，阴阳是天地间的普遍规律，是万物的纪纲准则，是万物发展变化的起源，是一切新事物新生、成长、变化、毁灭的动力源泉，也是主宰神明的秘府，所以在治疗疾病时，必须以阴阳为根本。

辨识阴阳

阴阳，既指天地四时之阴阳，又指人体之阴阳。自然界的清阳之气积聚于上为天，浊阴之气积聚于下为地。阴性温和比较安静，阳性刚强比较躁动；阳气生发，阴气成长；阳气肃杀，阴气收藏。阳能化生为气，阴能铸成形体。寒到了极点就会转化为热，热到了极点就会转化为寒；寒气凝固则产生浊阴，热气升腾即产生清阳；清阳之气居下而不升，因此就会产生泄泻之病，浊阴之气居上而不降，就会产生胀满之病。这就是阴阳的变化规律，疾病也有逆证和顺证之分。

清阳之气变为天，浊阴之气变为地。地气蒸腾上升而成为云，天气凝结下降而成为雨。因此，清阳之气上出于头面七窍，浊阴之气下走于前后二阴；清阳的汗气从腠理发泄，浊阴的营血内注于五脏。

正气为阳，虚邪病邪之气为阴。春夏温热为阳，秋冬寒凉为阴，阴阳失去平衡，产生阴阳偏衰、偏盛、互损，就会生病，病邪也有阴邪、阳邪之分。

水属于阴，火属于阳。气属于阳，味属于阴。食物进入身体中的胃腑，经过腐熟蒸化能化生出水谷中的清气。清气进入五脏而与五脏精气结合，化生出人体生命所需要的营养物质。精依赖于水谷清气的补养，形体依赖于饮食五味的补给。如果饮食不节制，就会损害形体，气偏盛，也会损伤精。

味属于阴，从下窍二阴排出；气属于阳，从面部上七窍发泄。气味辛甘且有发散功能的，属阳；气味酸苦有通泄功用的，属于阴。阴气偏盛，则阳气受损而为病，其表现为身体寒象；阳气偏盛，则阴气受损而生病，其表现为身体发热。寒邪易伤身，热邪易伤气。气受伤会引发疼痛，形体受到损害就会发生肿胀。凡是先痛后肿的，就是先伤气后伤身；先肿后痛的，就是先伤身而后伤及气。体内风邪偏盛，形体就会摇动、颤抖，手足痉挛；热邪偏盛，肌肉就会出现红肿；燥邪偏盛，津液就会出现干枯；湿邪偏盛，就会出现泄泻。

辨别身体部位阴阳

	阳	阴
身体	上部、头面、体表	下部、腰腹、体内
腹背四肢	背部、四肢外侧	腹部、四肢内侧
脏腑经络	六腑、手足三阳经	五脏、手足三阴经
五脏器官	心、肺	脾、肝、肾
气血津液	气	血、津液

❀ 阴阳与疾病

阳气偏盛，则表现出热象，腠理闭塞，喘息气粗而使身体前俯后仰，汗不出，身体发热，牙齿干燥，烦闷，如果再出现脘腹胀满，则表示病情很凶险。这种病在冬天还好过，在炎热的夏天就不能耐受了。阴气偏盛，则表现出寒象，身冷汗出，全身常觉得发冷，时常战栗恶寒，手足逆冷，如果再有腹满的症状，则病情凶险，这种病夏天还好过，在寒冷的冬天就不能耐受了。这就是阴阳偏盛时各自的主要临床表现。

病邪的到来，就像暴风骤雨一样迅猛，所以善于治病的医者，在病邪刚侵入皮毛时，就给予治疗；而医术稍差的医者，在病邪刚侵入筋脉时才治疗；医术更差的医者，在病邪侵入到六腑时才治疗；医术最差的医者，在病邪侵入到五脏时才治疗。如果病邪已经侵入到五脏，那么治愈的希望与死亡的可能性就各占一半。如果感受到了天的邪气，就会伤及五脏；如果感受了饮食的寒热，就会损伤六腑；如果感受了地的湿气，就会伤害皮肉筋脉。

所以善于运用针刺的医生，要观察经脉虚实，有时要从阴引阳，有时则要从阳引阴。取右边的穴位以医治左边的病，取左边的穴位来医治右边的病。

以自己的正常状态来比较病人的异常状态，从表面的症状去了解内在的病变，这是为了观察病得太过和不及的原因。如果看清了哪些病是轻微的，哪些病是严重的，再用以指导实践就不会失败了。

善于治病的医者，要观察病人的气色和观察病人的脉搏，首先要判断病属阴还是属阳。审查五色的清浊，就能了解病变发生在哪个部位；通过观察病人的呼吸情况，听病人的声音，从而知道病人的痛苦所在；看四时不同的脉象，从而了解疾病生于脏腑；诊察尺肤的滑涩和寸口的浮沉，从而知道疾病所在的部位。这样，治疗的时候就没有过失了，诊断也不会失误了。

所以说，病在刚发生时，用刺法就可以治愈；在病邪盛时，就需要等邪气消退后再去治疗。所以病情较轻时就加以宣泄；病情较重的时候要加以攻泻；在病邪衰退正气以虚的时候，则要用补益的方法去治疗。形体羸弱的，应当设法温暖其气；精气不足的，应该用味道浓厚的食物补之。如果病在膈上，可以用吐法；病在下部，可以用疏导之法；病邪在中部，胸腹胀满的，

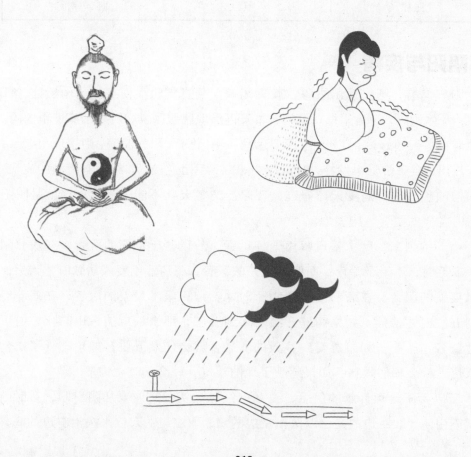

可以用泻下之法；病邪在体表的，可以用汤药浸渍的方法发汗；病邪在皮肤的，可以用发汗的方法使病邪外泄；病情发展太重的，可以用抑收法；病属实证的，则可以用散法或泻法。诊察病的阴阳，来决定用柔剂还是刚剂，阳病治其阴，阴病治其阳；判定病邪在气还是在血，血实的就采用泻血法，气虚宜采用升补法。

☸ 阴阳离合论

《黄帝内经》中黄帝问：天属于阳，地属于阴，日属于阳，月属于阴。大月、小月合在一起一共有三百六十五天，组成了一年，人体与这个规律也是相对应的，但是人体中的经脉，却分为三阴三阳，和天地的一阴一阳不完全相合，这是为什么呢？岐伯说：阴阳的变化无穷无尽，可从十到百，从百到千，从千到万，多到数不清，但是总的原则不背离统一对立的道理。天地间，万物生长，还未长出地面时，属于阴处，称阴中之阴；已经长出地面的，被称为阴中之阳。阳气使万物生长，阴气使万物成形，所以万物生发，是因为春天气候温暖；万物茂盛，是因为夏天气候炎热；万物收成，是因为秋天气候清凉；万物闭藏，因为冬天气候寒冷。如果四时阴阳失去秩序，气候变化无常，天地间生长收藏的秩序都会被破坏，这种阴阳变化的规律与人体一样，在人体阴阳中也可以依次推演，无穷无尽。

☸ 脉象与阴阳

脉搏跳动于指下，脉象来时有力，去时力衰，称作钩脉；稍无力，来时轻虚而浮，叫作毛脉；有力而紧张，如按琴瑟之弦，叫作弦脉；有力而必须重按，轻按不足，叫作石脉；既非无力，又不过于有力，一来一去，脉象和缓，流通平顺，叫作滑脉。阴阳失去平衡，以致阴气争盛于内，阳气乱扰于外，汗出不止，四肢厥冷，下厥上逆，浮阳熏肺，发生喘鸣。阴能生化，是由于阴阳的相互平衡，为正常。如果阳盛过亢，则阳气受到损耗，阴气也随之消亡；如果阴气独盛，则寒湿偏盛，则为刚柔不和，经脉气血也会导致败绝。属于死阴的病，不到三日就会死亡；属于生阳的病，不到四天就会痊愈。所谓生阳、死阴：肝病传入心，为木生火，得其生气，叫作生阳；心病传入肺，为火克金，金被火消亡，叫作死阴；肺病传入肾，以阴传阴，叫作重阴。

如何调和阴阳

《黄帝内经》说：明白了七损八益的养生之道，就能够做到调和阴阳；如果不明白这些道理，阴阳失调，就会出现过早衰老现象。一般人到了四十岁，体内的阴精已经衰减了一半，其起居生活能力都开始衰退；到了五十岁，身体就感觉沉重，听力减弱，眼睛也不明亮了；到了六十岁，阴气萎缩，肾气大衰，九窍不能通利，下部虚而上部实，会经常不自觉地流眼泪鼻涕，所以说，懂得如何调和阴阳，身体就会强健，否则就容易衰老。本来是同样的形体，结果就会出现强弱不同的结果。聪明的人在身体还很强壮时，就开始注意调养；愚笨的人在身体衰弱多病时，才想到要注意调养，因此这种人经常会元气不足，聪明的人却精气有余，耳聪目明、步伐轻盈、身体强健，年老后身体依然很健康，身体原本就壮实的人则会更健康。所以古时圣人知道调和阴阳的重要性，不做不利于养生的事情，而能遵循自然，不胡思乱想，常保持心情宁静，因此可以长寿，尽享天年，这就是圣人保养身体的方法。

⚜ 阴性疾病的预防

一般阴证表现的症状是：口不渴，不发热，手足冷，脉搏跳动缓慢。是阴邪致病，导致机体功能障碍，体内阴气相对亢盛的病理变化，多由感受寒湿阴邪，过食生冷，寒湿中阻，阳不制阴导致的阴寒内盛。

阴性疾病一般发病慢，治疗也比较慢，需要经过长时间的调理才能痊愈。这种病主要由寒邪侵袭引起，而寒气一般从腰腿以下开始侵入人体，人在受到寒气侵袭的时候，肢体就会蜷缩，手脚冰冷僵硬，屈伸不畅。

在预防时，应着眼于保暖身体的下半部和腹部，尤其要从脚部做起，坚持每天用热水泡脚，用手按摩脚底，手脚冰凉或关节炎患者，还可以在睡觉时将脚垫高，以改善血液循环。在饮食上，由于冬季气温低，人的肠胃消化功能会比较弱，因此，在饮食方面应格外注意，尽量不要食用生冷食物。

阳性疾病的预防

　　一般阳证表现的症状是：口渴，发热，脉搏跳动快。是由阳邪致病，导致机体机能亢奋，体内阳气绝对亢盛的病理变化。阳主动，主升而为热。阳偏盛时，多见机体的既能活动亢奋、代谢亢进、机体反应增强，热量过剩的病理状态。

　　阳性疾病与阴性疾病恰恰相反，阳性疾病往往属于急性病，因此发病急，治病也比较快。这种病主要由热气引起，而热气多是通过人体上半部侵入人体的，表现为肢体舒张、肿胀、活动迟缓、筋骨不适等症状。在气温高的时候，尤其是在高温天气运动劳作后，由于头部血管在扩张，所以，一定不能用凉水冲洗，否则可能引发颅内血管功能异常，出现头晕、眼黑、呕吐等症状，正确的做法是用热毛巾擦汗或温水洗浴以促进皮肤透气。

　　中医认为，人体的阴气或阳气过盛，都会导致疾病发生，所以要想健康，阴阳调和非常重要，要坚持合理的生活习惯，调摄精神、饮食、起居、运动等各个方面，这样才能强身健体、预防百病。

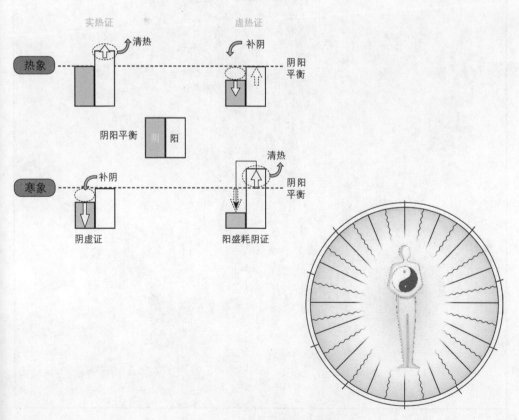

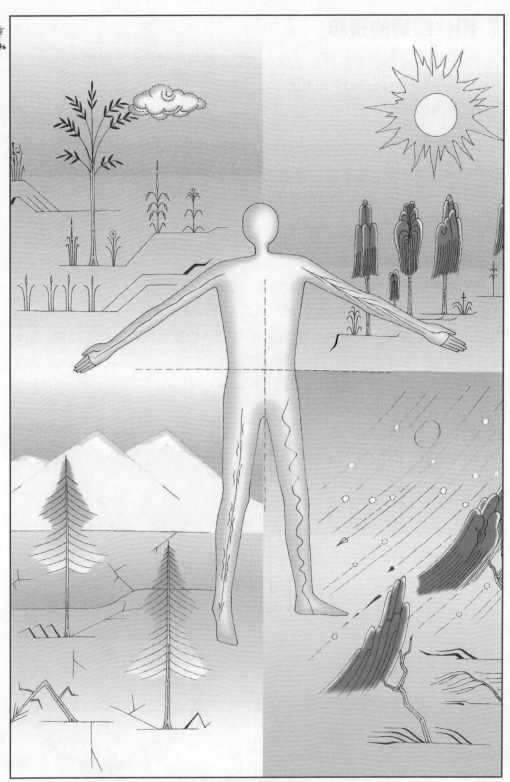

❄ 阴阳平衡的养生之道

寒气是最能破坏阴阳平衡的邪气，所以我们要从日常生活、从身体部位开始预防。

头颈部：中医认为"头是诸阳之会"，体内阳气最容易从头部散发，在平时如果不重视头部保暖，就会使阳气散失，寒气入侵，就很容易引发感冒、头痛、鼻炎等病症。在冬季，更要重视头部保暖，可以在外出时带上帽子。颈部，一般说的是从喉结至胸骨的下缘，这个部位受寒风一吹，不只是颈肩部，包括全身皮肤的小血管都会收缩，如果受寒持续较长一段时间，神经内分泌系统就会迅速做出相应的反应，全身的应变调节系统也会进行一些调整，人体的抵抗力就会出现一定程度的下降。

背部：中医认为"腹为阴，背为阳"，背部又称为"阳脉之海"，是督脉经络循行的主干，总督人体的一身阳气。如果在冬季里背部没有好好保暖，风寒之邪就很容易从背部经络上的诸多穴位侵入人体，伤及阳气，破坏阴阳平衡，人体免疫功能下降，自然抗病的能力也会减弱，会诱发许多病患或使原有的病情加重及旧病复发。

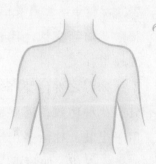

腹部：腹部主要指的是上到胸骨剑突、下至脐下三指的部位，这个部位一旦受寒，很容易发生胃痛、消化不良、腹泻等疾病。这个部位面积较大，皮肤血管分布较密，体表散热迅速，冷天此部位受寒，腹腔内血管会立即收缩，甚至会引起胃的强烈收缩而发生剧痛，持续时间稍久，就可能引发不同的疾病，因此对腹部和脐部的保暖是十分必要的。

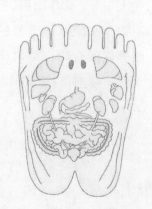

脚部：脚对头而言属阴，阳气偏少。双足离心脏很远，血液供应不足，再加上长时间下垂，血液回流不畅；另外，脚部的皮下脂肪层薄，保温性能差，所以容易发冷。一旦脚部受寒，便会通过神经的反射作用，诱发上呼吸道黏膜的血管收缩，使血液的流量减少，人的抗病能力也会下降，这样一来，也会诱发其他疾病，因此，在冬季大家要注意足部保暖，多走动，睡前要多泡脚。

袪除寒湿不留热

寒湿之邪会阻滞阳气的运行，使血流不畅、肌肉疼痛、关节痉挛等，随着生活环境的改变，单纯的伤寒已经很少见了，多是寒湿交织在一起，在人体会形成一股重浊之气，阻碍人体气机，导致生病。比如，夏季气温较高，人们多待在空调房里，身体腠理本该出汗时却被冷空气所阻，汗液无法排出便堆积在体内，导致湿邪在体内横生，阳气虚衰。

面色发白、发青、发暗、发黑代表体内可能有寒。颜色越是发暗，就代表寒湿越重。舌苔发白，代表体内有寒湿。四肢关节疼痛、颈肩酸痛、肩周炎、腰酸背痛等症状，代表体内有寒湿。疼痛部位越多，时间越长，代表体内寒湿越重。

寒湿之邪停留在经络、关节部位，要用祛风湿通络的药物，中药藤类多具有此种功效；还要根据身体上下肢的不同，选用不同的中药，如羌活一般用于上肢，独活多用于下肢。寒湿之邪停留于脏腑，则要选用入脏腑的化湿或者燥湿药，如藿香、陈皮、半夏、厚朴等。

寒湿之邪用药，还要看引起寒湿的具体病因。寒湿分为外湿和内湿，外湿多由于外感六淫之寒湿；内湿多由于脏腑阳气不足，尤其是脾肾阳虚导致的内湿。外湿宜祛邪，内湿要温补脏腑之阳气。

若要解决湿寒之邪，便需祛湿温中，但不要留热。在饮食上不要食用生冷食物，以免伤脾加重湿寒。用山药50克、薏米250克、茯苓30克熬粥，在上午9：00服用，可健脾益气、祛湿升阳。坚持服用可令人体内湿寒之邪消失。祛除寒湿最好的办法就是让身体温暖起来，涵养体内的阳气，食用一些养阳的食物，如羊肉、狗肉、党参等。另外，还可以加强运动，经常泡热水澡，睡前坚持每天泡脚。

第三章

五行与自然界人体脏腑的关系

五行学说的起源

《黄帝内经》中黄帝问曰："合人形以法四时五行而治，何如而从？何如而逆？得失之意，愿闻其事。"岐伯对曰："五行者，金、木、水、火、土也，更贵更贱，以知死生，以决成败，而定五脏之气，问甚之时，死生之期也。"

其意思是，黄帝问："综合五脏之气，效法四时五行，作为疾病治疗的法则，如何叫从？如何叫逆？得失意义，我希望听闻其事理。"岐伯回答："五行就是金、木、水、火、土，配合时令，有衰有亡的更替。"以此可知疾病的或死或生，决定医治的或成或败，从而认定疾病的或轻或重，以知死生时间。

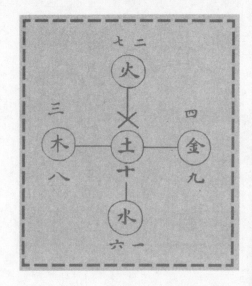

"五"就是指木、火、土、金、水五种物质，"行"就是运动、运行。五行，就是五种物质的运行，每种物质都有特殊的性质，是它们的性质在运行，由于性质运行，才能产生无穷的变化，各种物质之间才会发生相互作用。人们认识事物的方法，关键在于区别一种事物与其他事物，一般从事物的外在表现或内在性质各方面加以区分。

《尚书·洪范》中曾这样概括："水曰润下，火曰炎上，木曰曲直，金曰从革，土爰稼穑。"是说水湿润而向下流动，代表着寒冷、清凉、闭藏、趋下等特性的事物；火具有温热、上升的特性，引申为具有温热、升腾作用和性质的事物；树木生长的形态都是枝干曲直向上、向外舒展，引申为具有生长、升发、条达、舒畅等作用或性质的事物；"从革"是指变革的意思，引申为具有清洁、肃杀、收敛等作用或性质的事物，均属于金。

古时候，人们认为地球上的物质种类虽多，但最基本的却只有木、火、土、金、水五种，称作"五材"。这五种物质不仅是人类生活、生产所必需，而且这五种之间相互作用，还可以产生新的事物来，正如《尚书正义》说："水火者，百姓之所欲食也；金木者，百姓之所兴作也；土者，万物之所滋生，是为人用。"《国语·郑语》说："以土与金、木、水、火杂，以成百物。"世上万物都是在地上产出的，土地与木、火、金、水相结合，就会产生不同性质的物质。例如：土与木结合，便可生出植物类的草木；土与水结合，便可滋生出生物；土与金结合便有矿藏；土与火结合便产生陶器和灰烬。

　　五行学说是中国古代的一种哲学思想，它和阴阳学说相同，都盛行于春秋战国时代，从而也被正在兴起的医学所接受。不同的是，阴阳学说的特点在于分析和认识同一事物内部阴阳两方面的关系；而五行学说则适用于分析和认识此事物和彼事物的关系，或者说相关事物之间的关系。

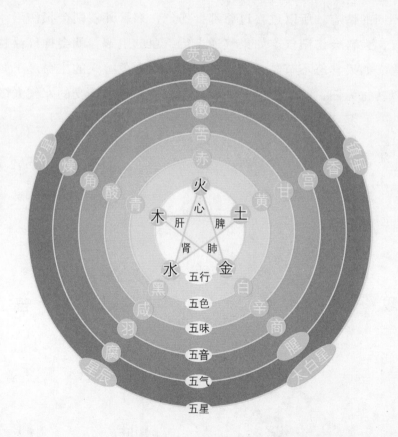

自然界中万物与五行

《素问·五藏生成篇》："五藏之香，可以类推；五藏相音，可以意识；五色微诊，可以目察。"五行学说作为一种哲学思想，要分析和认识自然界的各种事务和现象，首先必须将这些事物和现象加以归类，再纳入五行系统中。

自然界有春、夏、秋、冬四时的更替，有木、火、土、金、水五行的变化，形成了生、长、化、收、藏的规律，产生了寒、暑、燥、湿、风五种气候。人有心、肝、脾、肺、肾五脏，五脏之气化生五志，产生喜、怒、悲、忧、恐五种不同的情志。所以过喜过怒都会伤气，寒暑外侵则会损伤形体；大怒会伤阴气，大喜会伤阳气。如果气逆上行，血脉阻塞，就会神气浮越，脱离形体而去。如果喜怒不节制，寒暑不调适，就会危害人的生命。正如阴至极点就可以转化为阳，阳至极点就会转化为阴。在冬季感受的寒气太多，到了

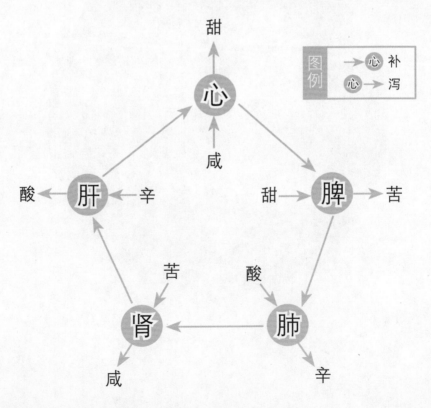

春季就容易患上温病；春季感受的风气太多，夏季就容易患上飧泄；夏季感受的暑气太多，到了秋季就容易患上疟疾；秋季感受的湿气太多，到了冬天就会发生咳嗽。东方应春生风，风生水，木气酸，酸味能滋养肝气，肝气又能滋养于筋，筋膜柔和，则又能生养于心，肝气通于目。

中医在五行的归类划分上，采用取象比类法，将事物的五行进行分类。取象，就是通过观察事物的形象，找出它的性质、作用，也是能反映这个事物本质的特征。比类，也可以称为类比，就是以五行各自的抽象属性为基准，与某种事物所特有的征象相比较，以确定其五行归属，以"水曰润下，火曰炎上，木曰曲直，金曰从革，土爰稼穑"为标准。对事物之"象"加以对比而归类，也就是用取象比类的方法，将相关事物纳入五行系统之中。

五行	木	火	土	金	水
五方	东	南	中	西	北
五时	春	夏	长夏	秋	冬
五气	风	暑	湿	燥	寒
五味	酸	苦	甘	辛	咸
五色	青	赤	黄	白	黑
五脏	肝	心	脾	肺	肾
五神	魂	神	意	魄	志
五志	怒	喜	思	悲	恐
五声	呼	笑	歌	苦	呻
五官	目	舌	口	鼻	耳

阴阳二十五种人的辨别

阴阳二十五人，出自《灵枢·阴阳二十五人》，是根据阴阳五行学说，指人体禀赋不同的各种体质归纳为木、火、土、金、水五种类型，每一类型又以五音的阴阳属性及左右上下等各分出五类，合为二十五种人。

木型人：木型的人，属于木音中的上角，其特征是：皮肤苍色，像东方的苍帝一样，头小，面长，肩背宽大，身直，手足小，有才智，好用心机，体力不强，多忧劳于事物。对时令季节的适应是：耐受春夏不耐秋冬，在秋冬季节容易感受病邪而发生疾病。这一类型的人，属于足厥阴肝经，其性格特征是柔美且安重，是禀受木气最全的人。此外，还有左右上下四种禀受木气不全的人。

火型人：火型的人，属于火音中的上徵，类似赤帝。其特征是：皮肤呈红色，齿根宽广，颜面瘦小，头小，手足小，步履急速，心性急，走路时身体摇晃，肩背部的肌肉丰满，有气魄，轻财，但少守信用。多忧虑，擅长观察和分析，容颜美好，性情急躁，不长寿而多暴死。这种人对时令的适应：多能受耐春夏的温暖，但不耐秋冬的寒冷，秋冬容易感受外邪而生病。火型人属于手太阴心经，是禀受火气最全的一类人，其性格特征是对事物认识深刻，讲求实效，雷厉风行。

土型人：土型的人，属于土音中的上宫，类似黄帝。这类人的形态特征是：黄色皮肤，大头圆脸，肩背丰满而健美，腰腹壮大，两腿健壮，手足小，肌肉丰满，身体各部发育匀称，步态轻盈而又稳健。做事足以取信于人，人安静，不急躁，喜好帮助人，不争逐权势，善于团结人。这种类型的人对时令的适应：能耐秋冬的寒凉，但不能耐春夏的温热，春夏容易感受外邪而生病。这一类人属于足太阴脾经，这种类型的人是禀受土气最全的人，其性格特征是诚恳而忠厚。

金型人：属于金音中的上商，类似白帝。这种人的形态特征是：皮肤白，小头方脸，小肩背，小腹，手足小，足跟部骨骼显露，行走轻快，禀性廉洁，性急，平常沉静，行动迅猛，强悍异常，具有领导才能，善于判断。这种人对时令的适应：能耐受秋冬，但不能耐受春夏，感受了春夏的邪气就容易患病。这一类型的人，属手太阴肺经，是禀受金气最全的人，其性格特征是：刻薄而寡恩，严厉而冷酷。

水型人：形体与性情禀受水性的人，属于水音中的上羽，就像北方的黑帝。他们的特征是：皮肤黑色，面多皱纹，大头，颐部宽广，两肩小，腹部大，手足喜动，行路时摇摆身体，尻骨较长，脊背亦长，对人的态度既不恭敬又不畏惧，善于欺诈，常被刺杀身死。对时令的适应：耐秋冬的寒冷，但不耐春夏的温热，春夏季节容易感受邪气而发病。这一类型人，属于足少阴肾经，这是禀水气最全的人，其性格特征是人格卑下。

阴阳二十五种人的辨别

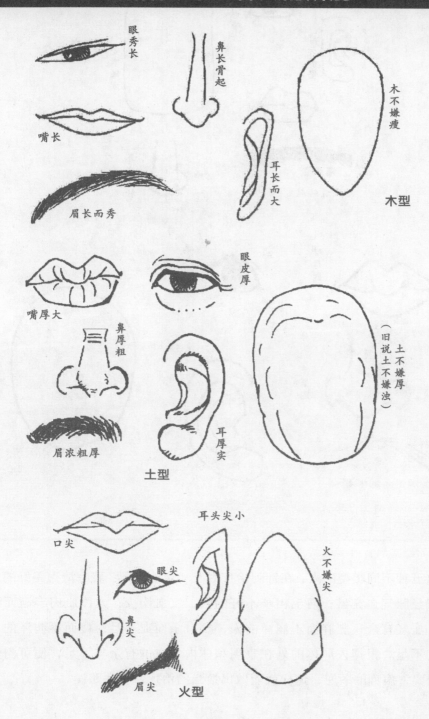

眼秀长

鼻长骨起

木不嫌瘦

嘴长

耳长而大

眉长而秀

木型

嘴厚大

眼皮厚

鼻厚粗

土不嫌厚
（旧说土不嫌浊）

眉浓粗厚

耳厚实

土型

耳头尖小

口尖

眼尖

火不嫌尖

鼻尖

眉尖　火型

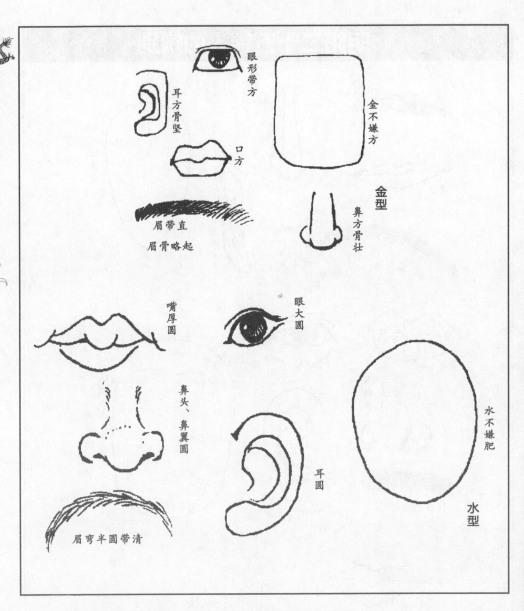

眼形带方

耳方骨坚

口方

金不嫌方

金型

鼻方骨壮

眉带直
眉骨略起

嘴厚圆

眼大圆

鼻头、鼻翼圆

耳圆

水不嫌肥

水型

眉弯半圆带清

　　这五种不同类型的人，在针刺治疗时有一定的准则：眉毛清秀美好的人，足太阳经脉气血充盛；眉毛粗疏不好的人，气血均少；人体肌肉丰满而润泽的人，血气有余；肥胖而不润泽的人，气有余而血不足；瘦而不润泽的人，气血均不足。根据人形体的外在表现和体内气血的有余与不足，便可测知疾病的虚实、病势的顺逆，这样就能做出恰当的治疗，不致贻误。

肌肉坚厚对人的影响

《黄帝内经》根据人的胖瘦，将正常人之外的人分为三种人，即肉型人、膏型人、脂型人，这三种人在皮肤致密程度、气血多少、肥瘦情况等方面是有区别的，而且，这些不同也在影响着治疗的方法的选择。

《黄帝内经》认为，人有不同的脂、膏、肉，并以此来将人分为三种。区别方法是：肌肉坚厚，皮肤丰满，是脂；肌肉不坚厚，皮肤弛缓，是膏；皮与肉不相分离而紧相连，是肉。

一般人的皮肉、脂膏、血气都没有偏多的情况，所以他们的形体不小不大，身材匀称，这就叫作一般人。但对于前面三种人来说，他们在这三方面则是有区别的，具体表现为身体的寒温不同：膏型人，如果肌肉柔润，纹理粗疏，卫气外泄而身体多寒；如果纹理致密，卫气收藏而身体多热。脂型人，肌肉坚厚，纹理致密而身体多热，纹理粗疏而身体多寒。

肥瘦情况：膏型人，多阳气而皮肤宽松弛缓，出现腹部肥大而下垂的形态；肉型人，身体宽大；脂

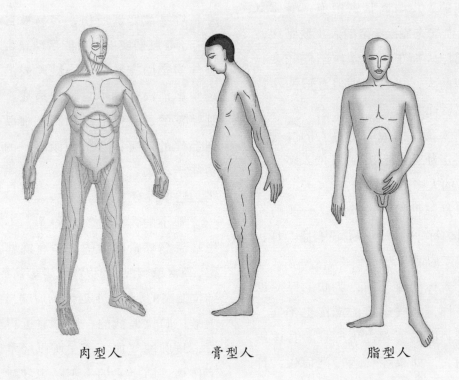

肉型人　　　　　膏型人　　　　　脂型人

型人，肉坚而身形瘦小。

气血情况：膏型人多阳气，多阳气则身体发热，身体发热则能受寒气；肉型人多血气，多血气则充盛形体，充盛形体则气不寒不热而平和；脂型人，血清淡，气滑利而少，所以身形不大。这都是有别于一般人的情况的。

治疗时，必须首先辨别这三种类型，掌握其血的多少、气的清浊，然后按照虚实来调理，治疗时要根据常规。所以，膏型人，皮肤弛缓，脂肥下垂；肉型人，上下形体宽大；脂型人，虽然脂多但形体却不大。肉型的人皮与肉紧密相连，身体宽大，血气充盛；膏型的人皮肤弛缓，腹部肥大而下垂，体内阳气较多；脂型的人，皮肤丰满但身形瘦小，血气运行滑利。

《黄帝内经》依据人的胖瘦，将人分为三种类型：脂型的人多脂，膏型的人多膏，肉型的人多肉。当然，这只是三种极端的状态，一般的人身材匀称，体型适中，没有脂、膏、肉偏多的情况。

人体胖瘦不同，肌肤的厚薄也不一样，经气运行的滑涩也不同，对针刺时的要求也不一样。身体肥胖的人，如果经气运行涩而慢，针刺时应深刺多针且留针；皮肤厚实的人，气血旺盛，针刺时应深刺且留针；身体瘦弱的人，皮肤瘦薄，经气运行滑利，既易脱气也易损血，针刺时应浅刺且快速出针。

五脏大小对人的影响

五脏有大小、高下、坚脆、端正、偏斜的区别；六腑也有大小、长短、厚薄、结直、缓急的不同。有的善，有的恶；有的吉，有的凶。心脏小的，神气安定，外邪不能伤害它，但容易受情志变化的伤害；心脏大的，容易被外邪所伤。心位偏高，易使肺气壅满，郁闷易于忘事，难以用言语开导；心位偏低，脏气涣散于外，容易被寒邪所伤，容易被言语恐吓。心脏坚实的，功能活动正常，脏气安定固守致密；心脏脆弱的，经常患消渴、热中之类的病症。心脏端正的，脏气血脉和利，难以受到邪气的伤害；心脏偏倾不一的，功能活动失常，神志不定，操守不坚，遇事没有主见。

肺小的，少有饮邪停留，不易患喘息病症；肺大的，多有饮邪停留，经常患胸痹、喉痹和气逆等病症。肺位偏高的，气易上逆而抬肩喘息、咳嗽；肺位偏低的，肺体靠近胃上口，致肺的气血不通，所以经常胁下作痛。肺坚实的，不易患咳嗽、气逆等病症；肺脆弱的，易伤于热邪而患消渴病症。肺端正的，则肺气和利宣通，不容易受到邪气的伤害；肺偏倾的，易出现一侧胸痛。

肝小的，脏气安定，没有胁下病痛；肝大的，逼迫胃部与咽部，若压迫食道便会造成胸膈苦闷、胁下作痛。肝位偏高的，向上支撑膈，且胁部闷胀，成为息贲病；肝位偏低的，逼迫胃脘，胁下空虚，容易遭受邪气。肝坚实的，脏气安定，邪气难以伤害；肝脆弱的，经常受伤而易患消渴疾病。肝端正的，脏气调和通利，难受邪气的伤害；肝偏倾的，常胁下疼痛。

脾小的，脏气安定，不容易被邪气损伤；脾大的，胁下空软处经常充塞而疼痛，不能快步行走。

脾位偏高的，胁下空软处牵连季胁疼痛；脾位偏低的，向下加临于大肠，经常容易遭受邪气。脾坚实的，脏气安定，难以受到伤害；脾脆弱的，经常受伤而患消渴疾病。脾端正的，脏气调和通利，不容易受到邪气的伤害；脾偏倾的，易发生胀满病症。

肾小的，脏气安定，不易被邪气所伤；肾大的，经常患腰痛病，不可以前俯后仰，容易被邪气所伤。肾偏高的，经常脊背疼痛，不可以前俯后仰；肾偏低的，腰部和尻部疼痛，同样不可以前俯后仰，且易

形成狐疝疾病。肾坚实的，不会发生腰背疼痛的疾患；肾脆弱的，经常容易受伤害而患消渴病。肾端正的，脏气调和通利，难以受到邪气的伤害；肾偏倾的，经常腰部和尻部疼痛。

阴阳之气对人的影响

人与人之间阴阳之气的多少的不同，导致了人们对针刺的反应也不同。有的人针刺入针即得气，有的要等出针后才得气，有的针刺几次后才得气。《黄帝内经》根据阴阳之气的多少，将人分为重阳的人、阳中有阴的人、阴阳均衡的人、多阴而少阳的人。这些人的精神表现不同，对针刺的反应也各不一样。

重阳之人，阳气偏盛，其气如同火一般炽盛，说话很快，趾高气扬。因为这种人的心肺脏气有余，功能旺盛，阳气充盛滑利而益发激扬，所以他的神气易于激动而对针刺反应强烈。阳中有阴的人，虽然阳气炽盛，但阴气也盛，阳中有阴。多阳的人情绪高涨，精神愉快，常喜形于色。多阴者精神抑郁而常恼怒不快，好发脾气，但也很容易缓解。阳气偏盛而又多有阴气，所以阳为阴滞，阴阳离合困难，神气就不易激动，反应也不那么强烈。阴阳均衡的人，气血濡润和畅。多阴而少阳的人，阴的性质主沉

降，阳的性质主升浮，阴偏盛则沉潜敛藏占优势。

彩色图解黄帝内经

重阳的人，其神气易于激动，针刺时容易气至。阴阳均衡的人，进针以后就很快出现得气的反应。多阴而少阳的人，针刺时反应迟缓，当出针以后，阳气随其针而上浮，才出现反应。这是因为这种人多阴而少阳，其气机沉潜至深，反应低下而气难至，对针刺极不敏感，所以通过几次针刺后才出现反应。但是，有的人针刚刺入，即出现晕针等反应，还有经过多次针刺治疗后病情反而加重恶化者，并不是因为患者的体质阴阳偏盛偏衰，以及气机的升浮沉降造成的，而是因为医生本身的技能。

人体之气与自然之气的运行一样，如果应上升之气不上升，应下降之气不下降，就会导致机体运行失常。人体十二经脉对应一年中的十二个月，月份不同，气候也有差异。一般情况下，营卫之气随着气候的变化而内外相随。如果清气、浊气不按正常规律运行，营气顺脉而行，卫气则逆脉而行，就会导致清浊之气相互干扰，从而使人体五脏发病，阳气不能布散大地，地气不能上升，自然万物因得不到阴阳之气的滋润而受损。

勇敢的人和怯懦的人

勇敢的人和怯懦的人，是《黄帝内经》对人体质的另一种划分方式。决定人勇敢和怯懦的是肝气和胆气的变化，而且两者在某些情况下是可以转化的。勇敢的人，目光深邃、坚定，眉毛宽大、长直，皮肤肌腠的纹理是横的，心脏端正，肝脏坚厚，胆汁盛满；发怒时，气壮盛，胸廓张大，肝气上举，胆气横溢，眼睛瞪大，目光逼射，毛发竖起，面色铁青，决定勇士性格的基本因素就是这些。怯懦的人，目虽大但不深固，神气散乱，气血不协调，皮肤肌腠的纹理是纵不是横，肌肉松弛；胸骨剑突短而小，肝系松缓，胆汁也不充满，胆囊松弛，肠胃纵缓，胁下空虚，肝气不能充满；虽然大怒，怒气也不能充满胸中，肝气虽因怒而上举，但坚持不久，气衰即复下落，所以不能长时期发怒。

勇敢而不能忍受疼痛的人，遇到危难时可以勇往直前；而当遇到疼痛时，则退缩不前。怯懦而能忍受疼痛的人，遇到危难时会恐慌不安；但是遇到疼痛，却能忍耐而不动摇。勇敢而又能忍受疼痛的人，遇到危难时不恐惧，遇到疼痛时也能忍耐。怯懦而又不能耐受疼痛的人，遇到危难、疼痛，就会吓得头晕眼花，颜面变色，两眼不敢正视，话也不敢说，心惊气乱，死去活来。

可见，人是否能忍受疼痛，不能以性格的勇敢和怯懦来区分。怯懦的人喝了酒以后，发怒时也和勇士差不多。这是因为，酒是水谷的精华，是谷类酿造而成的液汁，其气迅猛，当酒液进入胃以后，胃部就会胀满，气机上逆，充满胸中，同时也影响到肝胆，致使肝气冲动，胆气横逆。醉酒的时候，他的言谈举止就和勇士差不多，但是当酒气一过，就会怯态如故，而懊悔不已。醉酒后，悖逆冲动的言谈举止，如同勇士那样不知避忌的行为，就叫作酒悖。

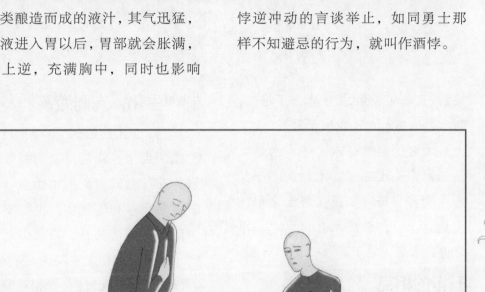

勇敢的人　　　　怯懦的人

❦ 五行的生克制化

五行的相生

相生，就是相互滋生、助长的关系。五行的相生关系是：木生火、火生土、土生金、金生水、水生木。在五行的相生关系中，任何一行都具有"生我"和"我生"两方面的

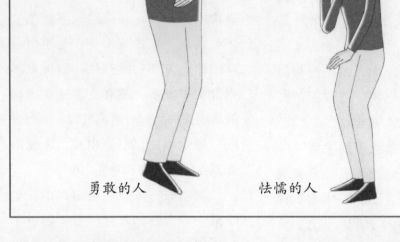

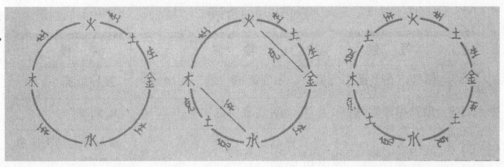

关系，即母子关系，如：木之子是火，而木之母是水。凡我生者为子，如：火是木之子，木是水之子，水是金之子，金是土之子，土是火之子；凡生我者为母，如：火是土之母，土是金之母，金是水之母，水是木之母，木是火之母。

五行的相克

相克，就是相互制约、抑制的关系。五行的相克关系是：木克土、土克水、水克火、火克金、金克木。在五行的相克关系中，每一行都具有"我克"和"克我"两方面的关系。如木的"我克"是土，而"克我"者是金。这种"我克"的关系又叫"所胜"，而"克我"的关系又叫"所不胜"，如：土是木之所胜，而金则是木之所不胜。凡我所克者，就是我所胜；凡能克我者，就是我所不胜。对于五行之间的相克关系，《素问·宝命全形论》中说："木得金而伐，火得水而灭，土得木而达，金得火而缺，水得土而绝，万物尽然，不可胜竭。"

制则生化，亢则为害

制，是指制约；亢，是指过度、亢盛。生化，就是正常的发生、发展。五行之间无论相生相克，都是事物之间存在的关系，也是不可缺少而应协调的关系。只有如此，事物才能正常的存在和发展。换言之，五行之间既相互滋生，又相互制约，只有维持平衡协调状态，才能维持事物间的稳定，并推动其有序的变化与发展。相生与相克，是不可分离的两个方面：没有生，事物就不能发生和发展；没有克，就会出现偏差而失去协调，造成危害。因此，五行相生相克、相侮相乘，才能维持事物间的协调和稳定。

阴阳五行本来是很自然的，但如果一方太强，对另一方克制过了头，如果被克的一方比正常状态虚弱，那么克制的一方即使是正常克制也会造成相乘。五行相乘的顺序是：木乘土、土乘水、水乘火、火乘金、金乘木。相侮，是指五行中的一行对其所不胜的反向制约和克制，又称"反克""反侮"。五行相侮的次序与相克相反，即木侮金、金侮火、火侮水、水侮土、土侮木。

五行与五脏

五行与五脏的配属

《黄帝内经》中的五行配属是在医疗实践的基础上，将人体的内脏分别归于五行，以五行的特性来说明五脏的生理功能。木性可曲可直，枝叶条达，有生发的特性，肝喜条达而恶抑郁，有疏泄的功能，故肝属木；火性温热，其性炎上，心阳有温煦之功，故以心属火；土性敦厚，有生化万物的特性，脾有运化水谷、输送精微、营养五脏六腑、四肢百骸的功效，为气血生化之源，故脾属土；金性清肃、收引，肺具有清肃之性，肺气以肃为顺，故以肺属金；水性润下，有凉润、下行、闭藏的特性，肾有藏精、主水等功能，故以肾属水。

中医五行配五脏的学说，将看似毫不相干的五脏统一在一个体系中，并从生克制化关系中表现相互之间的联系，如木生火，即肝藏血以济心；火生土，即心主阳以温脾；土生金，即脾运化水谷精微可以益肺；金生水，即肺气清肃则津气下行以资肾；水生土，即肾藏精以滋养肝的阴血。木克土，即肝木的条达，可以疏泄脾气的壅滞；土克水，即脾的运化，可以抑制肾水的泛滥；水克火，即肾阴的上济，可以制约心阳的亢烈；火克金，即心火的阳热，可以制约肺金的清肃太过；金克木，即肺金的清肃下降可以抑制肝阳的上亢。

五脏、五色、五味

肝与青色相合，肝病宜吃甜食，如粳米、大枣、葵菜；心与红色相合，心病宜吃酸物，如小豆、狗肉、李子、韭菜；肺与白色相合，肺病益吃苦食，如小麦、杏、薤；脾与黄色相结合，脾病宜吃咸食，如大豆、猪肉、板栗、藿；肾与黑色相结合，肾病宜吃辛食，如黄黍、桃、葱。

辛味有发散作用，酸味有收敛

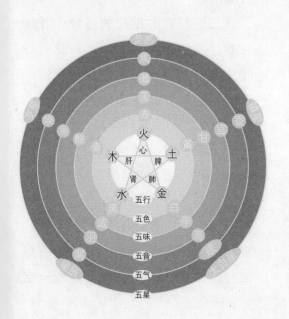

作用，甘味有弛缓作用，苦味有坚燥作用，咸味有软件作用。用毒药攻伐邪气，以五谷为滋养，五果为辅助，五畜肉为补益，五菜为补充。用谷肉果菜气味调和服食，可以补益精气。五谷、五畜肉、五果、五菜，都有辛酸甘苦咸味，五味各有作用，有的可发散，有的可收敛，有的可松缓，有的可坚燥，有的可软坚，治病时根据四时五脏的具体情况，适当选用五味。

五脏

饮食五味进入胃中之后，各自进入与其相应的脏腑：酸味入肝，辛味入肺。苦味入心，咸味入肾，甘味入脾。这就是"五入"。

五脏所恶：心厌恶热，肺厌恶寒，肝厌恶风，脾厌恶湿，肾厌恶燥这是五脏所恶。

五脏化生的液体：心之液化为汗，肺之液化为涕，肝之液化为泪，脾之液化为涎，肾之液化为唾。这是五脏化生的五液。

疾病所禁食的五味：辛味走气分，气病不可多食辛味；咸味走血液，血病不可多食咸味；苦味走骨骼，骨病不可多食苦味；甜味走肌肉，肉病不可多食甜味；酸味走筋膜，筋病不可多食酸味。这就是五味的禁忌，要自我节制，不能多食。

五脏发病：肾为阴脏而主骨，阴病多发生于骨骼；心为阴脏而主血脉，阳病多发生于血液；饮食五味伤脾，发病多为肌肉痿弱无力；阳虚而病，阳病多发生于冬季；阴虚而病，阴病多发生于夏季。这就是五病所发。

五脏所藏的精神活动：心脏藏神，肺脏藏魄，肝脏藏魂，脾脏藏意，肾脏藏静。

五脏所主：心主宰血脉，肺主宰皮毛，肝主宰筋膜，脾主宰肌肉，肾主宰骨骼。

五劳与五脏：久视则劳于精气而伤血，久卧则阳气不伸而伤气，久坐则血脉流通不畅而伤肉，久立则劳于肾及腰、膝、胫等而伤骨，久行则劳于筋脉而伤筋。这就是五劳所伤。

五脏与四时相应的脉象：肝脉应春，其脉象端直而长，为弦；心脉应夏，其脉象来盛去衰，为钩；脾旺于长夏，其脉象虚弱，为代；肺脉应秋，其脉象轻虚而浮，为毛；肾脉应冬，其脉象沉坚，为石。这就是所谓的应于四时的五脏平脉。

中医里许多治疗方法都是从阴阳五行中演化出来的，"虚则补其母，实则泻其子"就是其中的指导原则之一。比如，肺气如果虚弱到一定程度，就不能直接治疗肺，而应该先补脾，因为脾为肺之母，脾土可生肺金。在治疗实证的时候，又常常使用泻其子的方法。例如，在治疗肝火旺盛时常常清泄心火，因为心为肝之子，子病犯母，导致肝火过旺。具体治法有以下几种：

五脏疾病治疗原则

滋水涵木法

是滋肾阴以养肝阴、以制约肝阳上亢的一种方法，适用于肾阴不足、水不生木，以致肝阴不足不能制阳，引起肝阳上亢的症候。

培土生金法

补脾气以益肺气的方法，适用于脾气虚弱，不能滋补肺脏的脾肺气虚证或主要因肺气虚而引起的肺脾两虚证。

金水相生法

是滋养肺肾阴虚的一种治疗方法，又称滋养肺肾法，适用于肺阴虚无力滋肾，或肾阴不足，不能上滋肺阴而致的肺肾阴虚证。

益火补土法

这是根据五行相生关系提出的一种治疗方法。具体来说，是通过温心阳达到补脾阳的目的，但是自从命门学说兴起以来，一般所说的"火不生土"多是指肾阳不能温煦脾土，所以用温肾阳以补脾阳的一种方法。

根据五行相克规律确定的治则和治法，有抑强和扶弱之分。抑强主要适用于因相克或反侮太过所形成的乘侮病证；扶弱主要用于因相克力量不及或因虚被乘，或因虚被侮所形成的病证。具体治法有以下几种：

抑木扶土法

　　是以疏肝健脾或平肝来治疗肝脾不和或肝气犯胃证的一种方法，适用于木旺乘土或土虚木乘之证。

培土制水法

　　是以温运脾阳或健脾温肾法治疗水湿停蓄为患的一种方法。适用于脾虚不运或脾肾阳虚，水湿泛滥而致的水肿胀满之证。

佐金平木法

　　是滋肺阴、清肝火、治疗肝火犯肺病证的一种治疗方法。适用于肺阴不足，肝火上逆犯肺证。肝火偏亢为主者，重在"平木"；肺阴不足者，重在"佐金"。

壮火制水法

　　即泻心火、滋肾水。适用于肾阴不足或心火偏亢的心肾不交证。心火偏亢为主者，重在泻南；肾阴不足为主者，重在补北。

　　指导针灸取穴：十二经近手足末端的井、荥、输、经、合，"五腧穴"分别配属于木、火、土、金、水五行。在治疗脏腑疾病时，可根据不同的病情以五行的生克规律进行选穴治疗。

　　指导情志疾病的治疗：人类的情志生于五脏，五脏间有生克传变的关系，五情志间也有生克传变的关系，所以古代人在治疗情志疾病时，常常借用情志间的相互制约关系来达到治疗的目的。悲为肺志，属金；怒为肝志，属木。悲能胜怒，犹金能克火也。恐为肾志，属水；喜为心志，属火。恐能胜喜，如水能克火也。怒为肝志，属木；思为脾志，属土。怒能胜思，犹木能克土也。喜为心志，属火；忧为肺志，属金。喜能胜忧，犹火能克金也。思为脾志，属土；恐为肾志，属水。思能胜恐，犹土能克水也。

第四章

藏象学说中的五脏六腑

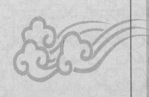

藏象与脏腑

藏，是藏于体内的内脏，包括五脏、六腑、奇恒之腑，实际上是以五脏为中心的五个生理病理系统。象，是五个生理病理系统的外在现象和比象，不仅是指表现于外的生理病理征象，也指内在以五脏为中心的五个生理病理系统与外在自然环境的事物与现象类比所获得的比象。藏象就是藏于体内的内脏与自然界想通应的事物，包括了人体结构和生命活动规律的主要内容，涉及了脏腑的生理活动和与之相联系的心理活动、形体官窍、自然环境因素等。

所谓五脏，指的是心、肝、脾、肺、肾，但它们绝不是解剖学意义上的五脏。首先，《黄帝内经》中的五脏与解剖生理系统五脏不对应，人体心、肝、脾、肺、肾五个器官，在解剖学上已经相当明确，它们在腹腔上有固定的位置，是不可更改的。但《黄帝内经》中五脏不能对应解剖学上的结果，"左肝右肺"就与解剖学相违背。

中医将人的内脏器官分为五脏六腑，这些器官虽然各有分工，但却是一个相互协调的整体。如同朝堂之上的帝王、内臣与大臣一样，缺一不可，否则机体就不能正常运行。我们的身体是一个复杂的系统，五脏六腑是其中的一个重要组成部分，这些脏腑虽然各有分工，但却是一个相互协调的整体。其中，心脏的地位尤其重要。只有心脏的功能活动健全，其余各脏腑的功能活动才正常。这样保养身体，就可以长寿，而且终生不会患上严重的疾病。相反，如果心的功能失常，那么十二脏腑的功能必将发生紊乱，气血运行的道路闭塞不通，脏腑之间失去协调，形体就会受到严重危害。用这种方法养生定会灾祸不断。

心脏相当于人体中的君主，主管精神意识、思维活动等，有统率、协调全身各脏腑功能活动的作用。肺位于心的上边，像辅佐君主的"宰相"一样，主一身之气，协助心脏调节全身的功能活动。肝相当于人身体中的"将军"，主管疏泄。将军的性格坚毅果敢，刚直不阿，因此可以把它比作"中正"之官，具有决断力。心包（膻中）相当于君主的内臣，其作用是传达心的喜乐情绪。脾和胃相当于管理粮食仓库的官，主管接受和消化饮食，转化为营养物质供给人体。大肠相当于传输通道，主管变化水谷、传导糟粕。小肠相当于受盛这样的官，主管受盛胃中来的饮食，对饮食进行再消化吸收，并将水液和糟粕分开。肾能藏精，精能生骨髓而滋养骨骼，故肾有保持人体精力充沛、强壮矫健的功能，是"作强"之官，主管智力与技巧。三焦相当于决渎这样的官，主管疏通水液，使全身水道通畅。膀胱为全身水液汇聚的地方，是县官，只有通过膀胱的气化作用，才能使体内多余的水液排出，而成为小便。

人体各脏腑器官就像金銮殿上的皇帝与大臣之间的关系一样，互相协调，又各有分工，共同维持着人体的阴阳调和。正是各脏腑器官在人体内不停地工作，才使得我们能够正常吃饭、正常睡觉、正常工作。人的心脏相当于国君，统率全身人的肺相当于宰相，辅佐君主协调全身人的肾相当于谋士，藏精壮骨。人的胆相当于谏臣，分辨营养与糟粕；排除体内垃圾人的大肠相

当于漕官；传导运输人的膀胱相当于县官，气化水液；排出多余水液人的膻中相当于内臣；传达心的指示人的肝相当于将军，主管疏泄；维持脏腑平衡人的小肠相当于税官，接受胃中的食物；进行再消化和吸收人的三焦相当于共工；疏通全身水道人的脾和胃相当于仓库之官，接受和消化食物。

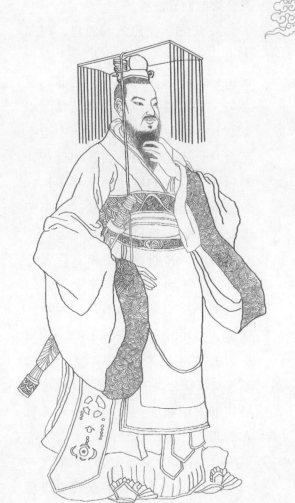

心——主宰神明的君主之官

《黄帝内经》："心者，五脏六腑之主也，忧愁则心动，心动则五脏六腑皆摇。"其意为心是五脏六腑的主宰，所以悲伤、哀怨、愁苦、忧伤等情绪会牵动心神，心神不安就会影响到五脏六腑。

心脏位于我们的胸腔里，膈膜之上，外面被心包络裹护，内与七窍相通。心为神之居、血之脉、脉之宗，主宰着我们的生命活动。心主血脉，心脏推动血液在脉中运行至全身，我们的血液在脉中运行，都依赖于心脏的跳动而循环不已。脉是血液运行的通道，脉道如果不通畅，就会影响血液的正常运行。心主神明，又叫作心主神志或者心藏神。"神明"，从广义上说，是指人的外在表现，如脸色、眼神、言语、动作等；从狭义上说，就是指人的精神、意识、思维等。心脏不仅有统领全身关窍、经络、脏腑、形体的生理活动的功能，还有控制人的意识、思维、精神及情志等心理活动的功能。心为阳脏，主阳气。心在五行中属火，与夏季的阳热相

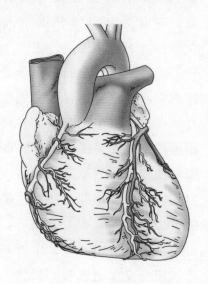

对应。心脏要运行血脉，振奋精神，调节水液代调，因此要保持强大的阳气。如果心的阳气衰减，则会造成血液滞塞、神智衰弱、水液代调失常等。

心经病变的症状

心脉急甚的为寒伤血脉，会发生筋脉痉挛牵引的病；心脉微急的为邪微，会见到心痛牵引后背，饮食不下。心脉缓甚的为心气热，会有神散而狂笑不止的症状；微缓的为气血凝滞成形，伏于心胸之下的伏梁病，其气上下行，能升能降，

有时出现吐血。心脉大甚的为心火上炎，喉中如有物阻而梗死不利；微大的为心脉不通的心痹，心痛牵引肩背，心脉上连目系，并时时流出眼泪。心脉小甚的为阳气虚，寒气上逆，呃逆时作；微小的为血少津枯，故发消瘅病。心脉滑甚的为阳盛有热，血热而燥，会时时口渴；微滑的为热在下，会见到热在于下的心疝牵引脐痛，并有小腹部肠鸣。心脉涩甚的为心气少，病人喑哑而不能说话；微涩的会有血溢而出现吐血、鼻出血、四肢厥冷、耳鸣和头部疾病。

一个人心气旺盛，脸色就红润有光泽，所以要知道一个人的心脏好不好，看他的脸就知道了。《黄帝内经》认为："心，其华在面。"心系统功能的强大是通过面色来反映的，因为人的头面部的血脉极其丰富，全身血气都上注于面，所以心的精气旺盛极其生理功能是否正常，都可以通过面部的色泽变化显露出来。如果是心气不足，就会面色灰暗或苍白，人会显得没有精神。这种情况可以通过经常搓脸来改善，《黄帝内经·灵枢·邪气藏府病形》说："十二经脉，三百六十五络，其血气皆上于面而走空窍。"说的是面部聚集着大量穴位，它是足三阳经的起点和手三阳经的起点，经常搓脸就是在按摩这些经脉和穴位，使其气血通畅、循环无碍，人就可以变得脸色红润。

另外，一个人如果出现口舌生疮、口腔溃疡等症状，也是心火过旺的表现，除了口烂、舌疮外，还会出现小便短赤、灼热疼痛等症状，这叫作"心移热于小肠"。因为心与小肠相表里，如果小肠实热，也会顺经上于心，出现心烦、舌尖溃疡等症状。因此，当这种情况出现时，在治疗上既要清泻心火，又要利小便以清利小肠之热，给邪以出路。

心脏疾病的预防和调护

心衰又叫"心功能不全"，心脏作为人体的发动机，如心脏出现了问题。后果会很严重，甚至导致死亡，而且随着年龄的增长，心脏也会像用久了的机器，开始出现问题，那么如何防止心衰呢？在人的手腕上有一个穴位叫作"太渊"，它所在的位置就是手腕脉搏跳动的位置，也是医生把脉的地方。中医说血液就通行在脉中，而心是主宰血液的，所以脉可以反映出心脏的功能。太渊穴恰好位于腕口脉搏的地方，因此能够很好地反映心脏功能的强弱，也可以有效地预防心衰。

导致心衰的原因就是因为心脏的功能太弱了，气血过于亏虚。如果能从气血深藏的地方开始刺激，就会让气血运行变快，上行供给其他器官组织。如果年纪大了，心脏出现了不适，比如说走路、跑步，或者其他运动，上气不接下气了，就可以立刻坐下来，用手刺激一下太渊穴，提升一下气血，保持身体的活力。在平常，也可以开始对心脏做一些保健的活动，平时在足部的反射区多按一下心脏的反射区，在手上可以多按大鱼际，在胸部可以按摩一下膻中穴。

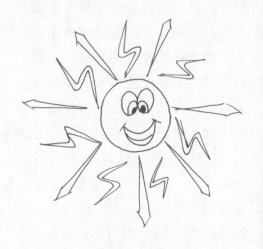

在五行中，心是属火，火属阳，五脏又属阴，所以心是阴中之阳。现代人在工作和生活的重压之下，极易耗费心血。心血耗费多了，就会导致一些虚热的症状。当心血虚阴虚时，气就没有可以搭载的工具了，便会出现心慌、气短等现象。此外，"心主神明"，在心气血两虚的情况下，心脏的功能必然会下降，它就没有足够的力量去控制人的精神意志了，人就相应出现精神恍惚、注意力不集中等症状，可以采取在心俞穴拔罐或按摩，每天晚上坚持拔罐或按摩10分钟，就可以补足心神气血，调理此种症状了。

还可以和食补结合，桂圆莲子粥就是不错的选择，取莲子、桂圆肉各30克，百合15克，麦冬10克，百合和麦冬最好先用水泡上一个小时，加入适量冰糖，加水，煮到莲子酥烂即可，一般在睡前一小时食用。

心火上炎，症见心胸烦热，口舌生疮，夜不成眠，舌尖红赤，苔黄脉数，兼见面红口渴。或见吐血衄血，小便短赤涩痛，大便秘结，甚或狂躁谵语。可服"急救三宝"：安宫牛黄丸，含有牛黄、麝香、黄连、朱砂、珍珠等中药成分，适用于高烧不退、神志昏迷的患者；紫雪丹，此丹历史最悠久，药性为大寒，适用于惊厥、烦躁、手脚抽搐的患者；至宝丹，该方更适用于昏迷伴发热、神志不清但比较安静的患者，但因其药性芳香辛燥，有耗阴劫液之弊，所以凡中风昏厥属肝阳上亢者禁用。

服用这三种药时，一般都会发热、昏迷，必须有明显的热象，比如舌发红、舌苔黄。对于兼有这些症状的患者，还可以备一些牛黄清心丸、天王补心丹等药。

保养心脏应改善饮食习惯、生活习惯等，多吃应季颜色或味道的食物，多做有助于心脏的运动，并随季节的变化而改善居住环境等。多吃红色、苦味食物，如胡萝卜、草莓、红豆、西红柿、无花果、莲子、西瓜、苦瓜等。轻松运动有助于强化心血管，酷暑或严寒天气对心脏有杀伤力。散步或慢跑等轻松的运动，都有助于锻炼心脏。入浴时不要用太热的水，水位高度也不要超过心脏，否则过热的水会增加心脏负担。过冷或过热的天气都会增加心脏的负担。在夏天或冬天时，尽量让身体处于最舒适的环境中。

养心的食物

胡萝卜

草莓

红豆

莲子

西红柿

西瓜

无花果

苦瓜

肺——吐故纳新的华盖之官

肺位于胸腔，左右各有一个，向上连接气管与咽喉，与鼻子相通。由于肺的位置在脏腑中最高，因此又被称为"华盖"。肺主气，气是构成和维持人体生命活动的最基本的物质，而肺主要主持和管理人体的生命活动。肺是呼吸器官，负责人体内外气体的更换，排出体内的浊气，吸入新鲜的空气，从而保证人体新陈代谢可以顺利地进行。此外，肺还有调节各脏腑之气和疏通体内水液通道的功能。

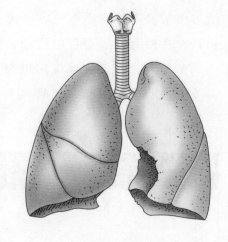

肺性喜清新湿润的空气，与秋季气候相通，不耐严寒与酷热，不能容纳异物。而且肺通过口鼻与外界相通，容易被外界的邪气侵袭，进而引起咳嗽、发热、鼻塞等不适症状。因此，肺又被称为"娇脏"。

肺经病变的症状

肺脉急甚的为风气盛，是癫疾的脉象表现；微急的为肺有寒热，表现为倦怠乏力，咳嗽、吐血，咳时牵引胸部和腰背部疼痛，或是鼻中有息肉而导致鼻腔阻塞不通、呼吸不畅等症状。肺脉缓甚的为表虚不固，故经常出汗；微缓的则肺热叶焦，有手足软弱无力的痿病、瘘疮病、半身不遂以及头部以下汗出不止的症状。肺脉大甚的为火盛阴伤，会见到足胫部肿胀；微大的为烦满喘息而呕吐的肺痹病，其发作时会牵引胸背作痛，且怕见日光。肺脉小甚的为气虚，气虚不摄，所以会引发腑气不固的泄泻；微小则出现善食善饥的消瘅病。肺脉滑甚的为实热，会见到喘息气急，肺气上逆；微滑的为热伤血络，会见到口鼻与二阴出血。肺脉涩甚的为血滞不行，会见到呕血；微涩的为气滞而形成的鼠瘘病，多生于颈项和腋下，难以支撑上部重压，所以下肢常常会感到酸软无力。

养肺处方笺

养肺应改善饮食习惯，要多吃应季的白色食物和辛味食物，多呼吸新鲜空气、适当刺激皮肤等都会对肺有好处。多吃白色、辛味食物，如白萝卜、白果、梨、生姜、洋葱、辣椒等。新鲜的空气也是润肺的良药，秋天是呼吸器官最容易受损的时期，呼吸清晨的新鲜空气能够强化呼吸器官。慢跑或摩擦皮肤能够适度刺激呼吸器官或皮肤，帮助消化。在气候干冷的秋天，呼吸器官特别容易出毛病，必须注意。由夏入秋之际，要特别注意保暖、保湿，要勤加漱口和清洗双手。

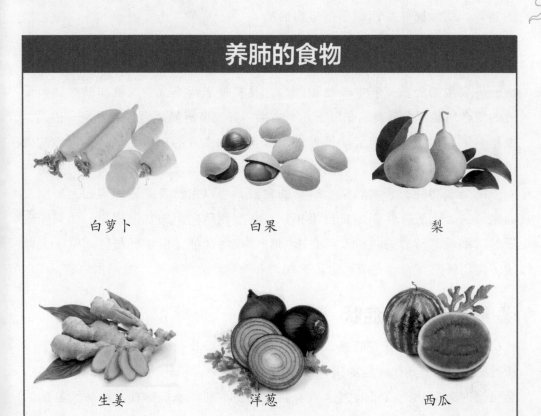

养肺的食物

白萝卜　　　　白果　　　　梨

生姜　　　　洋葱　　　　西瓜

肝——疏泄藏血的将军之官

《黄帝内经》："故人卧血归于肝。肝受血而能视，足受血而能步，掌受血而能握，指受血而能摄。"其意思为：人在睡觉的时候，血液就储藏到肝脏。眼睛得到血的濡养，就能看见东西；脚得到血的濡养，就能走路；手掌得到血的濡养，就能握住东西；手指得到血的营养，就能灵巧使用。

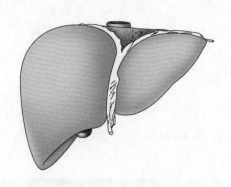

　　肝位于腔上部，在膈的下面，有两个叶。肝通过经络相互联属，与胆形成一种表里的关系。肝主疏泄和藏血，具有疏通调畅全身气机和储藏调节血液的综合功能，主要表现在以下几个方面：肝调节舒畅体内气的升降与出入，维持各脏腑的正常生理活动；促进水液代谢和血液的正常循环；促进脾与胃的正常运化功能；调节人的精神与情志，保持心情舒畅；促进男子的排精与女子的排血功能；肝内储藏着丰富的血液，可以供给各脏腑的需要。肝刚强而急躁，为刚脏，性喜舒畅与柔和，与春季欣欣向荣的气息相通。如果受到暴怒与暴躁等情志的刺激，就会影响肝的疏泄功能。由于肝与肾同位于人体的下焦，属阴，因此主藏阴血。此外，肝与春升之气相应，为风木之脏。

肝经病变的症状

　　肝脉急甚的为肝气旺盛，恶语伤人，易怒少喜；微急的为肝气积于胁下所致的肥气病，其状隆起如肉，又好像倒扣着的杯子。肝脉缓甚的为热气上逆，会见到时有呕吐；微缓的为水积胸胁而小便不利的水瘕痹病。肝脉大甚的为肝气郁盛而内发痈肿，经常呕血和鼻出血；微大的则为肝痹病，其病会见到阴器收缩，咳嗽时牵引小腹部作痛。肝脉小甚的为血少而口渴多饮；微小的为阴虚血燥，因此发消瘅病。肝脉滑甚的为热壅于经，因此表现为阴囊肿大的溃疝病；微滑的为肝火在下，因此会出现遗尿病。肝脉涩甚的为气血阻滞，是水湿溢于肢体的溢饮病；微涩的为气血不足，筋脉拘挛不舒，因此会出现出现抽搐或挛急的筋痹病。

❧ 养肝处方笺

　　养肝要多吃应季的青色食物和酸味食物。怒伤肝，所以还要控制自己的不良情绪。要在肝活动最旺盛的春季保持充足的休息。多吃黄绿色和酸味食物，如菠菜、油菜、芹菜、橘子、柠檬、枇杷、橄榄等。要控制不良情绪，保证良好的睡眠，肝的恢复、血液的净化都是在睡眠中进行的，所以要尽可能在 23 点之前入睡。生气或情绪紧张会伤害肝，当生气或紧张时，请先深呼吸让心情平静下来。代谢活动旺盛的春天也是肝活动最为旺盛的时期。要注意充分休息，避免让肝过于疲劳。

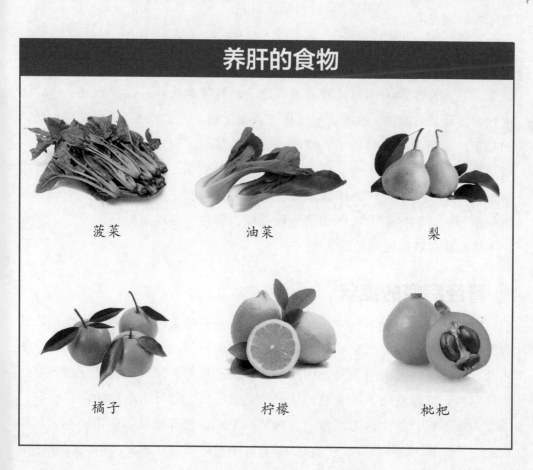

养肝的食物

菠菜　　　　　　油菜　　　　　　梨

橘子　　　　　　柠檬　　　　　　枇杷

肾——藏精纳气的作强之官

《黄帝内经》："肾者主水，受五脏六腑之精而藏之。故五脏盛，乃能泻。"意思是说：肾主水，其功能之一是藏精，精气除来源于与生俱来的先天之精外，还需要其他脏腑后天之精的充养，所以五脏的精气充盛，肾脏的精气才能盈满溢泻。

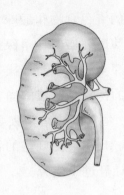
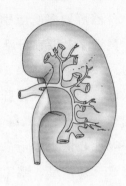

人的肾有左右两个，重约 550 克。肾是阴脏，主藏真精，是封藏的根本。肾藏先天之精，是人的灵性的本源。肾气上通于耳，下通于阴，与膀胱形成表里关系。肾作为人体最重要的器官之一，其基本功能是生成尿液、清除体内代谢物及某些废物、毒物。同时具有吸收功能，保留水分及其他有用物质，如葡萄糖、蛋白质、钠离子、钾离子、氨基酸、碳酸氢钠等，以调节水、电解质平衡及维护酸碱平衡。肾主藏精，为先天之本，与肝的疏泄相反，可以防止精、血、气以及津液因过量排泄而亡失，人的生机旺盛与否取决于肾精气的盈亏。肾与冬季万物蛰伏的气候相应，所以，冬季是养肾的季节，减少户外活动和注意保暖是关键。

肾经病变的症状

肾脉急甚的为病邪深入于骨，发为骨癫病；微急的为肾寒，因此出现肾气沉滞以致失神昏厥的症状，以及肾积气的奔豚证，两足难以屈伸，大小便不通。肾脉缓甚的为阴不足，因此腰脊疼痛不可仰；微缓的为肾气虚，因此大便洞泄，或是食物下咽之后，还未消化便吐出。肾脉大甚的为阴虚火旺，故发阴痿不起；微大的为石水病，从脐以下至小腹部胀满，有重坠感，若肿满上达胃脘部，则为不易治疗的死证。肾脉小甚的是元气虚衰，因此发洞泄病；

微小的是精血不足，因此出现消瘅病。肾脉滑甚的为有热，因此发小便癃闭，阴囊肿大；微滑的为肾虚内热，其病患者能坐而不能起，站起则两眼昏花、视物不清。肾脉涩甚的为气血阻滞，会见到气血阻滞以致外发大痈；微涩的为气血不利，故出现妇女月经不调，或痔疮经久不愈。

养肾处方笺

　　肾为人的先天之本，所以对肾的保养很重要。饮食上要多吃应季的黑色食物和咸味食物，要保持腰部腿部的血液流畅，还要注意保暖。应多吃黑色、咸味或触感滑腻的食物，比如黑豆、黑木耳、黑芝麻、山药、海带、紫菜、鱿鱼等。腰部、腿部的衰弱表明肾功能衰弱，冬天穿厚暖衣服要比待在有暖气的屋子里好，要随时随地注意运动，锻炼下半身，并让自己出汗。应避免长时间站立和久坐，让腰部、腿部血液保持流畅。过冷是肾的大敌，在寒冷的季节要穿着保暖的衣服。

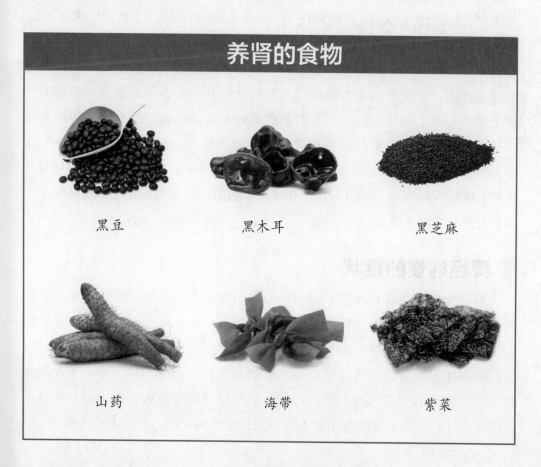

养肾的食物

黑豆　　　　　　黑木耳　　　　　　黑芝麻

山药　　　　　　海带　　　　　　　紫菜

脾——运化统血的仓廪之官

《黄帝内经》："脾为谏议之官，知周出焉。"意思是说：脾就像朝堂上的谏议之官，作用是辅助君主，一切周密的计划都是由此产生出来的。

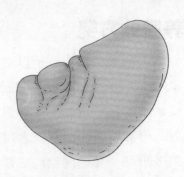

脾的生理特性

脾位于腹腔之内，在膈之下，位于中焦，呈扁椭圆形或扁三角形，分为前后两端。脾通过经络的相互联属，与胃形成一种表里关系，脾与胃维持着人体气、血、津液的生化，进而维持人体的生命活动，因此被称为"后天之本"。脾主运化，脾对人体吸收的饮食以及水液进行消化和吸收，并且将精微的物质运输到全身各处，运化功能强盛，人体的四肢百骸以及筋骨肌肉才能得到滋润和营养，才能维持正常的生理功能；脾主升，可以帮助饮食中的精微物质上输到心肺以及头上，通过心肺的作用滋养全身；脾主统血，能控制血液不溢出血脉之外，保持其正常循环。脾性喜干燥，厌恶湿气，与长夏湿气当令的气候相应。脾为阴土，由于其主运化水液，易伤害脾阳，因此阳气易衰。同时，脾是人体水火、阴阳、气血升降出入的中枢，因此如果人体气机阻滞，易导致脾胃升降失常。

脾经病变的症状

脾脉急甚的为手足抽搐；微急的为脾阳虚，是膈中病，脾不运化，会因脾气不能上通而致饮食入胃后又吐出，大便多泡沫。脾脉缓甚的为脾热，四肢痿软无力而逆冷；微缓的为风痿病，四肢萎废不用，因病在肌肉而不在内脏，所以神志清楚，好像没病一样。脾脉大甚的为阳气亢逆，病状表现为猝然昏倒；微大的为疝气病，其病乃是由脾气壅滞而导致的，腹中有大脓血且在肠胃之外。脾脉小甚的为中阳不足，因此发寒热；微小的为内热消瘅。

胃——受纳腐熟的通降之官

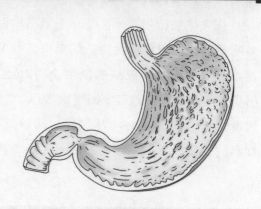

胃位于膈之下，下通小肠，上接食管，与脾通过膜相连接，两者都位于中焦，之间有经脉相互络属，形成互为表里的关系。胃的功能是主受纳，消化饮食。胃具有接受并容纳食物、对食物进行初步消化的功能，因此又被称为"太仓""水谷之海"。食物在胃阴、胃阳的濡湿与蒸化作用之下，化为一种有利于人体进一步消化吸收的物质，叫作食糜，这个过程叫作腐熟。主通降，以降为和。胃的通降作用正常，可以很好地推动食物进行进一步细致地消化吸收，推动小肠将食物残渣输于大肠，进而排出体外。胃性喜润泽、厌恶干燥，在五行中属土，属六腑，胃阳土，易阴亏。胃中津液充足，便于维持其受纳腐熟作用的发挥；胃中阳气过盛，会损害津液，易造成燥热。

🌀 胃经病变的症状

《黄帝内经》："人受气于谷，谷入于胃，以传于肺，五脏六腑皆以受气。"其意思是：水谷进入人体后，经过脾胃的运化，产生水谷精微，然后传注于肺，再经过肺的宣发作用，把水谷精微布散至全身，从而使五脏六腑都得到营养。

胃脉虚就是胃泄漏，胃脉实就是胃胀满。胃脉搏坚而长，病人脸面发红，是患有股部痛病；胃脉软而散的，是患有胸膈闷痛、饮食不下的病。病先从胃中发作的，出现胀满现象，五天后传到肾，引起小腹、腰、脊疼痛，脚发酸，再过三天就会传到膀胱，引起腰背疼痛、小便不通，再过五天就会向上传到心和脾，引起心痛以及身体疼痛。胃受邪影响到血就会发病：狂疟、口歪、鼻孔流血、颈肿、唇紧、喉痹、腹部水肿、膝膑肿痛，沿着胸乳部、大腿、伏兔、足胫外侧、足背上都痛，足中趾不能屈伸。足阳明经的经气盛，就会使身体前面都发热，这是胃气有余，就会容易消化谷物而易饥饿，尿色发黄；足阳明经的经气不充足，就会身体前部都寒冷战栗，胃中受寒而胀满。

✿ 养脾胃处方笺

在人体脏腑中，脾胃是一个紧密联系的统一体，养肠胃要改变饮食习惯，多吃黄色食物和甘味食物，如南瓜、红薯、柿子、玉米、大豆、香蕉、苹果、莲藕等。在吃饭时应细嚼慢咽，同时还要注意饮食卫生。脾胃方面的问题能够由细嚼慢咽得到改善，细嚼次数以30次为标准（食用难嚼食物则需50次）。过度劳累或生气都会伤及脾胃，所以要找到适合自己的情绪宣泄通道。在湿度高的长夏季节，不仅要多喝水，还要注意饮食卫生。

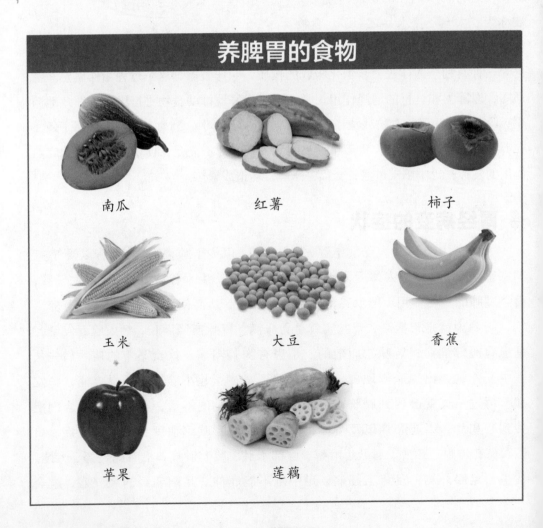

养脾胃的食物

南瓜　　　　　　　　　红薯　　　　　　　　　柿子

玉米　　　　　　　　　大豆　　　　　　　　　香蕉

苹果　　　　　　　　　莲藕

胆——调志决策的中正之官

胆与肝的关系甚为密切，胆附于肝之短叶，与肝相连，受肝的掌管，肝合气于胆。肝胆之间有经脉相互联属、互为表里。胆与肝都具有疏泄的重要功能，且能调节制约各脏腑，因而它们也被称为"中正之官"。

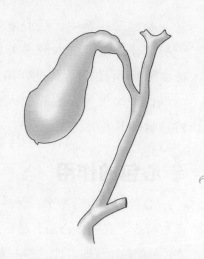

胆的生理特性

胆具有判断事物并做出决定的作用，能柔能刚，能喜能怒。当人眼睛边上肿胀时，胆就会横起来。在人体脏器中，胃、小肠、大肠、三焦、膀胱能够感受天之气，取法于天，因而泄而不藏，受纳五脏浊气，有"传化之腑"之称，也就是说它们所收纳之物不会久藏，最后都是要输送泄出体外的。相对而言，胆能够感受地气，取法于地，属阴，可藏精血，且藏而不泄，有"奇恒之腑"之称。胆的生理特性胆属木，主少阳春升之气。胆内含有胆汁，极苦。肝必须保持升发条达、柔和、舒畅的正常疏泄功能，才能保证胆汁的正常生成和排泄，否则就会导致胆汁生成及排泄障碍，造成脾胃升降运化的失常。

胆经病变的症状

倘若胆腑患病，其证候为口苦，呕宿汁，不时叹息，心中不安定，多恐惧。咽喉中像有梗阻，常吐唾液，说明邪气在胆，而上逆于胃，胆液泄出而口苦，胃气上逆而呕苦汁，所以此症状也叫呕胆。诊治的方法，建议诊察足少阳的起止端，查看穴脉的陷下处而灸灼，患寒热证可刺阳陵泉。对胃气上逆患者，刺足少阳血络，可使胆闭藏，再调节其虚实邪正之气，以消除邪气。另外，如果病邪先入肝，就会将邪气传到胆腑，造成不停的咳嗽，进而呕胆汁。

心包——疏通气机的内臣

心包又叫膻中，是心脏外面的一层薄膜，是五脏六腑之外的一个特殊脏器。心包对人体的作用很大，可以说，如果失去心包，人的生命将是脆弱不堪的。

心包的作用

心包的作用有两个：保护心脏、代心行令。首先，心是五脏六腑的主宰，是储藏精气的内脏。其脏气坚实，邪气就不容易侵袭，假若邪气侵袭到它，就会伤害心脏，心脏受伤，神气就会消散，神气消散了，人也就死亡了。一般各种邪气凡侵袭心脏的，都会先侵犯到心包。在这个过程中，心包起到了"代君受邪"的作用，避免或减轻心脏受到损伤。其次，心包在心的外面，代心疏通气机。心包相当于君主的内臣，传达心的喜乐情绪。心包是心脏的宫城，乃宗气之海，其气血向上输注至天柱骨上的哑门穴和天柱骨下的大椎穴，向前输注至人迎穴。在心包和心脏壁的中间有浆液，能润滑心肌，使心脏活动时不至于与胸腔摩擦而受伤。心包可分为浆膜心包和

纤维心包。浆膜心包又分为心外膜和壁层。心外膜覆盖在心肌的外面，壁层在心外膜的外面，两者之间的腔隙称为心包腔，内含有少量浆液，起润滑作用，可以减少心脏搏动时的摩擦。纤维心包是一纤维结缔组织囊，在浆膜心包壁层的外面。纤维心包伸缩性小，较坚韧。心包炎和心包积液是心包最常见的疾病。

心包经病变的症状

在热性病中，由火热邪气引起的高热、神昏、谵语等症状，其病变部位多在心包，称为热入心包。若心包、络脉搏动都劲急有力而失柔和，人就可能在十天后死亡。胃的大络脉，如果搏动得好像喘一样，急促而又断绝的，说明膻中有病。心包络经的经气发生异常的变动，就会出现掌心发热、臂肘关节拘挛、腋下肿胀等症状，至胸胁胀满、心悸不宁、面赤、眼黄、嬉笑不止。

《黄帝内经》："悲则心系急，肺布叶举，而上焦不通，营卫不散，热气在中，故气消矣。"

大肠——传导和排泄糟粕的通道

大肠在脐的右边堆叠，一共十二个弯折，能储存水谷一斗二升，主十二时辰，可安定血脉、和利精神。大肠被称为"监仓掾"，主掌大肠腑，是通行、疏导、传泻的腑脏。

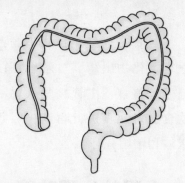

大肠的生理功能

大肠的主要生理功能是传导糟粕。小肠将食物消化后留下来的残渣向下输送到大肠，大肠将这些残渣进一步燥化，形成粪便，并将其排出体外。大肠在传导糟粕的同时可以吸收其中部分水分，因此可以说"大肠主津"。这也是大肠能燥化糟粕，使其形成粪便排出体外的原因。大肠的传导功能与肺、脾、胃、肾等脏腑有关联，所以如果这些脏腑出现了病变，大肠的传导功能会失常。大肠"以通为用"，传导糟粕是大肠的主要功能，因此大肠必须保持遁降的特点，以便于食物经消化吸收后的残留糟粕能及时排出体外。如果大肠腑气不通畅，就不能及时地将糟粕排出体外，容易引起腹胀、腹痛、便秘等不适症状。

大肠经病变的症状

从一个人鼻孔的深浅程度，也可以预见大肠的疾病。如果无大肠脉，右手关前寸口阳脉绝，就会出现少气，心下有水，一到立秋节就会出现咳嗽等症状，此时应该调治在鱼际之间的阴经；如果大肠脉实，右手关前寸口阳脉实，其病症表现为肠痛，犹如针扎，此时应调治位于手腕中央的阳经。大肠宿便过多，就会出现时冷时热，好像得了疟疾一样。大肠发胀，肠中疼痛鸣响，就会出现泻泄、消化不良。大肠受寒气侵袭，就会患鹜溏，粪便青黑色如鸭屎；大肠被热邪侵袭，就会下痢，粪便出现腐蚀垢腻状物。肺感受病邪在前，后迁移至大肠，就会咳嗽，一咳嗽就会流屎便痢。

小肠——泌别清浊的受盛之官

《黄帝内经》："小肠者，受盛之官，化物出焉。"意思是：小肠相当于受盛官，主管接受从胃中运来的饮食，对饮食进行再消化吸收，并将水液和糟粕分开。

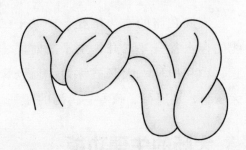

小肠的生理功能

小肠为六腑之一，位于腹中，上端接幽门与胃相通，下端通过阑门与大肠相连。与心互为表里，主要功能是受盛、化物和泌别清浊。小肠是食物消化吸收的主要场所，属于受盛之腑，因此也被称为"监仓吏"。小肠主受盛和化物，接受和容纳经胃初步消化过的食物，进而进行更细致的消化吸收。在这个过程中，小肠和脾共同将食物化为精微的物质，再经脾将营养疏贯全身。小肠的这个功能如果失常，就很容易造成人体的消化吸收障碍，形成消化不良。小肠"泌清而别浊"，经过小肠消化后的食物，分为精微和残渣两部分，脾又将食物精微吸收，小肠又将残渣分成糟粕和无用的水液两部分，将糟粕向下输送给大肠，而无用的水液则形成尿液，被排出体外。

小肠经病变的症状

小肠患病的临床表现为：脉滑，耳前发热，小腹痛，腰脊疼痛而牵引睾丸，窘迫时往后动；或非常寒冷，只有肩上部热以及手小指次指之间热。当小腹牵引睾丸和腰脊疼痛时，则会上冲心脏，而病邪在小肠，连睾系，属于脊，贯肝肺，联结于心系。气盛易引起厥逆，上冲肠胃，牵动肝肺，到肓散开，又在脐聚结。

小肠实证的征兆是：左手关前寸口脉象阳实，患者出现心下急、热痹、小肠内热、小便赤黄的症状。当小肠有寒，患者下体沉重，便带脓血；有热时，说明患有痔疮。小肠有宿食则会在傍晚时发热，次日即止；如果小肠胀且小腹隆起胀满，则会牵引腹部疼痛。

三焦——输液通气的决渎之官

《黄帝内经》："上焦如雾，中焦如沤，下焦如渎。"意思是：上焦的作用是宣化蒸腾，像雾露一样弥漫并灌溉全身；中焦的作用是腐熟运化水谷，像沤渍食物一样使之发生变化；下焦的作用是分别清浊，排泄糟粕，像沟渠排水一样。

三焦的生理功能

三焦为六腑之一，是上、中、下三位的名称。三焦位于躯体和脏腑之间的空腔，包含胸腔和腹腔，人体的其他脏腑器官均在其中，三焦与心包互为表里，主要功能是通行元气、运行水谷、运行水液。三焦疏通体内水道，运行水液，是人体水液升降及出入的通道。虽然全身的津液代谢是由各脏腑共同协作完成，但是如果没有三焦，津液就不能正常地升降及出入。三焦通行元气，是元气升降出入的通道。元气产生于肾，通过三焦到达并遍布全身，以促进和推动各脏腑器官的功能活动。三焦分为上、中、下焦。上焦包括心和肺，并通过心肺将食物的精气散布全身各处，因此其主要特点是"开发"和"宣化"；中焦包括脾、胃、肝、胆，主要是腐熟并运化食物，是气血生化的源泉；下焦包括小肠、大肠、肾、膀胱，主要功能是将糟粕和尿液排出体外。

三焦经病变的症状

如果三焦生了病，就会出现腹部肿胀发胀，小肚子坚硬，不能小便或是小便急迫的症状，有时来不及就会尿裤子，出现漫溢的水肿；皮肤表层脉气实满浮肿但不刺痛，说明三焦出现肿胀；若长久咳嗽不止，病就会发展到三焦，出现肚腹肿胀气满、厌食的症状。三焦主气所生的病，如出汗，外眼角疼痛，面颊发肿，耳后、肩、肘、肱、手臂外疼痛，小指、无名指不能活动。生了这种病，若盛虚热寒则泻补祛留，若盛则泻，若虚则补，若热则祛，是寒就留，经分属部陷下就灸，不盛不虚就按经治取调理。

三焦是中医学中的一个重要概念，但对三焦的概念至今仍有许多争论。

膀胱——储津排尿的州都之官

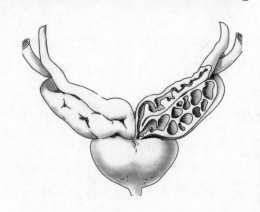

《黄帝内经》："膀胱者，州都之官，津液藏焉，气化则能出矣。"意思是：膀胱为全身水液汇聚的地方，是"州都"之官，只有通过膀胱的气化作用，才能使多余的水液排出，而成为小便。

膀胱的生理功能

膀胱位于小腹之中，是囊性器官。膀胱向上与肾相通，向下通过尿道与外界连通。人体内水液代谢后，一部分经过肾的气化作用形成尿液，输送到膀胱，膀胱的功能就是将这些尿液储存和排出体外，这就维持了人体水液代谢平衡。膀胱的这种功能有赖于肾的气化和固摄，只有肾的气化正常，膀胱的功能才能正常运作。膀胱储存和排放津液，对维持人体全身水液代谢平衡有至关重要的意义。膀胱是全身水液汇聚的地方，只有通过膀胱的气化作用，才能使多余的水液排出，而成为小便。小便失禁就是由于膀胱不能藏津液，所以失去了约束。膀胱气化不利，便会出现小便不通的现象。而肾的气化和封藏功能又直接引导和控制了膀胱的开合，因此膀胱与肾有着紧密的联系。

膀胱经病变的症状

如果你感觉膀胱发胀，小腹有饱胀感，则说明体内有气阻塞，会有小便不畅的毛病。如果人的肾先感受了疾病的侵害，就会把这种侵害传给膀胱，常见的症状就是咳嗽不止，并且一咳就会感觉有小便。疾病先在膀胱发作的，背脊和筋会感觉疼痛，会出现小便不畅。疾病发生五天后会迁移到肾，此时小腹、腰脊就会疼痛，更有甚者会出现腿酸痛。若不及时治疗，拖一天就会迁到小肠，此时小肠会发胀。再拖延一天会迁延到脾，此时人体全身会闭塞不通，身体疼痛感会加剧。

第五章

人体内的精、气、血、津液

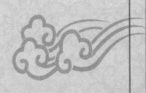

精、气、血、津液对人体的影响

《黄帝内经》中说，人体有精、气、津、液、血、脉。男女交合，便会孕育新的生命，这种产生形体的物质在形体尚未形成之前便已经有了，这叫作"精"；五谷所化生的精微物质，从上焦散布，熏蒸于皮肤，营养周身，滋润毛发，好像雾露一样滋养万物，这就叫作"气"；肌腠疏泄，如汗液似的流出，叫作"津"；水谷精气充满到全身，外溢部分注于骨，使关节的屈伸滑利，渗出的部分则能补益脑髓，散布于皮肤，使皮肤光滑润泽，叫作"液"；中焦脾胃接纳饮食，涉及其精微部分再气化从而形成的液体，叫作"血"；如隧道一样约束着营气的运行，不使它泛滥妄行，叫作"脉"。

精，是由禀受于父母的生命物质与后天水谷精微相融合而形成的一种精华物质，是人体生命的本原，是构成人体和维持人体生命活动的最基本物质。如《素问·金匮真言论》说："夫精者，身之本也。"精一般呈液态贮藏于脏腑

之中或流动于脏腑之间。如《灵枢·本神》说："是故五脏者，主藏精。"《素问·经脉别论》说："食气入胃，散精于肝。"气是人体内活力很强、运行不息的极精微物质，是构成人体和维持人体生命活动的基本物质之一。气运行不息，推动和调控着人体内的新陈代谢，维系着人体的生命进程。气的运动停止，则意味着生命的终止。血是循行于脉中而富有营养的红色液态物质，是构成人体和维持人体生命活动的基本物质之一。《素问·调经论》强调说："人之所有者，血与气耳。"津液，是机体一切正常水液的总称，包括各脏腑形体官窍的内在液体及正常的分泌物。津液是构成人体和维持生命活动的基本物质之一。津液所包括的内容非常广泛，机体内除了藏于脏腑中的精和运行于脉管内的血之外，其他所有正常的液体都属于津液。因此，津液既是构成人体的基本物质，也是维持人体生命活动的基本物质之一。

精

广义的"精"是指由气血化生的构成人体和维持人体生命活动的精微物质；狭义的"精"仅仅是指肾脏所藏的精，是生殖之精，是促进人体生长发育和生殖机能的基本物质。精、精气的内涵是指什么呢？从它的外延来说就是物质，注意是基本物质；它的内涵是构成人体和维持人体生命活动。也就是说，它不仅是构成人体的物质，还是维持人体生命活动的物质，具体包括先天之精和后天之精。

❧ 精的生成

人体之精从整体来说，是根源于先天而充养于后天，所以从精的物质来源分可分先天之精和后天之精。肾藏精，男性和女性随着肾气的不断充盛，进入青春期，女性经血溢泻，男子按时排精，男女交媾，胎孕乃成，这个精就是指生命的本始物质。人体内的精是源于父母的、形成生命的本始物质。在先天中，从胚胎形成到出生之前，生命已经形成了，形体在逐渐发育。在没有出生之前这个阶段，胎儿是在母体中通过胞宫之血为胎儿的发育提供营养物质，而胞宫的血来源于母体五脏六腑之精。所以精的生成，先天之精包括生命的本始物质，用我们现代语言来说，和精有关，禀受于父母。还有一种是指出生之前胎儿所吸收的营养物质，其中是指母体五脏六腑之精，这是先天之精的成分。在胎儿生命形成以后，又不断地获取，从胞宫中不断地获得营养物质，形成了他自身的先天之精，秘藏于肾。而后天之精，人出生以后到死亡这个生命历程过程中，主要靠摄取食物、呼吸与外界之间进行转换，与五脏六腑之精密切相关。其中强调水谷的作用——摄食，就这个意义来说，后天之精主要源于脾胃所化的水谷精微，但它是在人体五脏六腑之精的基础上，突出强调脾胃的水谷精微。这就是人体之精根源于先天，充养于后天，先天和后天彼此相须，相辅相成，构成了人体和维持人体生命活动的精微物质。

❧ 精的主要生理功能

精具有繁衍生殖的作用，这主要是指生殖之精而言。它的机制是通过肾所派生的天癸而发挥作用的。它具有促进生长发育的作用。人体的精气促进生长发育，不仅仅是狭义的生殖之精，这个精是指广义的肾所藏的精，既有生殖之精，也有五脏六腑之精，是指肾所藏的精而言。

肾藏精的生理功能，第一个讲人的生长壮老已，是伴随着精气的不充盛、比较充盛到充盛，而后逐渐衰少乃至于绝竭，是伴随着这样一个运动。精气的这样一个变化过程，反映出来生长状老已的生命历程。就这个意义说，精具有促进生长发育的作用。

精能生髓化血，是指精能生髓、髓能化血而言，根据血液的生成过程这样一个原理，中医学又得出一个结论叫精血同源。中医学在治疗血液疾病的时候，就是血液生成障碍的时候，除了从脾入手之外，还有从肾入手，采用补肾填精的方法来治疗血虚。比如当前我们中医学

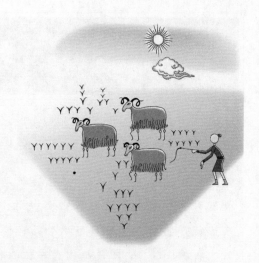

对于贫血以及再生障碍性贫血的治疗，就是从脾入手或从肾入手。

精具有濡润脏腑的功能，濡润脏腑就是对脏腑提供营养的作用。所以精是构成人体和维持人体生命活动的精微物质，精包括了先天之精和五脏六腑之精。这些精微物质，人出生以后，都储藏在肾。当机体活动需要的时候，又由肾及时输送出去，叫作疏泄以时。肾主闭藏，要藏精，保存肾有足够的维持生命活动的精微物质。一旦生命活动需要，它又"疏泄以时"，及时地疏泄出去，供给全身各个脏腑生理活动的需要，因此它有濡润脏腑的功能。

气

人体之气，是指构成人体和维持人体生命活动的最基本物质。在人的生命物质系统中，气是最根本的，血、精、津液都由气化生而来。

元气

按照先失、后天之分，可分为先天之气和后天之气。先天之气是指源于肾中的气，我们叫它为元气。真气在现行的术语上又称原气，就是原来之气的那个原气，它俩是同义语，是人体之气的统称。先天之气定名为元气，而元气派生于真气，真气在人体气学体系当中是一个最大的概念，这个人体之气的真气，作为生命的一种最基本的物质，体现出生命的功能，它的生命功能是通过脏腑经络而表现出来的。这个真气通过脏腑经络而表现出来，从而形成脏腑之气。

它的分布，藏于肾，通过三焦而到达全身，循行于全身。其生理功能具体表现为：一是推动人体生长发育，促进人体的生长发育。生命的构成源于父母媾精，父母之精。在生命形成之后，必须有父母之精才能形成生命，才能促进生命的发育成熟，最后出生，开始了它的生命历程。就这个意义讲，元气推动人体的生长发育，它根源于肾中之精气。二是温煦、激发、推动脏腑经络的生理功能。肾阴、肾阳为人体诸阴诸阳之本，命门为生命之本。元气在生命过程中的重要作用，即是肾阴、肾阳对于人体生理功能活动的作用。

宗气

宗气又称"大气"，是指积于胸中，由自然之清气和水谷之精气而化生的气，从它的物质组成来定义。由肺吸入的自然之气和由脾胃化生的水谷之气相结合而化生之气，谓之宗气。它积于胸中，又名大气。

宗气的生成，也是在肺、脾、肾共同作用下完成的，由肺之清气、脾胃的水谷之气和肾的元气三者化合而成的。但是它以脾肺之气为主，以肺吸入自然界的清气和脾胃化生的水谷之气结合起来，积于胸中形成的气，就是分布在胸中的那个气，就是"宗气"。

宗气的分布：积于胸中，贯注心脉，进入心的经脉后，由心肺运行到全身。其上者（往上走，往上循行），出肺循喉咙走息道；又说贯心肺（向上贯心肺），与人的呼吸循环有关、气血运行有关；向下走，宗气蓄于丹田，积于丹田，注入气街（就是在腹股沟这个部位），沿着下肢内侧下行于足。它往上从肺出来，可以走喉咙和呼吸道，向下通过脐下，沿着经脉进入腹股沟有个气街穴，沿着下肢内侧下行于足，这就是宗气的分布。

宗气走息道而行呼吸。就是它和呼吸有关，宗气与呼吸有关。跑得太快了，就会出现上气不接下气，老上不来气，所以叫大气不足，胸中大气下泄。它贯心脉而行气血。它进入心脉，执行助心行血的作用。我们前面讲肺朝百脉的时候提到过宗气，就是贯心脉而行气血。宗气和人的视、听、言、动的功能也有密切关系。动，感觉功能，和运动、语言、视听都有关系，就是说它能够保证视、听、言、动的功能正常。

🌀 营卫之气

营气和卫气，也主要来源于脾胃的水谷之气和肺吸入的清气。卫气是指行于脉中的具有护卫作用的气。卫气又称"卫阳"，卫气和营气相比较而言，卫气属阳，营气属阴，所以卫气又称"卫阳"。

它的主要生理功能：营气是化生血液的重要组成部分。"营气者，泌其津液，注之于脉，化以为血"。营气含有丰富的营养物质，它源于吸入的自然界清气和水谷之精气，随着人体的经脉运行到全身，发挥着营养作用。

它和营气生成的机制相同，同是由脾胃水谷之气和肺吸入的清气化生而来。水谷精气和自然界清气化生之后，同样来源于这两者，但是由于性质的不同，分为营气和卫气。卫气是这两者化生以后，其中具有慓疾滑利作用的气。而营气是指和慓疾相对的精粹部分，就是非常精微的部分。所谓慓疾，或者叫慓疾滑利，是指它活动力强，流动迅速，因此中医学称之为"卫气"，不仅称为"卫阳"，又称它为"水谷之悍气"。与之相对的营气称为"水谷之精气"。营气的水谷之精气，是指由呼吸之气和水谷之气化生而来的精粹部分。

它与营气相对，营气行于脉中，卫气就行于脉外，所以叫作"与营气相偕"，就是卫气与营气结伴而行，两者并排走，以脉为界限。脉外为卫气，脉内为营气。卫气行于脉外，营气行于脉内。关于营卫循行这两者，最传统的解释叫"营行脉中，卫行脉外"；"卫为阳，营为阴""阴在内，阳在外"，就这个意义限定"营行脉中，卫行脉外"。在中医历代文献里头，还有一说，"脉外未必无营，脉内未必无卫"，脉外有营气，脉内也有卫气，体现了中医学的辨证观点，体现了阴阳既对立又互根。相比较而言，行于脉内，谓之营气；行于脉外，谓之卫气。卫气"昼行于阳，夜行于阴"，昼夜围绕人身经脉循环一圈。循环多少圈呢？"昼行于阳二十五，夜行于阴二十五"。二十五加二十五，五十周一大会，循环五十圈。

卫气的功能要比营气的功能复杂，有温养作用。卫气属阳，所以又称卫阳，对人体有温煦作用。我们前面讲过气的防御作用，提到卫气抵御外邪，调节体温，所以叫温煦作用。温煦什么呢？既温煦人体的内脏，也温煦人体的肌肤腠理，就是给人体提供少火，提供阳气。它还具有能调节汗液代谢的作用。我们在讲肺主宣发肃降、肺主皮毛的时候讲到，肺通过宣发肃降、调节水液代谢的作用，输送津液到达皮肤，经过皮肤的代谢以后，形成最终产物，以汗的形式排出体外。皮毛、汗孔的作用是受卫气的调节的，是肺通过宣发卫气到达皮肤来调节汗孔的开阖，来调节体内外水液代谢的平衡，能调节体温。汗孔通过汗调节水液代谢，通过这个来调节人的体温的恒定、体内外阴阳的平衡，所以说卫气有调节体温的作用；而其调节呼吸的作用主要表现为：肺通过宣发卫气到达皮肤，来调节汗孔，又称之气门，调节气门的开与闭，从而起到调节呼吸的作用。其防御作用表现为卫气到达皮肤，使皮肤行使人体屏障的作用。

津液

津液是气、血、精津、液之一，是构成人体和维持人体生命活动的物质之一。

津液的本义泛指一切体液及其代谢产物，从《诸病源候论》开始，就是这样定义的。它除了指人的一切正常体液之外，还包括代谢产物，汗和尿也属于津液的范畴。现代中医基础理论在这个定义的基础之上，主要是指人体正常水液的总称，包括脏腑组织的内在体液及正常的分泌物。

它俩的联系以及共同的基础是什么呢？它们同源于水谷精微，都靠脾胃所化生，这一点是有共同的物质基础。根据它们的性状、分布和阴阳属性，又把津和液加以区别。从性状上看，津轻清稀薄，流动性大；而液浊重稠粘，流动性小。从分布上来看，津主要分布在皮肤孔窍之间；而液灌注到关节和颅腔等处。从发挥作用上看，津主要是滋润肌肉、皮肤、孔窍；而液的作用是滑利关节、补益脑髓。就阴阳讲，津属阳，液属阴。

《类经·藏象类》注曰："津液本为同类，然亦有阴阳之分。盖津者，液之清者也；液者，津之浊者也。津为汗而走腠理，故为阳；液注骨而补脑髓，故属阴。"津与液的区别主要用于临床对津液损耗而出现"伤津""脱液"病理变化的分辨。但在一般情况下，由于津液二者同属一类物质，且可以互补转化，故津和液常同时并称，不作严格区分。

我们现在应用它的时候常常是津液并称，从理论上按照阴阳这个概念，把津和液作这样的联系和区别。它们同源于水谷精微，都靠脾胃所化生，津和液两者还可以互相转化，这是它们的联系。但在性状、分布、作用、属性上，二者还是有一定的区别。

血

血就是指血液而言，是指循行于脉中、富有营养作用的红色的液态物质，是构成人体和维持体生命活动的基本物质。在生命物质系统中，气与血相比较而言，气无形，血有形；气属阳，血属阴。根据阴阳学说，我们将气与血相并而称，所以在中医文献当中常常气血并称。因此，在中医理论当中，常常把气血作为生命的两大基本物质，用气、血这两个字概括所有的生命物质。

化生血液的主要物质基础有水谷精微、营气、津液、精髓，其中主要的是水谷精微和精髓。水谷精微来源于脾胃，脾胃通过它的升清作用上输于心肺，通过心肺化赤而为血。而要想化赤而为血，肺的作用必不可少，它要吸入自然界的清气，经过吸清呼浊化赤。而营气和津液是由水谷精微化生来的，也需要上输到心肺，才能化赤而为血。肾精，精通过生髓，由髓化血。肾精生髓的化生机制是通过肝，肾精归于肝，由肝化而为血。这就是血液化生的物质基础和生成过程。

也就是说，五脏系统在血液的化生过程中有各自的作用。心主血脉，它通过输送血液为全身提供营养物质，保证化生血液的各个脏腑充分发挥正常的功能。心的生理功能除了主血脉之外，还有生血作用。心生血，所以叫奉心化赤而为血，就这个意义讲，心参与了血液的生成，所以有心生血之称。肺通过呼吸作用，吸清呼浊，参与血液的生成；通过肺朝百脉的作用，把血液的营养物质运送到全身，保证参与血液的生成的脏腑充分发挥化生血液的

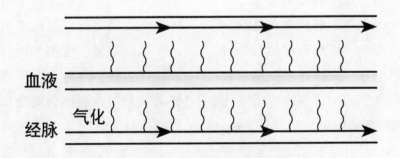

作用。而脾胃所化生的水谷精微是化生血液的主要物质基础。虽然我们说血液的化生是五脏综合作用的结果，但根据脾胃为气血生化之源的理论，中医学强调脾胃在血液化生过程当中的重要作用。肝能生血，肾精、精气归于肝，由肝化而为精血，化而为血。肝在血液化生过程中也充分发挥作用。它的机制是肾精通过肝脏化而为血。肾藏精，精生髓，由髓而化为血。由此可见，血液的化生与五脏都有密切关系。根据中医学先天和后天这个原理，着重强调脾和肾在血液化生当中的重要作用。因此，治疗血液生成障碍的病理变化、血液生成障碍的疾病，是在调整五脏系统生理功能的基础上，把治疗的重点放在脾和肾。

血液的循行

根据中医的历代文献，特别是《黄帝内经》，经过整理研究叫"如环无端"。我们在讲营气和卫气循行的时候也初步提到，血通过心主血脉的作用、肺朝百脉的作用、脾统摄血液的作用、肝藏血的作用、肾藏精的作用，将血通过全身的经脉输送到全身，又通过经脉重新回到心脏。这样一个过程，中医学用八个字把它概括出来，叫"如环无端，营周不休"。这个结论是明清时期周学海在《读医随笔》这本书里面，把它高度概括出来的。周学海说"凡人周身百脉之血，发源于心，依归于心，从心而出，复归心，循环不已"，这是循环的方式。其具体的循环方式，用现代语言讲，可以分成小循环和大循环。它的理论依据是《黄帝内经·素问·经脉别论》。饮食经过胃以后，经过脾胃的作用化生为水谷精微，进入心，然后到肺，化赤而为血。心肺这个过程，可以认为它是小循环。然后它到达全身，最后分布到心、肝、脾、肾各个脏腑去，为各个脏腑提供了生理活动的营养物质。而后心、肝、脾、肺所化生的血，又按照经脉，重新归于心。

血液运行的机制

血液的运行靠心主血脉的作用。心主血脉，心是血行的动力。肺朝百脉，肺朝百脉发挥助心行血的作用。脾主统血，脾通过脾气的固摄作用保证血液在脉道内运行。而肝脏的作用则是通过主疏泄的功能保证气机的通畅。这些概括起来叫作"气行血行"。这个气行血行是指肝的疏泄功能能够调畅气机，保证气机运行正常，为血液正常循行提供必要的条件。肝藏血的功能，保证有充足的血液在脉道内运行。肝藏血的另一个功能是具有摄血作用，保证血液循环于脉内。在五脏系统当中，以心、肺、脾、肝在血液运行当中发挥作用为最。这里面为什么没提到肾脏呢？就肾脏而言，我们前面讲过，肾阴肾阳为人身诸阴诸阳之本。我们在讲元气的时候，说元气根源于肾，是人体生命活动的原动力，就这个意义讲肾脏也参与血液运行的机制。但是这五者之中以心、肺、脾、肝为最，由此可知，人的血液循环的生理和病理与上述四脏密切相关。因此，中医学在调整血液循环障碍，特别是出血或者血瘀时，主要是从心、肺、脾、肝入手来进行调节。

❀ 血液的生理功能

血具有营养滋润的作用。中医认为血液内含有丰富的营养物质。比如我们上面讲血液的主要物质基础，有水谷精微，有营气，有津液，有精，这些充足的营养物质为人体生命活动提供营养。就这个意义讲，它有营养滋润作用。为什么用滋润这两个字，而不用温煦呢？就气和血相比较而言，血属阴，属于人体的阴液，人体的阴液有滋润作用。它是神志活动的物质基础。在《黄帝内经》里讲述，"血气者，人之神，血脉和利，精神乃俱"，它提示我们，血在维持人的神志活动当中具有重要作用。血是富有营养物质的，它能够为神志活动提供充足的营养物质。血液是心神的物质基础。血与气，共同为生命的两大基本物质系统。神志活动是重要的生理功能，就这个意义上讲，气和血应该都是神志活动的物质基础。血液是神志活动的物质基础之一，气、血、精、津液都是生命活动的物质基础，具体来说都是神志活动的物质基础。但这几者之间有什么关系呢？其中以血为最重要，不要理解为仅仅血是神志活动的物质基础，从整体角度讲，气、血、精、津液都是神志活动的物质基础。

气与精、津液的关系

气与精的关系

精与气，本自互生，就是互相化生。那具体表现为两个过程：气对精而言，气可化而为精；精对气而言，精也能化而为气。把这两句话总结起来，就叫"本自互生"。它们共同的物质基础，就后天而言，都是水谷精微。但气与精这两者相比较，谁为主、谁为从？根据我们前面的定义，气是气、血、精、津液物质系统当中最基本的、最大的概念，血、精、津液都是由气所化生而来的。就这个意义讲，中医理论强调"精乃气之子"，那就是说，精是由气所派生的。

气与津液的关系

津液指人体正常水液的总称。气与津液的关系，包括三个内涵：一是气能生津。将气和津液放在同一物质系统而言，气是化生津液的物质基础，气是最本原的，所以称为气能生津。那么气通过什么机制

来完成化生津液的作用呢？气是通过五脏系统的功能活动体现出来它们的作用，而五脏系统功能活动正常，津液才能正常输布排泄，才能保证体内有足够的津液。在处理气和津液之间关系的时候，在异常状态下，要解释病理现象，必须把两者统一起来。此外，还要注意从全身五脏系统功能这个角度来调节津液的生成、输布、排泄的异常。

中医学的物质概念源于中国传统文化的概念。既从气作为生命物质系统的最大的概念，血、精、津液都是由气所派生这个角度，从物质之间相互转化的角度，来理解它们的关系；同时又不仅仅把气理解成是一个单纯的物质概念，这有别于以西方欧洲文化为中心的近代医学。基于此，又强调人体之气，我们是通过功能活动来考察的。在人的正常生命过程中，津液的正常输布和排泄体现气是从功能来考察的，不是气到底是一个什么结构。

第六章

诊法在疾病中的应用

诊法的分类

四诊法是我国古代战国时期的名医扁鹊根据民间流传的经验和他自己多年的医疗实践，总结出来的诊断疾病的四种基本方法，即望诊、闻诊、问诊和切诊，总称"四诊"，古称"诊法"。它的基本原理是建立在整体观念和恒动观念的基础上的，是阴阳五行、藏象经络、病因病机等基础理论的具体运用。对于任何一种疾病，无论轻、重、易、难，如果要做出正确诊断，达到预期的治疗效果，就必须全面了解病情，广泛收集与疾病有关的各种客观资料，详细掌握疾病发生、发展、转归及治疗情况等各方面的内容，这就要靠"四诊"的方法。它自创立以来，得到了不断的发展和完善，是我国传统医学文化的瑰宝。

望诊，即医生用视觉观察病人的"神、色、形、态"，作为初步判断疾病的轻重、疾病的性质以及推断预后的根据。望诊为四诊之首，病人来了，医生首先望一望病人，对病情有一个初步印象。

闻诊，就是医生用听觉、嗅觉来辨别病人发出的声音和排出物的各种气味等，根据病人的语声高低，呼吸强弱，各种排出物如二便、痰浊等的异常气味，对于分辨疾病的寒、热、虚、实有重要的参考价值。

问诊，即详细询问病史，了解疾病的全部过程及病人的主要症状，对分析病情、做出诊断、抓住主要矛盾、解除病人疾苦都具有十分重要的意义。

切诊，包括切脉和按诊两部分，是医生用手对病人的脉管和病变部位等触摸按压，从而获得一些较客观的体征。尤其是切脉，更为重要。

"望、闻、问、切"这四种方法各有其独特的重要作用，但又是密切相关联的。因此在临床应用时，必须把四种诊察方法综合起来，进行分析判断，习惯上称之为"四诊合参"。只有这样，才能相得益彰，才能得出正确的诊断。

望诊

望神

望神是望诊的重要内容。"神者，水谷之精气也"，神以精气为物质基础，是脏腑气血盛衰的外露象征。通过望神，可以初步判断正气的盛衰、疾病的轻重，以及预后吉凶。神的状态分为三种：

得神，就是有神，指的是尚未出现神的病理改变，或病情比较轻微，精神状态尚好。临床主要表现是：精神较好，思维敏捷，反应灵活，回答问题准确、迅速，面目表情自然，双目灵活明亮，语言清晰。得神者，表示正气未伤，脏腑功能未衰，有病也较轻，预后多良好。

失神，指的是神的病理变化比较明显或比较严重。临床主要表现是：精神萎靡，意识蒙眬，思维混乱，反应迟钝，表情淡漠，目光暗淡等。更严重者，可见神志昏迷，循衣摸床，撮空理线，或突然昏倒、目闭口开、尿便自遗等。以上这些情况，都称为"失神"或"无神"。这说明了疾病已经发展到严重阶段，正气衰败，五脏垂危，精气夺闭，预后多属不良。

假神，是指在疾病的垂危阶段出现的一种假象。由于其容易迷惑人而易造成错误的判断，故应提高警惕。假神貌似有神，但它不符合疾病的发展规律。例如久病患者，消化功能衰败，因而纳食甚少或几日不能饮食，这符合实际病情，但患者突然食欲大增、大口进食，那么这种食欲转"佳"可能是一种假象。

久病卧床不起的患者，突然要坐起来或下地行走；或病情危重、面色晦暗、精神衰疲的患者，突然间面色转红，精神兴奋，说话不停。久病体衰已极，语声低微，少气无力，突然间语声洪亮，声高气粗。上述这些情况，都是在久病、重病、病危的阶段突然"好"的表现，但这完全和疾病的通常演变规律不相符合，而且大部分患者如救治不及时则死亡。由此可知，这些所谓"好"的表现是一种假象，即所谓"回光返照""残灯复明"，是属于阴阳离决的死亡预兆。此外，神志的改变还有一类精神失常的表现，临床可见于癫、狂、痫的患者。如表情淡漠，呆若木鸡；或哭笑无常，呼号叫骂，打人毁物，登高而歌，异衣而走，言语善恶不避亲属；或突然昏倒，不省人事，口吐白沫，肢体抽搐等。此多为痰气、痰火、肝风挟痰等所致。对于这类精神失常之病变，在某种意义上，望神更为重要，对诊断具有决定性的意义。

望色

望色，包括面部的颜色与光泽两方面的内容。面部皮肤薄嫩，血脉丰富，而且望诊方便。中医理论认为，"心者，其华在面，为五脏六腑之大主"，因此根据面部色泽的浮露和沉隐，可以测知疾病的深浅；观察五色的润泽和枯槁，可以判断疾病的生死预后。十二经脉，三百六十五络，其血气皆上注于面，面部的色泽便是气血的外荣。我们国人的正常面色是微黄而红润，具有光泽。色与泽两个方面的异常变化，是机体不同病理反应的表现。一般而言，病人气色鲜明荣润的，说明病变轻浅，气血未衰，治疗较易，预后较好；如面色晦暗枯槁，缺乏色彩，无润泽之象，则说明疾病较重，精气已伤，预后多欠佳。

五色主病

在望色方面，病色有五种，即白、黄、赤、青、黑。五种病色与五脏疾病相应，这是在五行归类推演基础上建立起来的。所以在临床上，可以从病人面部色泽的变化来测知病变脏腑、病变性质以及预后如何。这种情况，习惯上称之为"五色主病"。

白色主虚证、寒证、失血

血虚证因血少不能荣于面，故面色淡白，或因血行不利，阳虚水湿不化。气虚证因气虚无以生血，气血不充，面部白。寒证因寒主收引，血脉收缩，故面色淡白。失血因血脉空虚，不能上充于面，面色苍白。

黄色主虚证、湿证

脾虚不能运化，水谷精气不能充养肌肤，营血化生不足，不能上荣于面，其本色显露，面色萎黄。或脾虚不运，水湿停留，故面色黄而虚浮。湿邪停留，郁而化热，湿热蕴蒸，迫使胆汁外溢，皮肤黄染，面色黄而鲜明如橘皮色。寒湿者，皮肤黄而晦暗，色如黄土。

赤色主热证、戴阳证

热邪迫血充盈于面部血脉，面红。实热则面部通红，虚热则颧部嫩红。病情危重，面红如妆，游移不定，是戴阳证。阳盛格阳于头面，属于假热证。

青色主寒证、痛证、瘀血、惊风

寒主凝滞，血脉运行不利，面色发青。不通则痛，血流不畅，面色青，主瘀血。青为肝之木色，肝又主风，称风木之脏，所以主惊风。尤其小儿鼻柱、口周见青灰色，更是动风之先兆。

黑色主肾虚、水饮、瘀血

黑色主肾虚，可见于阳气衰微，气血凝滞。水之色为黑，肾虚水邪泛滥，面色黧黑，尤其是眼窝发黑，是水饮病。面部黑斑，如蝶状，见于妇女经带病中，属于肾虚水瘀证。

☙ 望舌

望舌色及临床意义

望舌色，主要是分辨舌质颜色的深浅。舌质的正常颜色呈淡红色，叫作"淡红舌"，表示脏腑功能旺盛，气血充足调和。常见的病理舌色主要有以下几种：

 淡白舌　舌色较正常浅淡者为淡白舌，严重时可全无血色。主虚证、寒证。如阳气不足，虚寒内生，或血虚、血少，不能上充于舌，故舌质淡白。临床上常见于慢性肾炎、再生障碍性贫血、各种失血、营养不良等疾患。在个别情况下，淡白舌也可见于发热患者。舌淡而发热者，常属于阳虚发热。

红舌　舌色较正常深者为红舌。主热证，有实热、虚热之分。实热者多为外感温热邪气或风寒之邪入里化热，或脏腑机能亢盛，火热内生；虚热者多在内伤杂病中见到，为阴液不足，虚热内生。虚热之舌质红，常常舌苔很少或无苔。

绛舌 舌质深红、呈绛红色者为绛舌。可由红舌演变而来。绛舌主内热深重。在外感疾病中，舌色绛，是热入营血的重要标志；在久病、重病等内伤杂病中见到绛舌，常表示阴液亏竭、阴虚火旺。胃酸过多者，有时也可见到绛舌，常呈暗红色，润泽而洁净。红绛舌的出现，多见于急性感染性疾患的极期，或疾病的后期，常表示阴分大伤，在长期消耗性发热病的过程中，红绛舌由阴虚火旺所致。

紫舌 舌色呈青紫者称为紫舌。紫舌主病有寒热的区别。紫绛色深，干枯少津，为邪热炽盛，阴液两伤，有的也可伴有黄苔燥裂；淡紫带青，滑润无苔，为阴寒内盛；舌质青紫而暗，或有紫色斑点，多见于瘀血证。如先天性心脏病，妇女月经不调、痛经也可见到舌有瘀血斑点。

望舌态

舌态，即舌体活动状态。常把舌态分成强硬、软、颤动、短缩、歪斜五种。

强硬舌，一般舌体强硬，活动不灵，屈伸不便，致使语言謇涩，主外感热病，常见于热入心包，痰湿内阻，邪热炽盛，或中风之证；痿软舌是舌体软弱，伸卷无力，舌质淡者多属气血两伤，舌质红绛者多属热灼阴伤，或阴亏已极；颤动舌即舌体抖动，不能自停，多见于外感热病中热极生风或热病后期，或内伤杂病中

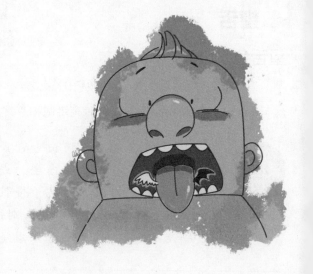

的气血不足，亦或中风之象；短缩舌即舌体紧缩不能伸长，常见于热病阴伤已极，舌胖而短缩者属痰湿内阻，舌淡、青而湿润者多属寒凝筋脉；歪舌即舌体歪向一侧，多为中风或中风的先兆。

望舌形

舌形，即舌的形状，可分为老嫩、胖大、薄瘦、芒刺、裂纹、齿痕若干种。舌形的临床意义表现如下：

舌形	特征	临床意义
老嫩	舌质纹理粗糙，形色苍老坚韧	多见于热证、实证
	舌质纹理细腻，形色浮胖娇嫩	多见于寒证、虚证
胖大舌	舌色深红，舌体肿胀满口，为肿胀舌	多见于心脾热盛
	舌色紫而发暗，舌体肿胀，为水牛舌	多见于中毒或舌炎
	舌色偏淡，舌体胖嫩；或伴有齿痕	阳虚，水湿不化，或痰湿停留
瘦薄舌	舌体瘦小而薄	①舌体瘦薄、色红绛而干者，多见于热性病后期，或慢性消耗病，表示阴津被灼，阴液亏耗 ②舌体瘦薄而舌色浅淡者，表示气血不足，心脾而虚
芒刺	舌面起刺，摸之碍手	伴有黄燥苔者，多属热邪滋生，或腑气不通，胃肠燥热，大便秘结
裂纹舌	舌面上有各种形状的裂沟	色淡白有裂纹者，表示心气不足、血虚不润；色红绛而有裂纹者表示热盛伤阴、阴精亏损
齿痕舌	舌体边缘上可见到齿痕，如荷叶边状	舌体胖大而有齿痕者，多为阳虚；水湿不化，舌色浅淡瘦薄而有齿痕者，多属气血不足

望舌苔

黄、灰、黑三种舌苔均是舌苔颜色的改变，其主病有相同点，都可见于里证、热证。但又有不同，黄苔主里证、热证，在外感、内感性疾患中都可见到。苔色变黄为热邪熏蒸所致，故黄色越深，热邪越盛。在外感性疾患中，舌苔变黄，常表示外邪入里变为里实热证。而且黄苔常与红舌并见，例如，各种急性炎症。在内伤杂病中，黄色舌苔多见于脏腑机能亢盛，或里热炽盛。舌苔淡黄而滑润者，可见于阳虚水湿不化。

灰苔亦主里证，但有寒热之分。苔薄灰而滑润者多见于寒证或痰湿内庭；苔灰而干燥者多见于炽热津伤或阴虚火旺。因此，由白苔而转化为黑苔者多为寒湿病，由黄苔而转化为灰苔者多为热性疾病。

黑苔多由灰苔或黄苔转化而来。常见于患病时间较久或病情较严重的阶

临床常见的舌象

舌象		主病
舌质	舌苔	
淡白舌	薄白苔	阳虚，气血两虚
	薄白中剥苔	气血两虚，胃阴不足
	黄腻苔	脾胃虚弱，湿热内蕴
	灰黑水滑	阳虚内寒，寒湿内停
红舌	白苔	热病由卫入营
	薄黄	气分热盛
	黄腻	气分湿热
	黄厚而干	气分热盛伤阴津
	焦黄	胃肠热结，里实热证
	黑干燥裂	邪热盛极，阴枯
	无苔	气阴两伤、热入血分，阴分大伤

段。黑苔主病也有寒热之分。苔黑而燥裂，甚则生芒刺，多见于热极津枯之证，一般可见到舌苔由白转黄、由黄转黑的变化过程。如苔黑而滑润，并伴有舌质偏淡，多见于阳虚阴寒盛极之症。黑苔主病大多危重。

总之，黄苔、灰苔、黑苔主病均有寒热之分，必须进一步察看苔的滑润与干燥来区分寒热。苔燥，甚至生芒刺者，热盛无疑，苔滑润者多为寒盛或水湿不化。

望姿态

望姿态，主要是指观察病人的动静时的姿态以及体位的变化，由此作为诊断疾病的依据，尤其是在推论脏腑的病变以及疾病的寒热虚实方面，有一定的参考意义。

总的来说，"阳主动，阴主静"。多动、烦躁不安、多语狂言、登高奔跑者，多属阳证；反之，喜静、精神萎靡、表情淡漠，多属阴证。还可通过观察病人的体位、动作、表情来推论疾病的寒热虚实：属寒证者，哆嗦蜷缩成团，喜加衣盖被，欲近火喜暖；属虚者，多身体疲倦，动则心悸气喘，说话无力语声低微；属实者，精神亢奋，多动多言，声高气粗。此外，半身不会动者，多为中风偏瘫；四肢抽搐，角弓反张，多属筋膜强急之急风病，与肝有关；头摇不定，手指蠕动，手足细颤者，则多属虚风内动。

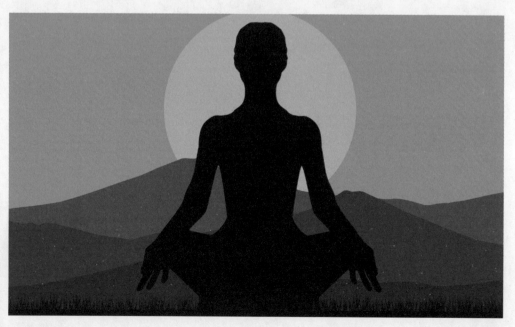

闻诊

闻诊是通过听觉和嗅觉了解病人发出的语言、呼吸、咳嗽、呃逆、嗳气等声响和口气、分泌物和排泄物等的异常气味，来判断正气盈亏和邪气性质的一种诊法，可概括为听声音和嗅气味两方面。

由于人体内发出的各种声音和气味均是在脏腑生理和病理活动中产生的，因此声音和气味的变化能反映脏腑的生理和病理变化，在临床上可推断正气盛衰和判断疾病种类。

闻诊包括听声音和嗅气味两方面。听声音是指诊察病人的声音、语言、呼吸、咳嗽、呕吐、呃逆、嗳气、太息、喷嚏、肠鸣等各种声响，主要是根据声音的大小、高低、清浊，来区别寒热虚实。通常，声高气粗重浊多属实证，反之则属虚证。语言错乱多属心之病变，呼吸、咳嗽、喷嚏多与肺病有关，呕吐、呃逆、嗳气多是胃失和降、胃气上逆的表现。太息多与肝郁有关。

嗅气味可分病体和病室两方面。病体的气味主要是由于邪毒使人体脏腑、气血、津液产生败气，以致从体窍和排出物发出，据此可辨脏腑气血的寒热虚实及邪气所在。通常，凡酸腐臭秽者，多属实热证；无臭或略有腥气者，多属虚寒证。病室的气味则是由病体及其排泄物气味散发的，如瘟疫病人的病室内有霉腐臭气，失血证病人的病室内有血腥气味，尿臊味多见于水肿病晚期患者。

人体内发出的各种声音和气味均是在脏腑生理和病理活动中产生的，如五声（呼、笑、歌、哭、呻）和五音（角、徵、宫、商、羽）及五臭（臊臭、焦臭、香臭、腥臭、腐臭）都与五脏相应，是五脏功能变化的反映。因而声音和气味的变化可反映出内在病变，据以推断正邪盛衰和疾病种类。

❖ 听声音

以辨正气盛衰为主。其不仅可以诊察与发音有关器官的病变，还可根据声音，诊察体内各脏腑的变化。一般新病、小病其声多不变，而久病、苛疾其声多有变化。听声音包括听语声、呼吸声、咳嗽声、呃逆声、嗳气声等。

◎语声

病人说话声音的强弱，可反映正气盛衰和邪气性质。语声高亢洪亮而多言，属实证、热证；语声轻微低哑而少言，属虚证、寒证。语声重浊，常见于外感或湿邪侵袭，为肺气不宣，气道不畅而致。声音嘶哑，发不出音的称失音，因外邪袭肺，肺气不宣，气道不畅而致的为实；因肺肾阴虚，津液不能上承而致的为虚。新病声哑属实证，久病失音属虚证。妊娠七月而失音，称为子瘖，是生理现象，分娩后不治自愈。语言错乱，多属心有病变。躁扰不宁是狂证，多为痰火内扰所致，属阳证；喃喃自语，痴呆静默是癫证，多为痰气郁闭所致，属阴证；神志不清，语言颠倒，声高有力，称谵语，属实证；神志恍惚，语言重复，声低无力，称郑声，属虚证。

◎呼吸声

呼吸有力，声粗浊，多为热邪内盛，属实热证；呼吸无力，声低微，多为肺肾气虚，属虚寒证。呼吸急促而困难，是喘证，发作急骤，声高气粗，以呼出为快的，多因肺有实邪，气机不利而致，属实证；发作缓慢，声低息微，呼多吸少，气不接续，或痰鸣不利的，属虚证。呼吸困难而有痰鸣音，是哮证，为痰阻气道而致。

◎咳嗽声

咳声重浊有力，多属实证；咳声低微无力，多属虚证。咳嗽痰声辘辘，痰稀易吐，为湿痰蕴肺；咳嗽干裂声短，痰少干结，为燥邪伤肺。咳嗽连声不断，咳停吸气带吼声，为顿咳（百日咳）。咳声嘶哑，呼吸困难，是喉风，属危急证候。

◎呕吐声

呕吐徐缓，声低无力，是虚寒证；呕吐势猛，声高有力，为实热证。

◎呃逆声

俗称打嗝。日常嗝逆，声音不高不低，无其他不适，多因咽食急促而致，不属病态。呃声高亢，短促有力，多属实热；呃声低沉，气弱无力，多属虚寒。久病出现呃逆不止，是胃气衰败的危重之象。

◎嗳气声

嗳气，古称噫气。若是饱食之后，因食滞肠胃不化而致的，可有酸腐味，声音较响；若是胃气不和或胃气虚弱引起的，则无酸腐味，声音低沉；若是情志变化而致的，则声音响亮，频频发作，嗳气后脘腹舒适，属肝气犯胃，常随情志变化而嗳气减轻或加重。

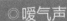 嗅气味

气味分为病体气味和病室气味。嗅气味以辨邪气性质为主，包括：①嗅口中气味。口臭是胃热，或有龋齿，咽喉、口腔溃疡，口腔不洁等；口气酸臭，多因宿食不化；口气腥臭、咳吐脓血是肺痈。②嗅排泄物气味。痰、涕、大小便、月经、白带等气味酸腐秽臭，大多为实热或湿热。痰涕秽臭而黄稠，为肺中有热；大便酸臭为肠胃有热；小便臊臭混浊、白带色黄而臭，为湿热下注。凡排泄物气味微有腥臭，多属虚寒或寒湿。大便腥气而溏稀，为大肠虚寒；白带味腥而清稀，为寒湿下注。汗有腥膻气，为风湿热久蕴于皮肤，而津液蒸变所致。③嗅病室气味。是由病体及其排泄物气味散发的，如瘟疫病人的病室充满霉腐臭气；疮疡溃烂，室内有腐烂的恶臭味。若室内有血腥气味，多为失血证；尿臊味，多见于水肿晚期患者。

各种排泄物、分泌物，如大小便、妇女带下等，有恶臭，色黄而粘，多属实热、湿热；无味或腥味，色白而质清稀，多属虚寒、寒湿。屁出酸臭，是宿食停滞。

问诊

　　问诊就是向病人或家属等询问了解病情的方法。问诊为历代医家所重视，所得资料全面可靠，为诊断疾病提供了重要线索和依据。问诊涉及的范围较广，医学入门提出诊病"六十问"，张景岳后来总结出"十问歌"，现在临床上一般把问诊分为：

1 一般情况。即姓名、性别、年龄、民族、婚姻状况、出生地、职业、入院时间、记录时间、病史陈述。

2 问起病。主要包括发病时间、诱发因素、病的经过及治疗情况等。

3 问既往史与家族史。包括发病时间、诱发因素、病的经过及治疗情况。

4 问现病史。即病人本次就诊的主要痛苦所在，这是问诊的主要内容。

◎为了获得真实病情，在具体进行问诊时还应注意以下几个方面

1 要有科学的态度、高度负责的精神，这是对医生的基本要求。

2 要善于抓住病人的主诉。主诉往往就是患者最痛苦的地方，是找医生要解决的主要问题。抓住了主诉，就能抓住疾病的本质。

3 围绕主诉，有目的地全面了解病情，按辨证的原则和次序询问与主诉有关的各方面的表现。

4 避免主观、片面，防止暗示病人，企图使病人的回答符合自己的诊断。

5 要善于分析，去伪存真。有的病人对问的问题顺口称是，有的则故意夸大病情，以引起医生的注意，有的甚至不说实话。因此，医生在问诊时要保持头脑清醒。

对妇人问诊需注意

由于妇女有经、带、胎、产的生理特点，因此，在诊治女病人时要注意这方面的问题。

在月经方面，应注意经期、经量、色、质等几个方面。在正常情况下，月经周期是 28 ~ 30 天，量中等，不稀不稠，颜色正红，没有血块。如果月经提前一周以上，称为月经先期，多由血热或气虚所致；如果月经错后一周以上，或更长时间者，称月经后期，多由寒凝、气滞、血虚血淤所致；如果月经错乱，有时提前，有时错后，则称为先后不定期，多由肝郁所致。

◎在经量方面

月经量多，多由血热迫血妄行或气虚不摄所致；月经量少，多由寒凝经脉或血虚不充，或瘀阻血道所致。夹有血块若，多属气滞血瘀，且常伴有痛经现象。

◎在月经的色、质方面

颜色淡红，甚至呈粉红者，其质清稀，多属气虚或气血两虚。月经颜色深红、质稠者，多为实证热证。

在询问带下时，应从量、色、质与气味等几个方面来了解。

如果带下色黄或赤，绵绵不断，其质黏稠，有臭味，常伴有急躁易怒、外阴瘙痒的，多为肝郁化热，脾虚湿盛，湿热互结，流注下焦，肝经湿热所致。

如果带下色白量多，如涕如唾，连绵不断，味小，常伴有纳少疲乏、面色萎黄，甚或形寒肢冷，腰部有冷感，多属脾虚运化失常，水湿下注的脾虚带下证。湿为阴邪，易伤阳气，故湿邪停留，有时可见寒香。

如带下色清，质稀如水，淋漓不止，常伴有面色晦暗，腰痛如折。小腹发凉、手足不温等表现，多为肾阳虚，寒湿内停，带脉失约的肾虚带下；如偏于肾阴虚者，则带下色黄，伴有五心烦热、耳鸣、舌红苔少、脉细数等表现。

生育年龄的妇女，还应简要询问妊娠、胎产情况。如妊娠者，在用药上宜慎重，以防动胎。

脉诊

《黄帝内经》："凡治病，察其形气色泽，脉之盛衰，病之新故，乃治之，无后其时。"其意思是：凡是诊治疾病，必须要观察病人的形体、神气、色的枯荣、脉搏的盛衰、疾病的新旧，要及时治疗，不要延误时机。

脉象的形成与五脏功能活动关系密切，而且五脏与六腑相表里，可以说，脉象的变化是五脏六腑生理活动的外现。脉象有钩脉、毛脉、弦脉、石脉、溜脉五种基本形式。脉象会随季节和气候的变化而变化，中医常通过切人迎脉和寸口脉来推断身体的变化，判断疾病的预兆与人的生死。

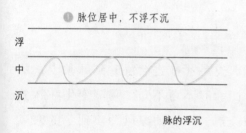

❶脉位居中，不浮不沉

脉的浮沉

❷脉道适中，不大不小，成正态曲线

脉长

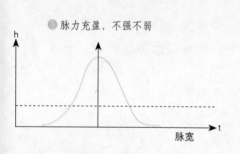

❸脉力充盈，不强不弱

脉宽

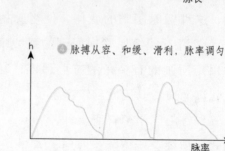

❹脉搏从容、和缓、滑利，脉率调匀

脉率

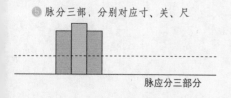

❺脉分三部，分别对应寸、关、尺

脉应分三部分

五种基本脉象

　　脉象就是脉搏跳动的现象，根据脉搏动时的形态，可以将脉搏分为以下几种基本形式。脉象主要通过手腕处的寸、关、尺，即寸口来诊断。切脉是中医诊断疾病的重要途径，医生就是靠感知脉搏的微小变化来诊断疾病的。脉的搏动有力，来时旺盛而去时力衰，叫作钩脉。这种脉象，反映阳气正盛。脉的搏动无力，像毛一样轻虚而浮，叫作毛脉。这种脉象，反映少阴初生。脉的搏动紧张，如同触按琴弦一般且带有弹性，叫作弦脉。这种脉象，反映阳气初生。脉的搏动虽有力，但需重按，轻按则不足，如同石沉水底，叫作石脉。这种脉象，反映阳藏而阴盛。脉的搏动滑而和缓，叫作溜脉，也就是滑脉。这种脉象，反映阴阳和平。正常的脉象人呼气时脉搏跳动两次，吸气时脉搏跳动两次，呼气与吸气之间脉搏跳动一次，这样呼吸时脉搏一共跳动五次，这就是正常的脉搏。中医主张调整没病的人的呼吸去测病人的脉搏，因此，中医常常调匀自己的呼吸，去测病人的脉搏。

脉象与气候变化的关系

　　人体气血会受到自然气候变化的影响，这种影响也会反映到脉象上，从而出现了春弦、夏滑、秋涩、冬沉之别，切脉时不可不知。阴阳变化在脉象上的表现，一年之内，从春的温暖到夏的炎热，从秋的凉风劲疾到冬的寒风呼啸，这种四时阴阳的变化，使得脉搏也随之发生变化。例如：在春季，脉象轻而圆滑，就像用圆规所画的弧线那样；在夏季，脉象显得洪大而滑数，就像用矩所画的有棱角的方形那样；在秋季，脉象浮而微涩兼散；在冬季，脉象就沉而兼滑。因此到了冬至四十五日，阳气稍稍有所上升，阴气就会稍稍有所下降；而到了夏至四十五日，气会稍稍有所上升，阳气就稍稍有所下降。阴阳变化是有一定规律的，这与脉搏的变化也相一致。如果脉搏的变化与四时阴阳的变化不一致，便可从脉象上推断是哪一脏发

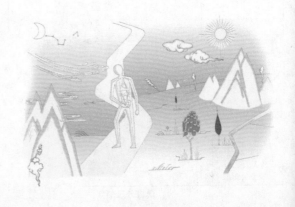

生了病变。四时阴阳的变化微妙地反映在脉象上，因此要认真审察脉象，审察脉象是有规律的。

正常的四季脉象应为春弦、夏钩、秋毛、冬石，但是有时候也会出现太过与不及的情况。四时脉象太过与不及都会导致身体发生疾病：太过，疾病会表现在外；不及，疾病会表现在内。心脉太过，病在外；心脉不及，病在内。夏气在心，春气在肝，长夏气在脾，秋气在肺，冬气在肾。

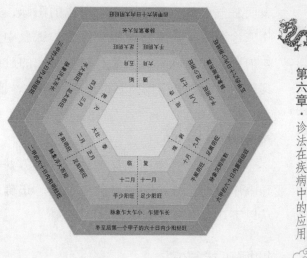

脉象与四时顺逆

阴阳之气随四时而上下，人的脉象也与之相应，呈现春规、夏矩、秋衡、冬权的浮沉变化。春天阳气初升，脉象轻而圆滑，似圆规所画之弧线；夏天阳气亢盛，脉象洪大而方正，似矩尺所画之方形棱角分明；秋天阳气乍衰，脉象浮而微涩，似秤杆上之星散；冬天万物潜藏，脉象沉实，似秤砣伏于内。

脉象有与四时相逆，也就是在应当出现某种脉象的季节里，见不到应当出现的脉象。如春季、夏季本应出现浮大脉，却反见沉细脉；而秋季、冬季本应出现沉细脉，却反见浮大脉。这就叫作"脉逆四时"。得热病时，脉应躁却反而静；腹泻、脱血时，脉应虚却反而实。如果病在体内，脉应实却反而虚；病在体表，脉应浮滑却反而涩紧。这些都是难治之症，叫作"脉反四时"。

脉象与疾病的关系

脉象的或沉或浮，或有力或无力等变化反映了身体的健康状况，高明的中医可以通过切脉判断出人的生、老、病、死。从脉象看体内阴阳之气的变化，脉有阴阳之分，阳脉有五种，分别为肝、心、脾、肺、肾五脏的正常脉象，而春、夏、长夏、秋、冬五季之中，五脏脉象又都有变化，各有其正常的脉象。五季配合五脏，便有了二十五种脉象，这都属于正常脉象。所谓阴脉，是指没有胃气的"真脏脉"。这种脉象中，丝毫没有柔和的现象。若出现真脏脉，表明脏气已败，必然死亡。所说的阳脉，是指有胃气的从容柔和的脉象。在临床诊断中，如果发现某一部位的脉象中胃气不足时，便可以根据这一部位与内脏的特定联系，判断出疾病所在的脏腑；在发现某一部位的脉象中出现真脏脉时，就可以按照五行相克的理论，推断出死亡的时间。

如何诊脉

脉诊是一种既简单又细致的诊断方法，只要应用得好，确实能很好地指导临床诊断治疗，因此必须科学地、正确地对待脉诊。要做到正确应用，须从以下几方面考虑：

掌握正常脉象

所谓正常脉象，即无病之脉的征象，习惯称之为"平脉"。这种脉象是三部有脉，节律整齐，来去从容和缓、充实有力，又具有柔和之象。一息脉来四到五至，亦即有胃、有神、有根之脉。了解正常之脉才能进一步区分病脉。

正确掌握诊脉的方法

诊脉是诊察疾病的重要途径，诊脉的常用部位是寸口，即寸、关、尺三部。寸、关、尺三部定位要准确，首先定关，关前为寸，关后为尺，三指平布，疏密适宜。诊脉的部位一般选择人迎和寸口处。颈部的人迎脉可以诊察三阳经的经气盛衰，手腕部的寸口脉可以诊察三阴经的经气盛衰，两种诊脉部位是相互补充的，它们在诊断中的作用也是统一的。诊脉的手法应就该是用食指、中指、无名指按压腕部的寸口处。按脉指力要适度，分浮中沉，细心体会。

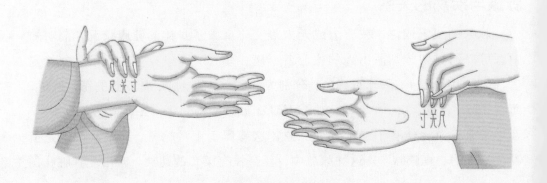

选择诊脉时间

诊脉的时间最好选择在早晨刚起床还没有活动的时候，此时体内阴阳之气还未受影响，诊断的准确率最高。《素问·脉要精微论》中指出："诊法常以平旦，阴气未动，阳气未散，饮食未进，经脉未盛，脉络调匀。气血未乱，故乃可诊有过之脉。"在实际临床工作中，真正做到"平旦"诊脉是少数情况，但是诊脉的原则是保持气血平和，应适当让病人的体力、精神保持相对安静的状态。

❀ 按诊

按诊也是中医切诊的一部分内容，按诊和脉诊总称为切诊。按诊就是医生用手在病人的体表或患病部位进行触摸和按压，以确定疾病的部位和分辨寒热虚实的一种诊断方法，又称为触诊。《素问·调经论》记载："实者外坚充满，不可按之，按之则痛。"按诊对于确定疾病的部位、病变的性质、皮肤的寒热、水肿的程度，以及癥瘕积聚等，都有实用的价值。目前多用于诊尺肤、诊四肢、按胸腹等几个方面。

Step1 诊尺肤、四肢

就是上肢远端内侧面的肌肤，即从尺泽穴至手指一段称为尺肤部。该部位触诊比较方便，诊尺肤主要分辨肌肤的寒热、润泽干燥、有汗无汗等。尺肤部热者多为热邪亢盛，尺肤部凉者多为阴虚阳盛，或热伏于里，不达四肢的热厥证。如初按热甚，久按热反轻，多属热在表；久按热更甚者，多为热在里。尺肤部润泽的津液未伤，尺肤部干燥或肌肤甲错如鱼鳞者多为津液受损或津枯液耗，内有瘀血等。

按诊在辨别肿胀方面更为重要，病人感到肿胀，皮色发亮，按之无明显凹陷，或随手即起的，多属气胀。对此必须采取用理气的方法治疗，气行则胀消。如病人感到肿胀，按之有凹陷，不能随手而起，严重者按之如泥地，为水肿，是水液代谢失常、停留肌肤的病理表现。对此必须用利水的方法，使多余水液排出体外。关节炎患者，触诊其疼痛部位，对分辨属寒属热也很重要，一般而言，关节局部发凉的多属寒痹，局部有热感的多属热痹。

Step2 按胸腹

按胸部主要为诊虚里跳动。所谓虚里，即左乳下内侧部，在第四、第五肋间处，实指心尖搏动处。用手按之，如跳动异常或节律不齐者，表示心脏有疾。如跳动急促，来去不匀，多见于心气不足或心阳虚衰。有的不用手按，能望见其动应衣者，是宗气外泄或脏气衰微的表现。诊虚里有时也作为死亡的判定方法之一，按之不跳动，伴有神志活动消失，是提示死亡的征象。

按脘部主要分辨痞证与结胸。脘部即"心下部"，胃居其中，如病人感到心下部阻塞不通，按之软而不痛的为痞证；如按之硬满而痛或手不可接近者可为结胸证；心下坚硬如盘，边如旋杯，为水饮病。按脘部还用来区分胃痛属虚属实。胃痛喜按，按之痛减，多属虚证；胃痛拒按，多属实证。

按腹部，除辨别腹痛属虚属实外，还可以用来辨别有无腹水。腹胀满，叩之如鼓的属气胀；叩之音实，触诊有波动感或水声的属水满，有腹水形成。腹内有肿块，按之坚硬不移或痛有定处的为癥为积，其病在脏，多属瘀血证；如肿块时聚时散，痛无定处的为瘕为聚，其病在腑，多属气滞证。积聚多指大腹部肿块，而小腹部肿块多为癥瘕，如妇科肿瘤。腹部触诊对诊断吃肠痛有重要价值，右下腹疼痛痛拒按，按之痛甚的多属肠痛。

《黄帝内经》中将腕至肘的皮肤分为三部分，内侧和外侧，左手和右手，共六部分。这六部分分别对应体内不同的位置，通过切这六部分的脉可以诊断疾病所在的部位。《黄帝内经》认为，胃是人体营卫气血之源，人之死生，决定于胃气的有无，即所谓"有胃气则生，无胃气则死"。脉有胃气就是常脉。

🌀 三部九候诊脉法

三部九候是中国古代最早的一种全身遍诊法。它把人体分为天、地、人三部，每部又各分为天、地、人三候，合为九候，并以此来诊查全身疾病。两额动脉（太阳），候头部病变两侧耳前动脉（耳门），候耳目病变两颊动脉（地仓、大迎），候口齿病变手太阴肺经动脉（寸口），候肺手少阴心经动脉（神门），候心手阳明大肠经动脉（合谷），候胸中足厥阴肝经动脉（足五里、妇女取太冲穴），候肝足太阴脾经动脉（冲阳），候脾，候胃气配足阳明胃经动足少阴肾经动脉（太溪）。

《黄帝内经》："故人有三部，

部有三候；以决死生，以处百病，以调虚实，而除邪疾。"其意思是：人体诊脉的部位有上、中、下三部，每一部又各有天、地、人三候，凭借这三部九候的脉象，可以判断人的生死，诊断疾病，调理虚实盛衰，进而祛除病邪。

古人认为，人与天地相合。三部九候的原理是天地间的大数，从一始到九终。一属阳为天，二属阴为地，人居天地之间，三为人。天、地、人、合而为三，三三为九，从而与地之九野之数相应，九野与人身九脏相合。所以人体中有藏神的脏五个，有形脏四个，一共是九个。若五神脏的精气败绝，于是病人的面色必然晦暗枯槁，就一定会死亡。凭借这三部九候的脉象，可以判断人的生死、诊断疾病、调理虚实盛衰，进而祛除病邪。上部的天，指额两旁动脉搏动处；上部的地，指鼻孔下两旁动脉搏动处；上部的人，指两耳前凹陷中动脉搏动处。中部的天，指手太阴肺经渠穴动脉搏动处；中的部地，指手阳明大肠经合谷穴动脉搏动处；中部的人，指手少阴心经神门穴动脉搏动处。下部的天，指足厥阴经五里穴动脉搏动处，女子取太冲穴；下部的地，指足少阴经太溪穴动脉搏动处；下部的人，

指足太阴经箕门穴动脉搏动处。

三部九候诊脉法，上部的天诊断头部位气血盛衰，上部的地诊断口齿部位气血盛衰，上部的人诊断耳目部位气血盛衰。中部的天诊断肺脏经气盛衰；中部的地诊断胸中气血旺衰，中部的人诊断心脏经气盛衰；下部的天诊断肝脏经气的盛衰，下部的地诊断肾脏经气的盛衰，下部的人诊断脾胃经气的盛衰。诊察九候的异常，就能知道是否有疾病。如果九候中有一脉独小的，有一脉独大的，有一脉独快的，有一脉独慢的，有一脉独滑的，有一脉独涩的，有一脉独沉陷的，这些均是有病。

三部九候的脉象都表现为沉细弦绝，属阴，与冬季相应，因此病人大多在夜半死亡；如果三部九候的脉象，躁动如喘且疾数，属阳，与夏季相应，因而病人大多在日中死亡。如果病人表现为既恶寒又发热，大多在早晨死亡；体内有热或得了热性病，大多在中午死亡；风病大多在晚上死亡；水病大多在半夜死亡。如果脉搏忽疏忽密或忽快忽慢，大多在辰、戌、丑、未四个时辰内死亡。形肉已经瘦脱，虽三部九候的脉象是调和的，仍然也会死亡。虽然七诊脉象出现，但若九

候脉象与四时阴阳变化一致，一般不会死。提及的不死疾病是指风病和妇女的月经病，虽然脉搏与七诊之脉类似，但实质上并不是，所以也不会死亡。如果有七诊病的脉象，九候脉象也败坏了，这是死亡的征兆，且病人必然会呃逆。

通过人迎脉和寸口脉判断经脉病变

《黄帝内经》认为，通过比较人迎脉和寸口脉的变化，可以判断身体中哪条经脉出了问题，从而确定补泻之法。诊脉是判断疾病的重要途径，切寸口是一种常用的方法，但是如果把寸口和人迎脉象进行比较，就可以得出更加确切的结果。

人迎脉的脉象大于寸口脉一倍的，病在足少阳胆经；大一倍且一并出现躁动症状的，病在手少阳三焦经。人迎脉的脉象大于寸口脉两倍的，病在足太阳膀胱经；大两倍且一并出现躁动症状的，病在手太阳小肠经。人迎脉的脉象大于寸口脉三倍的，病在足阳明胃经；大三倍且一并出现躁动症状的，病在手阳明大肠经。人迎脉的脉象大于寸口脉四倍，且脉象跳动剧烈的现象叫"溢阳"，其原因是六阳盛极，而不能与阴气相交，又称为"外格"。

寸口脉大于人迎脉时：寸口脉的脉象大于人迎脉一倍的，病在足厥阴肝经；大一倍且一并出现躁动症状的，病在手厥阴心包经。寸口脉的脉象大于人迎脉两倍的，病在足少阴肾经；大两倍且一并出现躁动症状的，病在手少阴心经。寸口脉的脉象大于人迎脉三倍的，病在足太阴脾经；大三倍且一并出现躁动症状的，病在手太阴肺经。寸口脉的脉象大于人迎脉四倍，且脉象跳动剧烈的现象叫"溢阴"，其原因是六阴盛极，而不能与阳气相交，又称为"内关"，是阴阳表里隔绝的死证。

人迎脉与寸口脉的脉象都比平时大三倍以上的，叫作"阴阳俱溢"，此时阴阳俱盛，若不加以治疗，则血脉闭塞，气血无法流通，盛溢于体内肌肉中，就会导致五脏俱伤。在这种情况下，施用针灸，就可能病上加病，引发其他的病症；人迎脉与寸口脉的脉象都大于

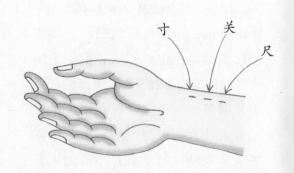

平时四倍以上的，此时阴阳俱盛，互相格拒，叫作"关格"，出现关格之脉象，意味着阴阳不通，患者很快就会死亡。

❀ 从四时脉象判断疾病

《黄帝内经》认为，脉象反映了人的健康程度，而脉象是胃气的外现。所以，如果胃气正常，则人健康；胃气异常，则人发病；如果胃气消失，则人必死。

春季时，如果脉搏从容、柔和、滑利中又有弦象，这是胃气正常的脉象；如果弦象比较突出，从容、柔和、滑利之象不充足，是由于肝脏发生了病变；如果弦象强劲、急促，并且没有从容、滑利、柔和的现象，就是没有胃气的脉象，人就会死亡。春季的脉搏从容、柔和、滑利，并且微弦中又有轻浮之象，到了秋季就容易生病；如果轻浮之象特别突出，不到秋季就会生病。

夏季时，脉搏应当从容、柔和、滑利中又有洪象，这是有胃气的正常脉象；如果洪象比较突出，而从容、柔和、滑利之象不明显，是心脏有病变；如果洪而急促，却失去从容、柔和、滑利之象，就是没有胃气的脉象，这样就会死亡。夏季时，脉搏从容、柔和、滑利，同时洪中又

有沉象，到了冬季时就很容易生病；如果沉象特别突出，不到冬季就会生病。

长夏季节时，脉搏应当从容、柔和、滑利而又平缓，这是有胃气的正常脉象；如果软弱之象比较突出，而从容、柔和、滑利之象不明显，表明脾脏有病变；如果特别软弱，甚至失去了从容、柔和、滑利之象，就是没有胃气的脉象，这样就会死亡。长夏季节时，脉搏从容、柔和、滑利，并且软弱中又有沉象，到了冬季时就容易生病；如果沉象特别突出，不到冬季时就会生病。

秋季时，脉搏应当是从容、柔和、利中又有轻浮之象，这是有胃气的正常脉象；如果轻浮之象比较突出，而从容、柔和、滑利不足，是肺脏有病变；如果只是轻浮而失去从容、柔和、滑利之象，就叫作没有胃气的脉象，这样就会死亡。秋季时，脉搏从容、柔和、滑利，且轻浮中又有弦象，到了春季时就容易生病；如果弦象特别突出，不到春季时就会发病。

冬季时，脉搏应当是从容、柔和、滑利中又有沉象，这是有胃气的正常脉象；如果沉象比较突出，而从容、柔和、滑利不足，是肾有病变；如果只见沉象，但失去从容、柔和、滑利之象，就叫作没有胃气的脉象，这样

就会死亡。冬季时，脉搏从容、柔和、滑利，且沉中又有洪象，到了夏季时就容易生病；如果洪象非常突出，不到夏季就会生病。

从脉象与面色变化来判断疾病

一般疾病，色和脉是相应的。若病程中呈现出的面色是青色，则与它相应的脉象应该是直而长的弦脉；如果出现红色，脉象应该是钩脉；如果出现黄色，脉象应该是代脉；如果出现白色，脉象应该是毛脉；如果出现黑色，脉象应该是石脉。诊察到了面色，却不能切到相应的脉象，反而切到相克的脉象，这表示病危或是死亡；若切到相生之脉，表明即使有病也会很快痊愈。

《黄帝内经》："脉盛，皮热，腹胀，前后不通，闷瞀，此谓五实。脉细，皮寒，气少，泄利前后，饮食不入，此谓五虚。"意思是：脉象盛大，皮肤发热，腹部胀大，大小便不通，目眩烦闷，就是五实证；脉搏细弱，皮肤寒冷，少气不够喘息，大小便泄利，不能进饮食，就是五虚证。

在诊断疾病时，如果能将观察面色与诊脉结合起来，就会减少失误，提高诊断疾病的效率。具体诊

断方法如下：面部出现赤色，脉象急疾而坚实，为气积滞于胸中，时常妨碍饮食，病名为"心痹"，病因是思虑过度，伤了心气，导致邪气乘虚侵袭人体；面部出现白色，脉象疾躁而浮，且出现上部脉虚、中部脉实的现象，病名为"肺痹"，表现为易惊恐，胸中邪气压迫肺而致喘息，病因是外伤寒热，醉后行房；面部出现青色，脉象长而有力，左右弹及手指，病名为"肝痹"，病因是伤于寒湿，与疝气的病理相同，表现出的症状还有腰痛、脚冷、头痛等；面部出现黄色，脉象大而虚，为气积滞于腹中，病人自觉腹中有气上逆，病名为"厥疝"，女子也会发生这种情况，病因是四肢过度劳累，出汗后受风侵袭；面部出现黑色，脉象坚实而大，为邪气积聚

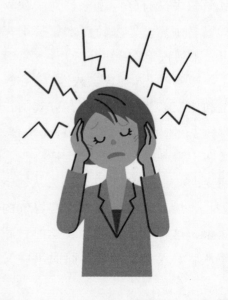

在小腹与前阴的部位，病名为"肾痹"。病因是用冷水沐浴后就入睡，受寒湿之气侵袭。一般来说，正常面色都微带黄色，这是脾土之气的表现。如果面黄目青，或面黄目红，或面黄目白，或面黄目黑，均为不死的征象；如果面青目赤、面赤目白、面青目黑、面黑目白、面赤目青的，表明脾胃之气已绝，是死亡的征象。

从五脏脉象诊察疾病

五脏各有其正常的脉象表现形式，当五脏中的任何一脏发生病变时，都会在脉象上表现出来，《黄帝内经》中以形象的比喻对其进行了说明。正常的心脏脉象，就像一颗颗连续不断滚动的圆珠，圆滑往来，如同抚摩琅玕一样，这就说明心脏功能是正常的。夏季是以胃气为根本的，心脏的病脉，脉搏急促相连，就像喘气一样，并有微曲之象，这是心脏有病变。心脏的死脉，脉搏前曲后居，如同手持带钩一样，这是心脏死亡之象。肺的正常脉象，脉搏轻虚而浮，就像榆叶飘落一样，这样肺功能是正常的。秋季是以肺气为根本的，肺的病脉，脉搏不上不下，就像鸡的羽毛一样，中间是空的两边是实的，这说明肺有病变；肺的死脉，脉搏轻浮，就像风吹细

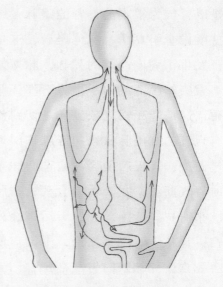

毛一样，这是肺死亡之象。肝的正常脉象，就像手握长竿的末梢，软弱而长，这说明肝功能很正常。春季是以肝气为根本的，肝的病脉，脉搏充盈滑利，就像高举一根长竹竿的末梢，这是肝发生病变；肝的死脉，脉搏弦硬劲急，就像张开的弓弦，这是肝死亡之象。脾的正常脉象，脉搏从容、和缓、均匀，像鸡脚踏地，这说明脾功能很正常。长夏季节是以脾气为根本的，脾脏的病脉，脉搏坚实、充实且急促，就像鸡迅速地提脚，这说明脾发生病变；脾的死脉，脉搏尖锐而硬，就像乌鸦的嘴，像鸟的爪子，像屋漏时水滴落，像水流逝，这是脾死亡之象。肾的正常脉象，脉搏圆滑流利又有回曲之象，按时有种坚实之感，说明肾功能是正常的。冬季

是以肾气为根本的，肾的病脉，脉搏就像牵引葛藤，脉体坚硬，这是肾发生了病变；肾的死脉，脉搏如绳索突然脱落或如手指弹石那样坚硬，这是肾死亡之象。凡是切到没有胃气的真脏脉象，如肝脉来时胃气断绝，八天后便会死亡；心脉来时胃气断绝，九天后便会死亡；肺脉来时胃气断绝，十二天后就会死亡；肾脉来时胃气断绝，七天后便会死亡；脾脉来时胃气断绝，四天后便会死亡。

从脉象推断人的死亡日期

脾脉、肺脉搏动都劲急有力而失柔和，大约在二十天后的半夜死亡；心脉、肾脉搏动都劲急有力而失柔和，大约在十三天后的傍晚死亡；肝脉、心包络脉搏动都劲急有力而失柔和，大约在十天后死亡；膀胱脉、小肠脉搏动都劲急有力而失柔和，大约再过三天就会死亡；脾脉、肺脉、膀胱脉、小肠脉搏动都劲急有力而失柔和，则心腹胀满至极，大小便不通，大约五天后死亡；胃脉、大肠脉搏动都劲急有力而失柔和，且患有温性病的，已经无法治疗，不超过十天就会死亡。

诊断疾病要"十度"

诊断疾病要"十度"（度：通过诊断确定病位），本书只提到其中五度，不管是十度还是五度，都是要求对患者的病情进行全面了解和把握，以求对疾病做出正确的诊断。"度君"考察人的社会地位，找出生活环境对人发病的影响；"度民"考察人的富贵变化，找出引起身体发病的缘由；"度卿"考察人的社会地位变化，找出引起疾病发生的原因；"度阴"阳气诊察脏腑表里阴阳之气确定病之所在；"度筋"诊察三阴三阳之筋是否有病变；"度脉"诊察脉象的阴阳与天地四时之气是否相合；"度脏"诊察五脏之奇恒逆从；"度肉"诊察人的形与气是否相合；"度俞"诊察俞穴以考察脏腑和各经脉气血；"度上"下考察天地之气的变化，确定发病的原因。

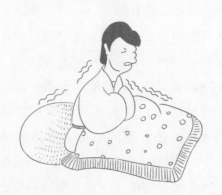

第七章 经络存在的意义

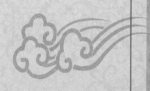

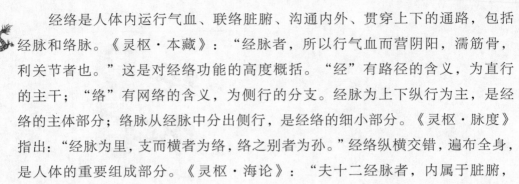

　　经络是人体内运行气血、联络脏腑、沟通内外、贯穿上下的通路，包括经脉和络脉。《灵枢·本藏》："经脉者，所以行气血而营阴阳，濡筋骨，利关节者也。"这是对经络功能的高度概括。"经"有路径的含义，为直行的主干；"络"有网络的含义，为侧行的分支。经脉为上下纵行为主，是经络的主体部分；络脉从经脉中分出侧行，是经络的细小部分。《灵枢·脉度》指出："经脉为里，支而横者为络，络之别者为孙。"经络纵横交错，遍布全身，是人体的重要组成部分。《灵枢·海论》："夫十二经脉者，内属于脏腑，外络于枝节。"

　　经络学说是阐述人体经络系统的循行分布、生理功能、病理变化及其与脏腑相互关系的理论体系，是中医理论的重要组成部分，对中医临床各科，尤其是针灸临床实践，具有重要的指导作用。

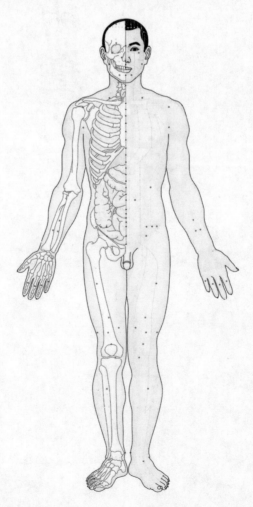

经络系统的构成与意义

　　人体经络系统，是由经脉、络脉、经筋、皮部、脏腑五个部分组成，其中以经络和脉络为主，对内连属于脏腑，对外连属于皮肤，如《灵枢》中所说："内属于脏腑，外络于肢节。"经脉是经络的主干，分为正经与奇经两大部分。正经共十二条，即手、足三阴经，手、足三阳经，合称为"十二经脉"。十二经脉各自均有一定的起止、一定的循行部位与交接顺序，在肢体的走向上也有一定的规律，与脏腑有直接的络属关系，是人体气血循行的主要通道。奇经共八条，即督脉、任脉、冲脉、带脉、阴跷脉、阳跷脉、阴维脉、阳维脉，合称为"奇经八脉"。与正经不同的是，奇经主要具有统率、联络和调节十二经脉的作用，正如《圣济总论》所说："脉有奇常，十二经者常脉也，奇经八脉则不拘于常，故谓之奇经。盖言人之气血常行于十二经脉，其诸经满溢则流入奇经焉。"十二经别，是从十二经脉分出的较大的分支，分别起于四肢，循行于体腔脏腑深部，上出于颈项浅部。其中阴经之经别从本经中别出，循行于体内，并与经阳之别经相合，起到加强十二经脉中相为表里的两经之间的联系的作用，并能到达某些正经无法循行到的部位与器官，以补

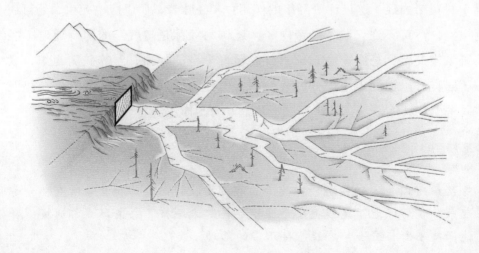

充正经的不足。络脉是经脉的分支,大多数没有一定的循行路径。络脉又分为别络、浮络、孙络三种。别络是较大的分支,十二正经与任督二脉的别络、脾之大络合称为"十五别络",其主要功能是加强相为表里的两条经脉之间的联系。浮络是循行于人体浅表部位即皮肤表面而常浮现的络脉,孙络则是最小的络脉。经筋和皮部是十二经脉与筋肉和皮肤的连属部分,经络学认为经筋是十二经脉之气"结、聚、散、络"于筋肉、关节的体系,具有连接四肢百骸、主司关节运动的作用。而全身的皮肤,是十二经脉的功能活动反映于体表的部分,所以全身的皮肤也可以分为十二个部分,与十二经络对应,称之为"十二皮部"。

《黄帝内经》成书标志着经络学理论体系基本形成。该书总结了在此之前的医学理论和治疗经验,为经络学乃至整个中医理论体系奠定了基础。《黄帝内经》包括《素问》《灵枢》两篇,共162篇,其中许多篇章对经络有详细记载:阐述了十二正经的循行路线及脏腑络属关系;阐述了经脉与脏腑的联系及其相应病症,指出各经脉主要经穴的主治作用;论述了经别、别络、经筋、皮肤的分布状况和作用;分散记述了奇经八脉中六脉的分布和功能;阐述了标本、根结、根、溜、注、入、本腧、气街、四海、关和枢、营气流注等古典经络理论;提出了全身腧穴总数360个,实际记载160个,如《灵枢·本输》记载十一经脉五腧穴共55个,全部向心排列;并定出人体骨骼部位的骨度分寸;阐述了经气各种成分的概念、运行情况及其作用;记载了基本针具及其使用方法、注意事项。

《黄帝内经》这样评价经络的作用:"经脉者,所以能决死生,处百病,调虚实,不可不通。"《黄帝内经》还认为经脉是"气"的运行通道。经络系统纵横交错,遍布全身,它不仅能运行全身的气血,营养脏腑组织,联络脏腑器官,以沟通上下内外,还能感应传导信息以调节人体各部分技能使之协调平衡。具体说来,经络有以下几个方面的作用。

◎联系全身

经络可以把人的内脏、四肢、五官、皮肤、肉、筋和骨等所有部分都联系起来,就好像地下缆线把整个城市连接起来一样。每条路线都通畅,身体才能保持平衡与统一,才能维持正常的活动。

◎运行气血

天然气需要用管道输送到各个地方，同样，气血也要通过经络输送到身体各处，滋润全身上下内外。每个人的生命都要依赖气血维持，经络就是气血运行的通道。只有通过经络系统把气血等营养输送到全身，人才能有正常的生理活动。

◎调节气血

人的潜力很大，我们的肝脏只有1/3在工作，心脏只有1/7在工作。如果它们出现问题，我们首先要做的是激发、引导身体的潜能。按照中医理论，内脏跟经络的气血是相通的，内脏出现问题，可以通过刺激经络和体表的穴位调整。这也是针灸、按摩、气功等方法可以治疗内科病的原因。

◎人体屏障

外部疾病侵犯人体往往是从表面开始，再慢慢向里发展，也就是先从皮肤开始。经络向外与皮肤相连，可以运行气血到表面的皮肤，好像砖瓦一样垒成坚固的城墙，当外敌入侵时，经络率先发挥其抵御外邪、保卫机体的屏障作用。疾病也有从内生的，"病由口入"就是因为吃了不干净的东西，使体内的气血不正常，从而产生疾病。这种"内生病"首先表现为内脏的气血不正常，再通过经络反映在相应的穴位上。所以，经络穴位还可以反映人内在的毛病，中医管这叫"以表知里"。

我们还可以利用经络调养身体。人爱生病就是因为不注意保养自己的经络，所有不良的生活习惯，就像给经络加上了电阻。经络的作用能否发挥，说到底，还取决于我们能否科学有效地利用它。通过按摩经络，我们可以做到以下几点：

预防疾病。中医有句话讲"诸病于内，必形于外"。人的各种器官每时每刻都在运行变化着，经络是人身体的活地图，像一张大网把身体的各个部分都包括其中了，所以身体哪里有病，这张网上就会有相应的"铃铛"响起来向我们报警求救。如果我们能够关注经络，重视这些信号，我们只要查看一下是哪条经的铃铛在响，就可以知道是哪个脏腑器官出了问题，也就能够及早地预防和治疗疾病，从而减少疾病对我们身体的威胁，保证我们的身体健康和正常生活。人体经络的每一个穴位都是灵丹妙药。我们不仅可以通过穴位获取疾病的信息，还可以调动身体的这些大药来治疗疾病。疾病在危害人体之前会有一段时间的潜伏过程，也就是中医所说的潜证阶段。潜证是疾病的早期阶段，在这个时期，疾病的苗头刚冒出来，很容易根除。但也正是这个潜证阶段，人的异常感觉很不明显，到医院又检查不出什么结果，所以往往被人们忽视，但中医却能通过切诊诊断出来。中医有"上工治未病"之说，即高明的医生能在病发前就治愈它。讳疾忌医的故事，就很好地说明了这点。我们说的预防疾病，很多时候就是治这种潜证。因此，经常按揉经络和穴位就显得特别重要，因为疾病在潜证阶段（潜伏期）是最容易治愈的，这就是"病向浅中医"的道理。如果每天坚持花几分钟按揉相应的穴位，使经络畅通，就算不知道自己的身体正在酝酿哪一种疾病，也许在无意间就把它消于无形了。所以健康是从日常生活中的一点一滴做起的，只要每天关注经络，抽一点时间来维护自己的身体，使体内垃圾和毒素及时排出，我们自然就能保持健康。

诊断疾病。经络是身体的一个通道，能通内达外，在人体功能失调的时候又是疾病转变的途径。所以人在生病时，常常能够发现在经络走行上，或在经气聚集的某些穴位上，有明显的压痛、突起、凹陷、结节，以及皮肤弛缓等变化，比如沿着经络循行路线出现的红线、白线、疹子、汗毛竖起等现象，这些都可以帮助我们诊断疾病。比如得了肠炎的人，胃经的上巨虚穴大多有压痛；长期消化不良的人，可在脾俞穴发现异常变化。不止这些，穴位的温度、电阻、对冷热感知度的变化，都可以用来诊断疾病，当然这些需要高科技的工具，我们平时用不着。有些疾病在经络上的反应比医院仪器测量出来的还可靠，因为人体感觉不舒服到医院不一定就能检查出来问题。所以，我们平时如果多刺激感觉异常的穴位，就可以在疾病的初期控制它，使其消于无形之中。

治疗疾病。通过经络治疗疾病最直接的方法就是针灸按摩，通过刺激体表皮肤的某些穴位，以疏通经气，调节人体脏腑的气血功能。例如，胃疼针灸或按摩足三里穴，牙疼针灸或按摩合谷穴，呃逆点按攒竹穴等。我们的身体经常会有一些不舒服的时候，有时不知道是什么原因引起的，也没有严重到非去看医生的地步。例如头疼，如果不去管它，也许一天或半天也会好，但是这一天或半天我们会很痛苦，影响工作和心情。其实这种小毛病通过刺激经络穴位就可以很快得到缓解，而且操作很简单，按压或者按揉穴位几分钟就行，关键是要找对地方，知道要按压哪里、怎么去按。经络看起来很玄、很深奥，其实我们只要掌握一些技巧，它就会变得简单、实用。

经络养生。经络养生也要讲究阴阳，那些跟脏直接相连、与脏有直接关系的经称为阴经，与腑直接相连、有密切关系的经称为阳经。如同阳气所代表的一样，阳经在人体中也代表着那些积极的、向上的因素，主要分布在人体的外侧，起着护卫人体的作用；阴经则分布在四肢的内侧，代表着较阴暗的层面。但是只有阴阳二气相互作用才会有万物的生长，无论阴气还是阳气，任何一种失衡都会引起人体的不适，因此经络养生要保持人体阴阳二气的平衡。

中医将人体气血循环比作水流，用以阐明十二经脉气血的流注过程。流注，从字面上是流动转注，比喻自然界江河湖海水流的汇合和往返不息。流注于经脉的气血有盛有衰，中医把每天分成十二时辰，一个时辰分配一经，在对应时辰敲对应的经络，要注意做以下的事情来保养经络。如三焦经旺于21:00～23:00，这时候须保持心境平静，才能有利于三焦经的气血流注；胆经当令（23:00～1:00），这时要进入熟睡状态，利于骨髓造血；肝经当令（1:00～3:00），此时是修复肝脏的最佳的时段；肺经当令（3:00～5:00），此时是呼吸状态的最佳时候，而4：00时，脉搏最弱；大肠经当令（5:00～7:00），这时要起床喝水，大肠蠕动旺盛，适合吃早餐；胃经当令（7:00～9:00），胃最活跃，此时一定要吃早餐，每天这时敲胃经最好，启动人体的发电系统；脾经当令（9:00～11:00），此时要喝至少6杯水，慢慢饮，让脾脏处于最活跃的状态；心经当令（11:00～13:00），此时要保持心情舒畅，应适当休息和午睡；小肠经当令（13:00～15:00），此时是小肠最为活跃的时候，所以午餐应在下午1时前吃。

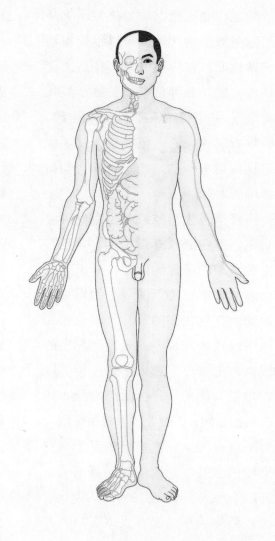

十二正经与脏腑的联系

手太阴肺经

《灵枢·经脉》："肺手太阴之脉，起于中焦，下络大肠，还循胃口，上膈属肺，从肺系横出腋下，下循臑内，行少阴、心主之前，下肘中，循臂内上骨下廉，入寸口，上鱼，循鱼际，出大指之端。其支者，从腕后，直出次指内廉，出其端。"

手太阴肺经，起于中焦，向下联络大肠，回绕过来沿着胃的上口，向上通过横膈，归属于肺脏，从"肺系"（指气管、喉咙部）横行于侧胸上部浅出体表（中府），向下沿上臂内侧，行于手少阴心经及手厥阴心包经之桡侧，向下直达肘窝中，沿着前臂内侧，到腕后桡骨茎突的内侧缘，进入寸口，经过鱼际，着鱼际的边缘，出拇指桡侧端的少商穴。其支脉，从腕后桡骨茎突的上方列缺穴分出，直沿着食指内侧前行出其尖端（商阳穴），与手阳明大肠经相连接。

外邪侵犯本经而发生的病变，为肺部气膨胀满，咳嗽气喘，缺盆部疼痛，在咳嗽剧烈的时候，病人常常会交叉双臂按住胸前，并感到眼花目眩、视物不清。

彩色图解黄帝内经

本经所主的肺脏发生病变，可见咳嗽、呼吸迫促、喘声粗急、心中烦乱、胸部满闷、上臂部内侧前缘疼痛、厥冷或掌心发热。本经经气有余时，就会出现肩背部遇风寒而疼痛，自汗出而易感风邪，以及小便次数增多而尿量减少等症状；本经气虚，可见肩背疼痛、气短、小便颜色不正常等症状。常见疾病主要有呼吸系统疾病，如慢性支气管炎、咳嗽、胸痛、气喘、咯血等；五官疾病，如鼻渊、鼻衄等；经脉所经过部位的疾病，如掌心热、上肢前外侧缘疼痛。

治疗上面这些病症时，属于经气亢盛的就要用泻法，属于经气不足的就要用补法；属于热证的就要用速针法，属于寒证的就要用留针法；属于阳气内衰以致脉道虚陷不起的就要用灸法；既不属于经气亢盛，也不属于经气虚弱，而仅仅只是经气运行失调的，就要用本经所属的腧穴来调治。本经气盛，寸口脉比人迎脉大三倍；而属于本经经气虚弱的，其寸口脉的脉象反而会比人迎脉的脉象小。

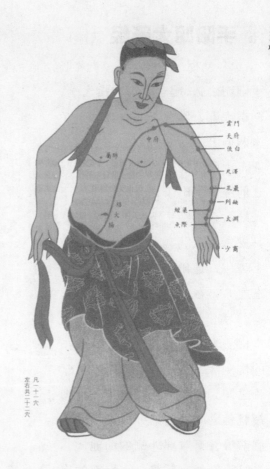

肺经腧穴歌

手太阴肺十一穴，中府云门天府诀，
侠白尺泽孔最存，列缺经渠太渊涉，
鱼际拇指白肉际，抵指少商如韭叶。

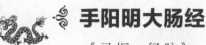

手阳明大肠经

彩色图解黄帝内经

《灵枢·经脉》："大肠手阳明之脉,起于大指次指之端,循指上廉,出合谷两骨之间,上入两筋之中,循臂上廉,入肘外廉,上臑外前廉,上肩,出髃骨之前廉,上出于柱骨之会上,下入缺盆,络肺,下膈,属大肠。其支者,从缺盆上颈,贯颊,入下齿中;还出夹口,交人中——左之右,右之左,上挟鼻孔。"

手阳明大肠经,起始于食指桡侧末端的商阳穴,沿着食指的桡侧缘,向上经过第一、二掌骨之间,进入伸拇长肌腱和伸拇短肌腱之间的凹陷处,沿前臂外侧前缘,至肘部外侧的曲池穴,再沿上臂外侧前缘,至肩部的肩髃穴,沿肩峰前沿,向后到第七颈椎棘突下的大椎穴,复折行向前下方进入锁骨上窝,联络肺脏,向下通过横膈,归属于大肠。其

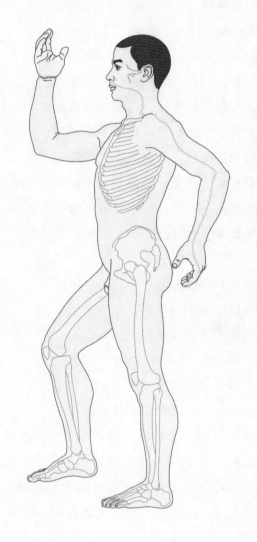

支脉,由锁骨上窝上行颈部,贯穿面颊,进入下齿中,回绕至上唇,交叉于人中,左脉向右,右脉向左,上行至鼻翼两旁之迎香穴,与足阳明胃经相连接。

由于外邪侵犯本经而发生的病变,为牙齿疼痛、颈部肿大。手阳明大肠经上的腧穴主治津液不足的疾病,其症状是眼睛发黄、口中干燥、鼻塞或流鼻血、喉头肿痛以致气闭、肩前与上臂疼痛、食指疼痛而不能活动。气有余的实证,为在本经脉循行所过的部位上发热而肿;本经经气不足时,就会出现发冷颤抖、不易恢复温暖等病象。常见疾病有上呼吸道感染,如感冒、发热、咳嗽、头痛等;头面五官疾病,如面部痉挛、面瘫、三叉神经痛、甲状腺肿

大、颈部淋巴结肿大、耳鸣、耳聋、鼻窦炎等；过敏性皮肤病，如皮肤瘙痒、荨麻疹等；经脉所经过部位的疾病，如手指、手背肿痛，肘、肩疼痛等。

　　这些病症，属实证的就用泻法，属虚证的就用补法；属热证的就用速刺法，属寒证的就用留针法；脉虚陷的就用灸法，不实不虚的从本经取治。属于本经经气亢盛的，其人迎脉的脉象要比寸口脉的脉象大三倍；而属于本经经气虚弱的，其人迎脉的脉象反而会比寸口脉的脉象小。

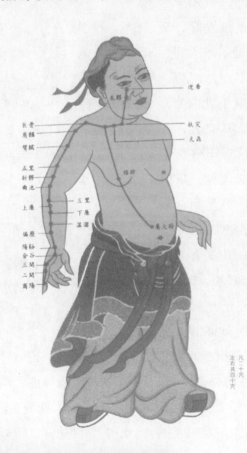

手阳明大肠经腧穴歌

二十大肠起商阳，二间三间合谷藏，
阳溪偏历温溜济，下廉上廉三里长，
曲池肘髎五里近，臂臑肩髃巨骨当，
天鼎扶突禾髎接，鼻旁五分迎香列。

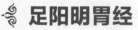

足阳明胃经

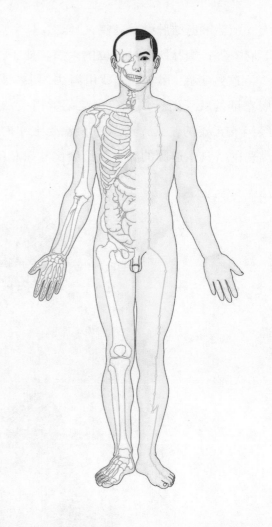

《灵枢·经脉》："胃足阳明之脉，起于鼻之交頞中，旁约太阳之脉，下循鼻外，入上齿中，还出挟口，环唇，下交承浆，却循颐后下廉，出大迎，循颊车，上耳前，过客主人，循发际，至额颅。其支者，从大迎前下人迎，循喉咙，入缺盆，下膈，属胃，络脾。其直者，从缺盆下乳内廉，下夹脐，入气街中。其支者，起于胃口，下循腹里，下至气街中而合。以下髀关，抵伏兔，下膝膑中，下循胫外廉，下足跗，入中指内间。其支者，下膝三寸而别，下入中指外间。其支者，别跗上，入大指间，出其端。"

足阳明胃经，起于鼻翼旁之迎香穴，夹鼻上行到鼻根部，入目内眦，与足太阳经脉交会于睛明穴，向下沿着鼻柱的外侧，进入上齿中，环绕口唇，向下交会于颏唇沟任脉的承浆穴，再向后沿着口腮后下方，出于下颌大迎处，沿着下倾角颊车穴，上行到耳前，经过足少阳经的上关穴，沿着鬓发边际，而至前额上部。其支脉，从大迎前向下经过人迎穴；沿喉咙，进入锁骨上窝的缺盆穴，向下通过横膈，归属于胃，联络脾脏；其直行的脉，由缺盆穴向下，经过乳头，夹脐旁，进入腹股沟中央的气街处；其腹内又一支脉，起于胃的下口幽门部位，向下沿腹腔内，到腹股沟中央的气街处，与主干相会合，再由此下行至髀关穴，直抵伏兔部，过膝部的犊鼻穴，沿胫骨外侧前缘，下经足跗，到达足第二趾外侧端的厉兑穴。另有一条支脉，从膝下3寸处之足三里穴分出，下行至足中趾外侧；其又一条支脉，从足跗上冲阳穴分出，进入足大趾内侧端的隐白穴，与足太阴脾经相连接。

由于外邪侵犯本经而发生的病变，为寒战、好呻吟、频频打哈欠、额部暗黑。

病发时会有厌恶见人和火光，听到击木的声音就会惊怕，心跳不安，喜欢关闭门窗独居室内等症状；甚至会登高唱歌，脱掉衣服乱跑，且有肠鸣腹胀，这叫"骭厥"。本经气盛，胸腹部发热，胃热盛则消谷而容易饥饿，小便色黄；本经经气不足时，就会出现胸腹部发冷而战栗。若胃中阳虚有寒，以致运化无力，水谷停滞中焦，就会出现胀满的病象。常见疾病主要有胃下垂、肠麻痹、胃肠神经官能症等；头面五官疾病，如头痛、面部神经麻痹、牙痛、腮腺炎等。脉循行所经过部位疾病，如胸痛、膝关节痛、下肢痿痹、偏瘫等；其他疾病，如神经衰弱、身体虚弱、乳腺发炎。

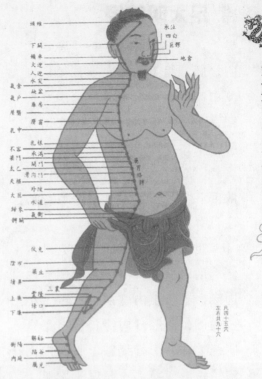

足阳明胃经腧穴歌

四十五穴足阳明，承泣四白巨髎经，
地仓大迎下颊车，下关头维对人迎，
水突气舍连缺盆，气户库房屋翳寻，
膺窗乳中下乳根，不容承满与梁门，
关门太乙滑肉门，天枢外陵大巨存，
水道归来气冲次，髀关伏兔走阴市，
梁丘犊鼻足三里，上巨虚连条口行，
下巨虚下有丰隆，解溪冲阳陷谷同，
内庭厉兑阳明穴，大指次指之端终。

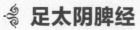

足太阴脾经

《灵枢·经脉》："脾足太阴之脉，起于大趾之端，循指内侧白肉际，过核骨后，上内踝前廉，上踹内，循胫骨后，交出厥阴之前，上膝股内前廉，入腹，属脾，络胃，上膈，挟咽，连舌本，散舌下。其支者，复从胃，别上膈，注心中。"

足太阴脾经，起于足大趾内侧端的隐白穴，沿大趾内侧赤白肉际，上行至内踝前面，再上小腿内侧，沿胫骨内缘，交出足厥阴经之前，上行经膝、股部内侧前缘，进入腹部，归属于脾脏，联络胃，向上通过横膈，沿着食管的旁边，联系舌根，散布于舌。其支脉，再由胃分出，向上通过横膈，流注于心中，与手少阴心经相连接。

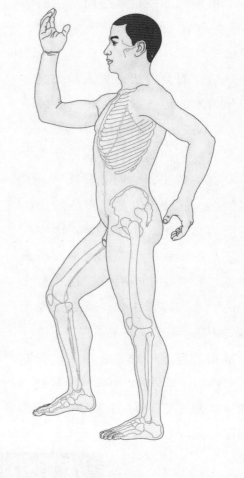

由于外邪侵犯本经而发生的病变，为舌根运动不柔和、食后就呕吐、胃脘部疼痛、腹胀、经常嗳气，排出大便或矢气后，就觉得轻松如病减轻一样，但全身仍感觉沉重。足太阴脾经上的腧穴主治脾脏所发生的疾病，在舌根疼痛、身体不能动摇、饮食不下、心烦、心下掣引作痛、大便稀薄或下痢、小便不通、黄疸、不能安卧、勉强站立时就会出现股膝内侧经脉所过之处肿胀而厥冷的病象，还有拇指不能活动等症状。常见疾病主要有：消化系统疾病，如消化不良、肠麻痹、腹泻、便秘、胃肠功能紊乱等；泌尿生殖系统疾病，如女性月经不调、闭经、痛经、盆腔炎等，男性前列腺炎、遗精、阳痿等；经脉循行所经过部位疾病，如下肢瘫痪、风湿性关节炎等。

这些病证，属实症的就用泻法，属虚证的就用补法；属热证的就用速刺法，属寒证的就用留针法；脉虚陷的就用灸法；既不属于经气亢盛，也不属于经气虚弱，而仅仅只是经气运行失调的，就要用本经所属的腧穴来调治。本经气盛，寸口脉比人迎脉大三倍。

足太阴脾经腧穴歌

二十一穴脾中州，隐白在足大趾头，
大都太白公孙盛，商丘直上三阴交，
漏谷地机阴陵泉，血海箕门冲门前，
府舍腹结大横上，腹哀食窦天溪候，
胸乡周荣大包上，从足经腹向胸走。

☙ 手少阴心经

《灵枢·经脉》："心手少阴之脉，起于心中，出属心系，下膈，络小肠。其支者：从心系，上夹咽，系目系。其直者：复从心系，却上肺，下出腋下，下循臑内后廉，行太阴、心主之后，下肘内，循臂内后廉，抵掌后锐骨之端，入掌内后廉，循小指之内，出其端。"

手少阴心经，起始于心脏，出属于"心系"，向下通过横膈，联络小肠。其支脉，从心系分出，夹食管上行，连于目系。其直行的脉，从心系上行于肺部，再向下出于腋

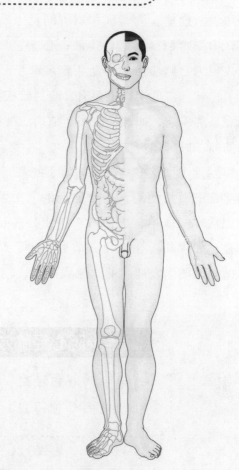

窝部之极泉穴，沿上臂内侧后缘，行于手太阴肺经和手厥阴心包经的后面，到达肘窝，沿前臂内侧后缘，至掌后豌豆骨部，进入掌内，沿着小指的桡侧，至末端之少冲穴，与手太阳小肠经相连接。

手少阴心经之经气发生异常的变动，就会出现咽喉干燥、头痛、口渴而想要喝水等症状，这叫"臂厥"。本经所主的心脏发生病变为眼睛发黄、胁肋胀满疼痛、臂和下臂内侧后缘疼痛、厥冷、掌心热痛等。心脏病的表现为胸中疼痛、两胁胀满、疼痛、胸背部和肩胛间及两臂内侧疼痛，这是心实证；心虚证表现为：胸腹胀大、胁下与腰部牵引疼痛。常见疾病主要有：心血管疾病，如心跳过快、心跳过缓、心绞痛；神经系统疾病，如神经衰弱、癔病、神经分裂症、癫痫；经脉循行经过部位，如肋痛、肘臂痛等。

治疗上面这些病症时，属于经气亢盛的就要用泻法，属虚证的就用补法；属热证的就用速刺法，属寒证的就用留针法；脉虚陷的就用灸法，不实不虚的则从本经取治。虚证取手少阴心经及手太阳小肠经穴位针刺，并针刺舌下出血；如疾病发生变化，取委中穴针刺出血。属于本经经气亢盛的，其寸口脉的脉象要比人迎脉的脉象大两倍；气虚，寸口脉反小于人迎脉。

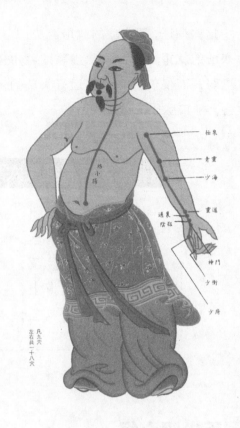

极泉
青灵
少海
灵道
通里
阴郄
神门
少冲
少府

凡九穴
左右共一八穴

手少阴心经腧穴歌

手少阴心起极泉，青灵少海灵道全，
通里阴郄神门穴，少府少冲小指接。

手太阳小肠经

《灵枢·经脉》："小肠手太
阳之脉，起于小指之端，循手外侧
上腕，出踝中，直上循臂骨下廉，
出肘内侧两骨之间，上循臑外后廉，
出肩解，绕肩胛，交肩上，入缺盆，
络心，循咽下膈，抵胃，属小肠。
其支者：从缺盆循颈上颊，至目锐
眦，却入耳中。其支者：别颊上，
抵鼻，至目内眦，斜络于颧。"

手太阳小肠经，起始于手小
指尺侧端的少泽穴，沿手掌尺侧缘
至腕部，出于尺骨茎突，直上沿前
臂后缘，到肘部尺骨鹰嘴和肱骨内
上髁之间，沿上臂外侧后缘，出行
于肩关节，绕行肩胛部，交会于第
七颈椎棘突下之大椎穴，再向前进
入锁骨上曲垣窝，深入体腔，联络
心脏，沿着食管，通过横膈，到达
胃部，归属于小肠。其上行的支脉，

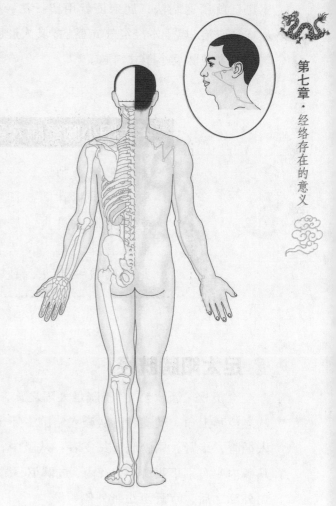

从锁骨上窝出来，沿着颈部，向上到达面颊部，至目外眦，转入耳中。另一
条支脉，从面颊部分出，上行经过于目眶下缘之颧髎穴，抵于鼻旁，至目内
眦睛明穴，与足太阳膀胱经相连接。

由于外邪侵犯本经所发生的病变，为咽喉疼痛，颌部肿，头项难以转侧
回顾，肩痛如被扯拔，臂痛如被折断。小肠经络经功能失常，则出现耳聋，
眼睛发黄，颊肿，颈、颌、肩、臑、肘、臂后侧疼痛等症状。人迎脉的脉象
大于寸口脉两倍的，且一并出现躁动症状的，病在手太阳小肠经。常见疾病
主要有：头面五官疾病，如耳聋、中耳炎、腮腺炎、扁桃体炎、目疾等；经
脉循行经过部位疾病，如肩背疼痛、肘背疼痛等。

治疗上面这些病症时，属于经气亢盛的就用泻法，属虚证的就用补法；

属热证就用速刺法，属寒证就用留针法；脉虚陷的就用灸法，不实不虚的则从本经取治。属于本经经气亢盛的，其人迎脉的脉象要比寸口脉的脉象大两倍；气虚，人迎脉反小于寸口脉。

手太阳小肠经腧穴歌

手太阳经小肠穴，少泽先行小指末，
前谷后溪腕骨间，阳谷须同养老列，
支正小海上肩贞，臑俞天宗秉风合，
曲垣肩外复肩中，天窗循次上天容，
此经穴数一十九，还有颧髎入听宫。

❧ 足太阳膀胱经

《灵枢·经脉》："膀胱足太阳之脉，起于目内眦，上额，交巅。其支者：从巅至耳上角。其支者：从巅入络脑，还出别下项，循肩髆内，夹脊抵腰中，入循膂，络肾，属膀胱。其支者：从腰中，下夹脊，贯臀，入腘中。其支者：从髆内左右别下贯胛，夹脊内，过髀枢，循髀外后廉下合腘中——以下贯踹内，出外踝之后，京骨至小趾外侧。"

足太阳膀胱经，起始于目内眦的睛明穴，上额，交会于头顶部之百会穴。其支脉，从头顶横行至耳上角。其直行的脉，从头顶入里联络于脑，经脉从脑后浅出左右分开下行项后，沿着肩胛部内侧，脊柱两旁，到达腰部，从脊旁肌肉深入体腔，联络肾脏，归属于膀胱。另一支脉，从腰分出，夹脊下行，通过臀部，进入腘窝中；又一支脉，自项向下，从肩髆内左右分别下行，穿过肩胛内缘，沿脊侧下行至秩边穴，通过股骨大转子部，沿着大腿外侧的后面，与腰部下来的支脉在腘窝中相会合。然后下行穿过腓肠肌，出于外踝的后面，沿着足跗外侧缘，至足小趾外侧端之至阴穴，与足少阴肾经相连接。

由于外邪侵犯本经所发生的病变，为气上冲而头痛、眼球疼痛像脱出似的、项部疼痛像被扯拔、脊背疼痛、腰痛像被折断、大腿不能屈伸、腘窝部像被捆绑而不能随意运动、小腿肚疼痛如裂，这叫"踝厥"。足太阳膀胱经上的腧穴主治筋所发生的疾病，如痔疮、疟疾、狂病、癫病，囟门部与颈部疼痛，眼睛发黄，流泪，鼻塞或鼻出血，项、背、腰、尻、腘、小腿肚、脚等部位都发生疼痛，足小趾不能活动。常见疾病主要有：心血管系统疾病，如心跳过快、心跳过慢、心绞痛；呼吸系统疾病，如感冒、肺炎、支疾病；消化系统疾病，如肠炎、痢疾、胃炎、消化不良、溃疡、胃下垂胆绞痛、胆囊炎、肝炎等；泌尿生殖系统疾病，如遗精、遗尿、阳痿、闭经、痛经、月经不调、肾炎、肾绞痛、盆腔炎、胎位不正等；其他疾病，如癔病、神经衰弱、脱肛、痔疮等；经脉循行所经过部位疾病，如头痛、眼痛、颈背痛、坐骨神经痛、瘫痪、风湿性关节炎等。

　　这些病症，属实证的就用泻法，属虚证的就用补法；属热证的就用速刺法，属寒证的就用留针法；脉虚陷的就用灸法，不实不虚的从本经取治。属于本经经气亢盛的，其人迎脉的脉象要比寸口脉的脉象大两倍；气虚，人迎脉反小于寸口脉。

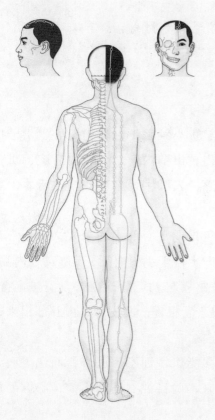

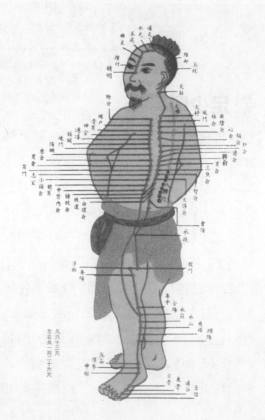

足太阳膀胱经腧穴歌

六十七穴足太阳，睛明目内红肉藏，
攒竹眉冲与曲差，五处一五上承光，
通天络却下玉枕，天柱发际大筋上，
大杼风门肺厥阴，心俞督俞膈俞当，
肝胆脾胃俱挨次，三焦肾俞海大肠，
关元小肠到膀胱，中膂白环寸半量，
上次中下四髎穴，一空一空骶孔藏，
会阳尾骨外边取，附分脊背第二行，
魄户膏肓神堂寓，噫嘻膈关魂门详，
阳纲意舍胃仓随，肓门志室至胞肓，
二十一椎秩边是，承扶臀股纹中央，
殷门浮郄委阳至，委中合阳承筋量，
承山飞扬跗阳继，昆仑仆参申脉堂，
金门京骨束骨跟，通谷至阴小趾旁。

足少阴肾经

《灵枢·经脉》："肾足少阴之脉，起于小趾之下，斜走足心，出于然谷之下，循内踝之后，别入跟中，以上踹内，出腘内廉，上股内后廉，贯脊属肾，络膀胱。其直者：从肾，上贯肝、膈，入肺中，循喉咙，挟舌本。其支者：从肺出，络心，注胸中。"

足少阴肾经，起始于足小趾下端，斜行走向足心部之涌泉穴，出于舟骨粗隆下，沿着内踝的后边，进入足跟中，再向上行于小腿内侧，至腘窝之内侧，上股内侧后缘，向脊柱里面，归属于肾脏，联络膀胱。其直行的脉，从肾脏上行，通过肝脏和横膈，进入肺部，沿着喉咙，夹于舌根部。其支脉，由肺部出来，联络心脏，注入胸中，与手厥阴心包经相连接。

由于外邪侵犯本经所发生的病变，胃虽觉饥饿而不想进食，面色黑而无华，咳吐带血，喘息有声，刚坐下就想起来，两目视物模糊不清，心像悬吊半空而不安。气虚不足的，就常常会有恐惧感，发作时，患者心中怦怦直跳，就好像有人追捕他一样，这叫"骨厥"。本经脉所主的肾脏发生病变，则出现口热、舌干、咽部肿、气上逆、喉咙发干而痛、心内烦扰且痛、黄疸、痢疾、脊背和大腿内侧后缘疼痛、足部痿软而厥冷、好睡或足心发热而痛。常见疾病主要有：泌尿生殖系统疾病，如男子阳痿、遗尿、尿潴留、睾丸炎，女性痛经、胎位不正，肾炎等；五官疾病，如耳聋、耳鸣、牙痛等；其他疾病，如休克、中暑、中风等。

治疗上面这些病症时，属于经气亢盛的就用泻法，属于经气不足的就用补法；属热证的就用速刺法，属寒证的就用留针法；脉虚陷的就用灸法，不实不虚的从本经取治。要使用灸法的患者，应当增加饮食以促进肌肉生长，同时还要进行适当的调养，放松身上束着的带子，披散头发而不必扎紧，从而使全身气血得以舒畅。本经气盛，寸口脉比人迎脉大两倍；而属于本经经气虚弱的，其寸口脉的脉象反而会比人迎脉的脉象小。

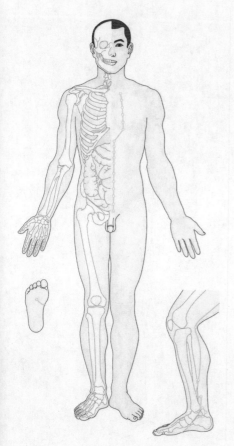

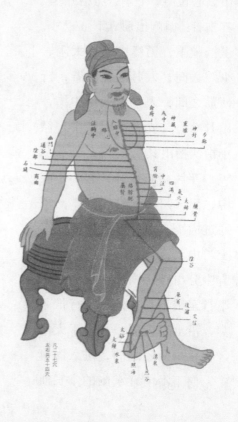

足少阴肾经腧穴歌

少阴经穴二十七，涌泉然谷与太溪，
大钟水泉与照海，复溜交信筑宾实，
阴谷膝内跗骨后，以上从足至膝求，
横骨大赫连气穴，四满中注肓俞脐，
商曲石关阴都密，通谷幽门一寸取，
步廊神封膺灵墟，神藏或中俞府毕。

❧ 手厥阴心包经

《灵枢·经脉》："心主
手厥阴心包络之脉，起于胸中，
出属心包络，下膈，历络三焦。
其支者：循胸出胁，下腋三寸，
上抵腋下，循臑内，行太阴、
少阴之间，入肘中，下臂，行
两筋之间，入掌中，循中指，
出其端。其支者：别掌中，循
小指次指出其端。"

手厥阴心包经，起始于胸
中，出来归属于心包络，向下
通过横膈，由胸至腹依次联络
上、中、下三焦。其支脉，从
胸中分出，经胸部，出于胁，
下行至腋下三寸处，上行抵腋
窝，沿上臂内侧，行于手太阴
经和手少阴经之间，进入肘窝
中，向下沿前臂掌侧的掌长肌

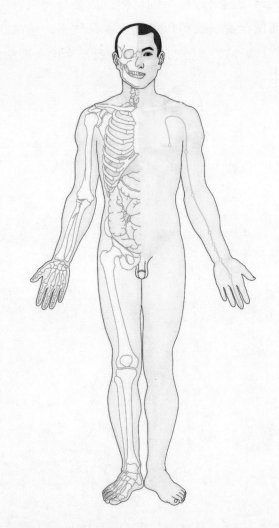

腱与桡侧腕屈肌腱之间，进入手掌中，循中指到指端之中冲穴。又一支脉，从掌中劳宫穴分出，沿无名指尺侧而到达指端关冲穴，与手少阳三焦经相连接。

手厥阴心包经的经气发生异常的变动，就会出现掌心发热、臂肘关节拘挛、腋下肿胀等症状，甚至胸胁胀满、心悸不宁、面赤、眼黄、嬉笑不止等。手厥阴心包经功能失调，其症状是心中烦躁、心痛、掌心发热。常见病症有：心血管疾病，如心跳过快、心跳过慢、心绞痛以及神经官能症等；精神、神经系统疾病，如精神分裂症、神经衰弱、癔病；其他疾病，如胸闷、肘臂痛、掌心热等。

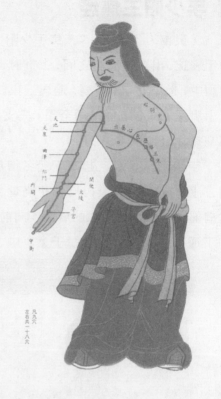

这些病症，属实证就用泻法，属虚证就用补法；属热证就用速刺法，属寒证就用留针法；脉虚陷的就用灸法，不实不虚的从本经取治。属于本经经气亢盛的，其寸口脉的脉象要比人迎脉的脉象大一倍；而属于本经经气虚弱的，其寸口脉的脉象反而会比人迎脉的脉象小。

手厥阴心包经腧穴歌

九穴心包手厥阴，天池天泉曲泽深，
郄门间使内关对，大陵劳宫中冲寻。

手少阳三焦经

《灵枢·经脉》："三焦手少阳之脉，起于小指次指之端，上出两指之间，循手表腕，出臂外两骨之间，上贯肘，循臑外上肩，而交出足少阳之后，入缺盆，布膻中，散络心包，下膈，遍属三焦。其支者：从膻中上出缺盆，上项，系耳后，直上出耳上角，以屈下颊至䪼。其支者：从耳后入耳中，出走耳前，过客主人，前交颊，至目锐眦。"

手少阳三焦经，起始于无名指尺侧端之关冲穴，向上出于第四、五掌骨间，手背到腕部，上行尺骨和桡骨之间，通过肘尖，沿着上臂外侧，向上到达肩部，交出足少阳经的后面，向前进入锁骨上窝，分布于胸中，联络心包，向下通过横膈，依次归属于上、中、下三焦。其支脉，从胸中膻中部向上，

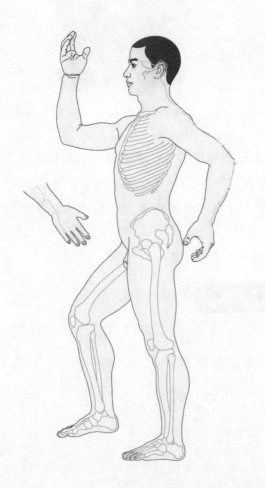

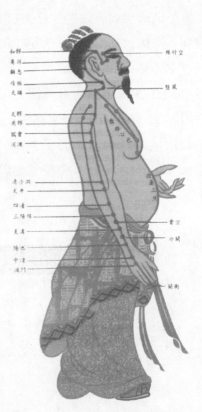

浅出于锁骨上窝行到顶部，沿耳后直上，出于耳上角，然后屈曲向下到达面颊部，直至目眶下。另一条支脉，由耳后之翳风穴进入耳中，复出走向耳前，与前脉相交叉于面颊部，至目外眦之丝竹空穴，与足少阳胆经相连接。

由于外邪侵犯本经所发生的病变，为耳聋、喉咙肿、喉痹。手少阳三焦经上的腧穴主治气所发生的疾病，其症状是自汗出，外眼角疼痛，面颊疼痛，耳后、肩部、上臂、肘部、前臂等部位的外缘处都发生疼痛，无名指不能活动。少阳经脉经气败竭时会出现耳聋，全身许多关节纵弛不收，双眼直视睁大，如受惊的样子，眼珠不转，一天半就会死亡，死前脸上出现青色，后脸色变白而死亡。常见疾病主要有：头面五官部疾病，如面头痛、面神经麻痹、耳鸣、腮腺炎、咽炎、颈部淋巴结肿大等；经脉循行经过部位疾病，如颈项痛、肩背痛、肘臂痛、手背肿痛。

这些病症，属实证就用泻法，属虚证就用补法；属热证就用速刺法，属寒证就用留针法；脉虚陷的就用灸法，不实不虚的则从本经取治。属于本经经气亢盛的，人迎脉的脉象要比寸口脉的脉象大一倍；而属于本经经气虚弱的，其人迎脉的脉象反而会比寸口脉的脉象小。

手少阳三焦经腧穴歌

三焦经穴二十三，关冲液门中渚间，
阳池外关支沟正，会宗三阳四渎长，
天井清冷渊消泺，臑会肩髎天髎堂，
天牖翳风瘈脉青，颅息角孙耳门当，
和髎耳前发际边，丝竹空在眉外藏。

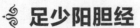

足少阳胆经

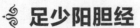

《灵枢·经脉》："胆足少阳之脉，起于目锐眦，上抵头角，下耳后，循颈，行手少阳之前，至肩上，却交出手少阳之后，入缺盆。其支者：从耳后入耳中，出走耳前，至目锐眦后。其支者：别锐眦，下大迎，合于手少阳，抵于頔，下加颊车，下颈，合缺盆，以下胸中，贯膈，络肝，属胆，循胁里，出气街，绕毛际，横入髀厌中。其直者：从缺盆下腋，循胸，过季胁，下合髀厌中。以下循髀阳，出膝外廉，下外辅骨之前，直下抵绝骨之端，下出外踝之前，循足跗上，入小指次指之间。其支者：别跗上，入大指之间，循大指歧骨内，出其端，还贯爪甲，出三毛。"

足少阳胆经，起始于目外眦瞳子髎穴，向上到达额角部之颔厌穴，行至耳后风池穴，沿着头颈，行走于手少阳经之前面，到肩上在第七颈椎棘突下（大椎）左右相交，退回来，向前进入锁骨上窝；其支脉，从耳后进入耳中，出

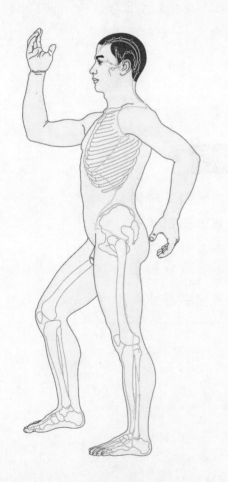

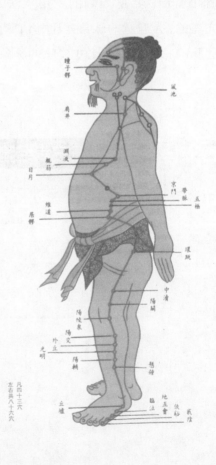

凡四十三穴
左右共八十六穴

126

来走在耳前，至目外眦之后方。其另一条支脉，从目外眦分出，下行到大迎穴，行与手少阳经会合，一起到达目眶下部，下经下颌角部之颊车穴，至颈部与前入锁骨上窝之脉相会合，复下进入胸中，通过横膈，联络肝脏，归属于胆，沿着胁肋的里边，于腹股沟中央的气街部，绕过外阴部毛际，横入股骨大转子部。其直行的脉，从锁骨上窝部，向下行于腋窝下，沿着侧胸部，经过季胁，与前进入股骨大转子部的脉相会合，再下行于股外侧，出于膝部外侧之阳关穴，下经腓骨的前面，直下到达腓骨下端，浅出外踝前下方，沿足跗部，进入足第四趾外侧端之窍阴穴。其又一条支脉，由足跗部之足临泣穴分出，沿第一、二跖骨之间，出足拇趾外侧端，过来贯穿趾甲部分的丛毛，与足厥阴肝经相连接。

　　足少阳胆经的经气发生异常的变动，就会出现口苦、时常叹气、胸胁部作痛以致身体不能转动等症状。病重的面色灰暗无光泽，全身皮肤枯槁，足外侧发热，这叫"阳厥"。足少阳胆经上的腧穴主治骨所发生的疾病，其症状是头痛，颔部疼痛，外眼角痛，缺盆肿痛，腋下肿胀，腋下或颈部病发瘰疬，自汗出而战栗怕冷，胸、胁、肋、大腿、膝盖等部位的外侧直至小腿外侧、绝骨、外踝前等部位以及胆经经脉循行所经过的各个关节都发生疼痛，足第四趾不能活动。

足少阳胆经腧穴歌

足少阳起瞳子髎，四十四穴君记牢，
听会上关颔厌集，悬颅悬厘曲鬓分，
率谷天冲浮白次，窍阴完骨本神交，
阳白临泣目窗开，正营承灵脑空怀，
风池肩井与渊腋，辄筋日月京门结，
带脉五枢维道连，居髎环跳风市间，
中渎阳关阳陵泉，阳交外丘光明宜，
阳辅悬钟丘墟外，临泣地五会侠溪，
四趾外端足窍阴，胆经经穴仔细扪。

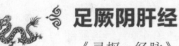

足厥阴肝经

《灵枢·经脉》："肝足厥阴之脉，起于大指丛毛之际，上循足跗上廉，去内踝一寸，上踝八寸，交出太阴之后，上腘内廉，循股阴，入毛中，环阴器，抵小腹。夹胃，属肝，络胆。上贯膈，步胁肋，循喉咙之后，上入颃颡，连目系，上出额，与督脉会于巅。其支者：从目系下颊里，环唇内。其支者：复从肝别贯膈，上注肺。"

足厥阴肝经，起始于足大趾爪甲后丛毛边际之大敦穴，沿足跗部，过内踝前一寸之中封穴，向上沿胫骨内缘，至内踝上八寸处交出于足太阴脾经之后，上行过膝内侧，沿股内侧中线，进入阴毛中，绕过阴部，到达小腹部，夹胃两旁，归属于肝脏，联络胆，向上通过横膈，分布于胁肋部，沿着喉咙

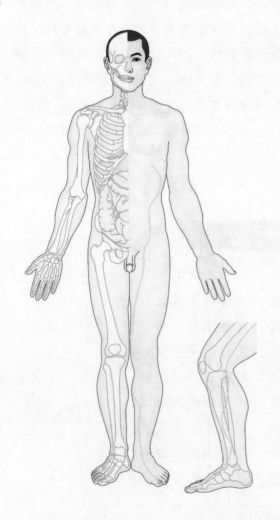

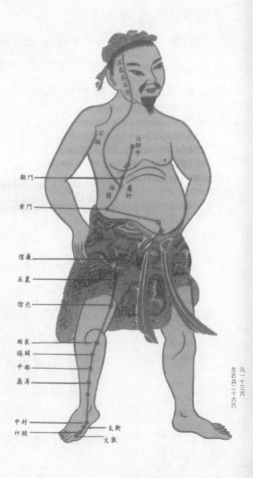

的后边，上进入鼻咽部，连接于"目系"，再向上经过额部，与督脉交会于头顶部。其支脉之一，从目系分出下行颊里，环绕口唇里面。另一条支脉，再从肝脏分出，通过横膈，向上输注于肺脏，再与手太阴肺经相连接。

足厥阴肝经之经气发生异常的变动，就会出现腰部作痛以致不能前后俯仰，男子患疝病，女子小腹肿胀。病情严重时，还会出现喉咙干燥、面部像蒙着灰尘一样暗无光泽等症状。本经所主的肝发生病症，出现胸中满闷、呕吐气逆、腹泻完谷不化、狐疝、遗尿或小便不通等症状；厥阴经脉败竭时，病人胸中发热、咽喉干燥、小便多、心烦躁，如出现舌头卷曲、睾丸上缩的现象，那就说明患者要死了。泌尿生殖系统疾病，如痛经、崩漏、睾丸炎、膀胱经、前列腺炎、疝气痛等；肝胆疾病，如急慢性肝炎、胆囊颈项痛、牙痛、面神经麻痹、耳鸣等；经脉循行经过部位疾病，如肋痛、髋关节痛、膝关节痛、肝脾肿大等。

这些病症，属实证就用泻法，属虚证就用补法；属热证就用速刺法，属寒证就用留针法；脉虚陷的就用灸法，不实不虚的则从本经取治。属于本经经气亢盛的，寸口脉的脉象要比人迎脉的脉象大一倍；而属于本经经气虚弱的，其寸口脉的脉象反而会比人迎脉的脉象小。

足厥阴肝经腧穴歌

一十四穴足厥阴，大敦行间太冲寻，
中封蠡沟中都近，膝关曲泉阴包临，
五里阴廉急脉寻，章门仰望见期门。

护好奇经八脉，就护好了我们的"生命线"

奇经八脉是十二经脉之外的别道奇行的特殊通路，既不直属脏腑，又无表里相配，交叉贯穿于十二经脉之间，具有调节经脉气血的作用。其分布部位与十二经脉纵横交互，八脉中的督脉、任脉皆起于胞中，同出于会阴，其中督脉行于背正中线，任脉行于前正中线，冲脉行于腹部会于足少阴经，其他各脉各有自己的循行路线。

督脉

《难经·二十八难》："督脉者，起于下极之输，并于脊里，上至风府，入属于脑。"

督脉，起始于小腹内，向下出会阴部，向后沿着脊柱里面上行，直达项后风府穴而进入脑内，并由项沿头部正中线，上达头顶，经过前额下行至鼻柱下方。

主治病症：角弓反张、脊柱强痛、头重、眩晕、冲心痛、不孕症、尿闭、痔疾、小儿惊厥、嗌干等。

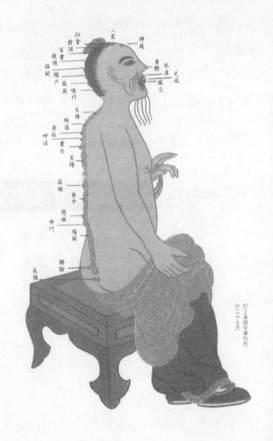

督脉腧穴歌

督脉行于背中央，二十八穴始长强，
腰俞阳关入命门，悬枢脊中中枢长，
筋缩至阳归灵台，神道身柱陶道开，
大椎哑门连风府，脑户强间后顶排，
百会前顶通囟会，上星神庭素髎对，
水沟兑端在唇上，龈交上齿缝内完。

❀ 任脉

《素问·空骨论》："任脉者，
起于中极之下，以上毛际，循腹里，
上关元，至咽喉，上颐，循面，入目。"

任脉，起始于小腹内，向下出于
会阴部，再上至阴毛部，循腹部正中线，
直达咽喉部，再经下唇内，环绕口唇，
通过面部，而进入目下。

主治病症：疝气、月经不调、带
下、流产、不孕症、少腹肿块、遗尿、
小便不利、遗精、阴中痒痛等。

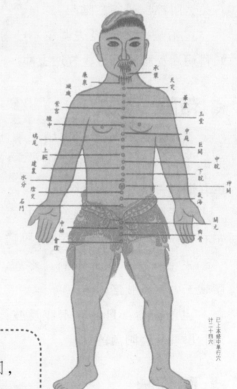

任脉腧穴歌

任脉中行二十四，会阴潜伏二阴间，
曲骨之上中极在，关门石门气海边，
阴交神阙水分处，下脘建里中脘前，
上脘巨阙连鸠尾，中庭膻中玉堂连，
紫宫华盖循璇玑，天突廉泉承浆端。

冲脉

循行路线：冲脉，起始于小腹内，向下出于会阴部，沿脊柱上行，经气冲部与少阴肾经交会，从横骨穴沿腹部两侧夹脐上行，上达咽喉，环绕口唇。

起于会阴，终于幽门，共25穴，包括会阴、气冲、横骨、大赫、气穴、四满、中注、阴交、肓俞、商曲、石关、阴都、通谷、幽门。

主治病症：月经失调、不孕等妇科病症及腹痛里急，气逆上冲。

带脉

循行路线：带脉，起始于季胁部的下面，斜向下行至带脉穴，通过五枢穴与维穴，横行绕身一周。

起于带脉，终于维道，计3穴，左右共6穴，包括带脉、五枢、维道。

主治病症：腹部胀满、疼痛、腰软无力、下肢痿软等。

主治病症：目痛，不寐及肢体筋脉出现阴缓阳急的病症。

阳跷脉

循行路线：阳跷脉，起始于足跟外侧之申脉穴，沿外踝后上行，经过腓骨后缘，腿外侧，胁肋部，从腋缝后上肩胛外侧，到颈部上过口旁，进入目内眦睛明穴，与阴跷脉，手足太阳会合，再沿足太阳膀胱经上额，向下到达耳后，与足少阳胆经会于项后风池部。

起于申脉，终于睛明，计12穴，左右共24穴，包括申脉、仆参、跗阳、居髎、臑俞、肩髃、巨骨、天髎、地仓、巨髎、承泣、睛明。

主治病症：下肢内侧弛缓而外侧拘急、癫痫、不眠等症。

阴跷脉

循行路线：阴跷脉，起始于内踝下之照海穴，沿内踝后，直上经大腿内侧后缘，入前阴部，再上沿腹胸的里面，到达锁骨上窝，上行出结喉旁，经鼻旁，至目内眦睛明穴，与阳脉、手足太阳相会合。

起于照海，终于睛明，计3穴，左右共6穴，包括照海、交信、睛明。

主治病症：嗜睡、癫痫、下肢外侧肌肉弛缓而内侧拘急等症。

阳维脉

循行路线：阳维脉，起始于足跟外侧之金门穴，向上出于外踝，经足少阳胆经之阳交穴，沿下肢外侧至髋部，循胁肋后侧，从腋后上肩，过颈部，面颊部到达前额，再经头顶折向项后，与督脉相会合。

起于金门，终于哑门，计16穴，

左右共 32 穴，包括金门、阳交、臑俞、天髎、肩井、头维、本神、阳白、头临泣、目窗、正营、承灵、脑空、风池、风府、哑门。

主治病症：恶寒发热等症。

阴维脉

循行路线：阴维脉，起始于小腿内侧足少阴经之筑宾穴，沿下肢内侧上行到小腹部，与足太阴脾经相会合，通过胸胁部，到达咽喉至舌根，与任脉会合。

起于筑宾，终于廉泉，计 7 穴，左右共 14 穴，包括筑宾、府舍、大横、腹哀、期门、天突、廉泉。

主治病症：心痛、胸腹痛、胃痛、精神不宁等。

奇经八脉特征

《难经·二十七难》："凡

此八者，皆不拘于经，故曰奇经八脉。"也就是说，奇经八脉与十二正经不同，不隶属于脏腑，又无表里配合关系。奇经八脉除任、督二脉有自己的独立腧穴外，其他六条经脉的腧穴都寄附于十二正经与任、督脉之中。奇经八脉的循行错综于十二经脉之间，而且与正经在人体多处相互交会，因而奇经八脉有涵蓄十二经气血和调节十二经盛衰的作用。当十二经脉与脏腑气血旺盛时，奇经八脉气血得以蓄积，当人体活动时，奇经八脉便能为身体渗灌气血。正是基于这种原理，《难经·二十八难》把十二经脉比作"沟渠"，把奇经八脉喻作"湖泽"，即形象地说明了这一功能。

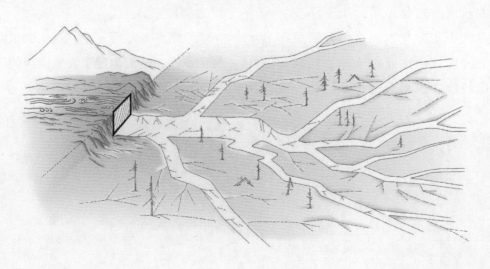

认识十五络脉

人体经脉在主脉之外，还有从主脉别出之络脉，它们各有自己的名称。各条络脉的循行路线、发病时的症状与治疗方法如下。

十二经脉和任、督二脉各自别出一络，加上脾之大络，共计15条，称为十五络脉，分别以十五络所发出的腧穴命名。

十二经的别络均从本经四肢肘膝关节以下的络穴分出，走向其相表里的经脉，即阴经别走于阳经，阳经别走于阴经，加强了十二经中表里两经的联系，沟通了表里两经的经气，补充了十二经脉循行的不足。

十五络脉的循行分布是有规律的。由络穴分出后分上下两支：一支向下走向与本经脉阴阳表里相合的经脉，而达四肢末端，加强了阴阳经脉表里相合的关系；另一支向上走在本经脉循行部位的浅层，可到达头面部，也可进入胸腹腔走在脏腑之间。

任脉之络由络穴分出后散络于躯干部之前面胸腹部而下行；督脉之络由络穴分出后散络于躯干部的后面腰背部而上行，直达足太阳经头项部；脾经之大络由络穴分出后散络于躯干部的侧面胁肋部。

这样全身的浮络、孙络皆归属于十五络脉，将气血运送到人体各个部位，既起到了网络周身、联系内外左右前后的作用，又可完成滋润荣养身体的正常生理功能。故《素问·皮部论》说："凡十二经络脉者，皮之部也。"

十五络脉加强了十二经中表里两经的联系，从而沟通了表里两经的经气，补充了十二经脉循行的不足。

第八章

针刺在疾病中的应用

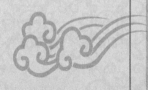

针灸是中医最重要的治病方法，九针是古代针刺治病的主要工具。针刺时，根据疾病的特点，或补或泻，或深或浅，从而将体内病邪赶走，补不足之正气。针刺时，要遵循一定的取穴原理和针刺禁忌，避免错误的针刺时间和针刺部位，才能在治病的同时又不增加新病。

经脉与针治

黄帝问岐伯说："我怜爱万民，亲养百姓，并向他们征收租税。我哀怜他们生活尚难自给，还不时为疾病所苦。我想不采用服药物和砭石的治法，而是用微针，以疏通经脉，调理气血，增强经脉气血的逆顺出入来治疗疾病。要想使这种疗法在后世能代代相传，必须明确提出针刺大法，要想它永不失传、便于运用而又不会被忘掉，就必须建立条理清晰的体系，分出不同的章，区别表里，以明确气血终而复始地循环于人身的规律。要把各种针具的形状及相应的用途加以说明，我认为应首先制定针经。我想听您说说这方面的情况。"

岐伯答道："让我按次序，从小针开始，直到九针，说说其中的道理。小针治病，容易掌握，但要达到精妙的程度却很困难。低劣的医生死守形迹，高明的医生则能根据病情的变化来加以针治。气血循行于经脉，出入有一定的门户，病邪也可从这些门户侵入体内。如果没有认清疾病，怎么能了解产生疾病的原因呢？针刺的奥妙在于针刺的快慢。庸医仅仅死守四肢关节附近的固定穴位，而针治高手却能观察经气的动静和气机变化，经气的循行不离孔空，孔空里蕴涵的玄机是极微妙的。当邪气充盛时，不可迎而补之；当邪气衰减时，不可追而泻之。懂得气机变化的机要而施治的，不会有毫发的差失；不懂得气机变化道理的，就如扣在弦上的箭，不能及时准确地射出一样。所以必须掌握经气的往来顺逆之机，才能把握住针刺的正确时间。劣医愚昧无知，只有名医才能体察它的奥妙。正气去者叫作逆，正气来复叫作顺，明白逆顺之理，就可以大胆直刺而不必犹豫不决了。正气已虚，反用泻法，怎么会不更虚呢？邪气正盛，反用补法，怎么会不更实呢？迎其邪而泻，随其去而补，用心体察其中的奥妙，针刺之道也就到此而止了。"

凡在针刺时，正气虚弱则应用补法，邪气盛实则用泻法，气血瘀结则给予破除，邪气胜则用攻下法。古经《大要》说：进针慢而出针快并急按针孔的为补法，进针快而出针慢并不按针孔的为泻法。这里所说的补和泻，应为似有感觉又好像没有感觉；考察气的先至与后至，以决定留针或去针。无论是用补法还是用泻法，都要使患者感到"补之若有所得，泻之若有所失"。

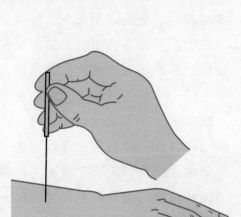

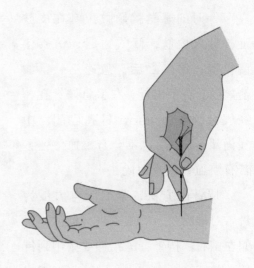

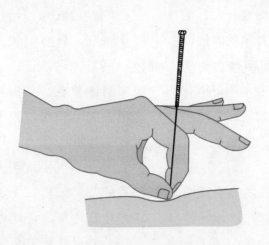

虚实补泻的要点，以九针最为奇妙。补或泻都可用针刺实现。所谓泻法，指的是要很快地持针刺入，得气后，摇大针孔，转而出针，排出表阳，以泄去邪气。如果出针时按闭针孔，就会使邪气闭于内，血气不得疏散，邪气也出不来。所谓补法，是指顺着经脉循行的方向施针，仿佛若无其事，行针导气，按穴下针时的感觉就像蚊虫叮在皮肤上。针入皮肤，候气之时，仿佛停留徘徊；得气之后，急速出针，如箭离弦，右手出针，左手急按针孔，经气会因此而留止，针孔已闭。中气仍然会充实，也不会有瘀血停留，若有瘀血，应及时除去。

持针的方法，紧握而有力最为贵。对准腧穴，端正直刺，针体不可偏左偏右。持针者的精神要集中到针端，并留意观察病人。同时仔细观察血脉的走向，并且进针时避开它，就不会发生危险了。将要针刺的时候，要注意病人的双目和面部神色的变化，以体察其神气的盛衰，不可稍有疏忽。如血脉横布在腧穴周围，看起来很清楚，用手指按切也感到坚实，刺时就应该避开它。

九针的形状依据名称的不同而各有不同：第一种叫镵针，长一寸六分；第二种叫圆针，长一寸六分；第三种叫提针，长三寸半；第四种叫锋针，长一寸六分；第五种叫铍针，长四寸，宽二分半；第六种叫圆利针，长一寸六分；第七种叫毫针，长三寸六分；第八种叫长针，长七寸；第九种叫大针，长四寸。镵针，头大而针尖锐利，浅刺可以泄肌表阳热；圆针，针形如卵，用以在肌肉之间按摩，不会损伤肌肉，却能疏泄肌肉之间的邪气；提针，其锋如黍粟粒一样微圆，用于按压经脉，不会陷入皮肤内，所以可以引正气、祛邪气；锋针，三面有刃，可以用来治疗顽固的旧疾；铍针，针尖像剑锋一样锐利，可以用来刺痈排脓；圆利针，针尖像长毛，圆而锐利，针的中部稍粗，可以用来治疗急性病；毫针，针形像蚊虻的嘴，可以轻缓地刺入皮肉，轻微提插而留针，正气可以得到充养，邪气尽散，出针养神，可以治疗痛痹；长针，针尖锐利，针身细长，可以用来治疗时间已久的痹证；大针，针尖像折断后的竹茬，其锋稍圆，可以用来泄去关节积水。关于九针的情况大致就是如此。

大凡邪气侵入了人体的经脉，阳邪的气常停留在上部，浊恶的气常停留在中部，清朗的气常停留在下部。所以针刺筋骨陷中的孔穴，阳邪就能得以外出；针刺阳明经合穴，就会使浊气得以外出。但如果病在浅表而针刺太深，反而会引邪进入内里，这样病情就会加重。所以说：皮肉筋脉，各有其所在的部位，病症也各有其适宜的孔穴。九针的形状不同，各有其施治相适的孔穴，应根据病情的不同而适当选用。不要实证用补法，也不要虚证用泻法，那样会导致损不足而益有余，反而会加重病情。精气虚弱的病人，误泄五脏腧穴，可致阴虚而死；阳气不足的病人，误泄三阳经腧穴，

可致正气衰弱而精神错乱。误泄了阴经，耗尽了脏气的会死亡；损伤了阳经，则会使人发狂。这就是用针不当的害处。

如果刺后未能得其气，不问息数多少，都必须等待经气到来；如已得气就可去针，不必再刺。九针各有不同的功用，针形也不一样，必须根据病情的不同加以选用，这是针刺的要点。总之，针下得气即为有效，疗效显著的，就如风吹云散、明朗如见到青天那样，针刺的道理就是这样了。

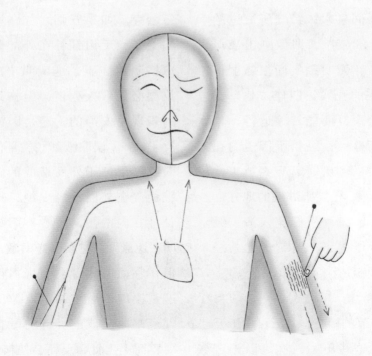

五脏经脉与针刺

五脏经脉，各有井、荥、输、经、合五个腧穴，五五共二十五个腧穴。六腑经脉，各有井、荥、输、原、经、合六个腧穴，六六共三十六个腧穴。脏腑有十二条经脉，每经又各有一络，加上任、督脉二络和脾之大络，便有十五络了。十二经加十五络，这二十七脉之气在全身循环周转：经气所出的孔穴，叫作"井"，如同初出的山间泉水；经气所流过的孔穴，叫作"荥"，即像刚出泉源的微小水流，说明经气尚很微弱；经气所灌注的孔穴，叫作"输"，即像水流会聚，而能转输运行，其气也在逐渐盛大；经气所行走的孔穴，叫作"经"，像水流已经成渠，脉气正当旺盛；经气所进入的地方，叫作"合"，像百川汇流入海，经气已就入合于内了。这二十七条经脉，都出入流注运行于井、荥、输、经、合五腧。

人体关节的相交，共三百六十五处，知道了这些奥妙，就可以一言以蔽之了，否则就不能把握住头绪。所谓人体关节部位，是指神气游行出入的地方，不是指皮肉筋骨的局部形态。观察病人的面部气色和眼神，可以了解正气的消散和复还的情况。辨别病人形体的强弱，听他的声音可以了解邪正虚实的情况，然后就可以右手进针，左手扶针，刺入后，待针下得气即应出针。

凡是在用针之前，必先诊察脉象，知道了脏气的虚实，才可以进行治疗。如果五脏之气在里面已经竭绝了，反用针补在外的阳经，阳愈盛阴愈虚了，这就叫"重竭"。重竭必定致人死亡，但临死时病者的表现是安静的，这是因为医者违反了经气，误取腋部和胸部的腧穴，使脏气尽汇于外而造成的。如果五脏之气在外面已经虚绝，却反而用针补在内的阴，阴愈盛阳愈虚，这叫"逆厥"。逆厥也必然致人死亡，但在临死时病者会表现得很烦躁，这是误取四肢末端的穴位，促使阳气衰竭而造成的。针刺已刺中病邪要害而不出针，反而会使精气耗损；没有刺中要害，即行出针，却会使邪气留滞不散。精气外泄，病情就会加重而使人虚弱，邪气留滞则会发痈疡。

五脏有六腑，六腑有十二原穴，十二原穴出于肘膝四关，四关原穴可以主治五脏的疾病。所以五脏有病，应取十二原穴。十二原穴，是五脏禀受全身三百六十五节气味的部位，所以五脏有病，就会反映到十二原穴，而十二原穴也各有所属的内脏，明白了原穴的性质，观察它们的反应，就可以知道五脏的病变情况。心肺居于膈上，属阳位，但肺是阳部的阴脏，故为阳中之少阴。其原穴出于太渊，左右共二穴。心为阳部的阳脏，所以是阳中之太阳，其原穴出于大陵，左右共二穴。肝、脾、肾居于膈下，属于阴位。肝是阴部的阳脏，为阴中少阳，其原穴出于太冲，左右共二穴。脾是阴部的阴脏，为阴中之至阴，其原穴出于太白，左右共二穴。肾是阴部的阴脏，为阴中之太阴，其原穴出于太溪，左右共二穴。膏的原穴为鸠尾，只有一穴。肓的原穴是气海，也只有一穴。以上十二原穴，是脏腑之气输注的地方，所以能治五脏六腑的病。凡是腹胀的病都应当取足三阳经，飧泄的病应当取足三阴经。

五脏有病，就像身上扎了刺、物体被污染、绳索打了结、江河发生了淤塞现象。扎刺的时日虽久但还是可以拔除的；污染的时间虽久，却仍是可以涤尽的；绳子打结虽然很久，但仍可以解开；江河淤塞得很久了，仍是可以疏通的。有人认为病久了就不能治愈，这种说法是不正确的，善于用针的人治疗疾病，就像拔刺、涤洗污点、解开绳结、疏通淤塞一样。病的日子虽久，仍然可以治愈，说久病不可治，是因为没有掌握针刺的技术。

针刺治疗热病，就如同用手试探沸汤。针刺治疗阴塞之病，应像行人在路上逗留，不愿走开的样子。阴分出现阳邪热象，应取足三里穴，准确刺入而不能懈怠，气至邪退了便应出针；如果邪气不退，便应当再刺。疾病位于上部而属于内脏的，当取阴陵泉；疾病位于上部而属于外腑的，则应当取阳陵泉。

经气的逆顺：气去的，脉虚而小为逆；气来的，脉平而和为顺。明白经气往来逆顺的变化，就可以大胆地施行针法。迎着经脉的循行方向进针，与其来势相逆，施用泻法，邪气就会由实转虚；随着经脉的循行方向进针，与其去势相顺，施用补法，正气就会由弱变强。因此，要正确掌握迎随的补泻方法。

针法的运用原则

针灸，是以调节阴阳之气使之平衡为目的。所谓"补阴泻阳"，就是运用补泻法，补五脏不足的正气，泻去入侵的邪气，使人声音洪亮、耳聪目明。针刺的微妙关键在于快慢手法的运用。粗劣的医生只知道死守与症状相对应的若干穴位来进行治疗，而高明的医生却注重观察病人经络中气机的变化，并以此为依据来选取相应的穴位进行治疗。经气的循行离不开穴位孔窍，这些穴位孔窍中气机的变化细小而微妙。当邪气正盛时，切不可迎而用补法；当邪气已去时，不宜追而用泻法。

针法一般的运用原则是：虚证用补法，实证用泻法，气血瘀结的则用破血行气法，邪气盛的则用攻邪法。《大要》说：徐缓进针而疾速出针，则能使正气充实，这是补法；疾速进针而徐缓出针，则能使邪气随针外泄，这是泻法。针下有气的为实，针下无气的为虚。通过考察病情的缓急，决定补泻的先后顺序。根据气的虚实，来决定留针或出针。所谓实与虚，就是对于正

气虚的，采用补法，使患者感到若有所得；对于邪气盛的，采用泻法，使患者感到若有所失。虚实补泻的要点，以运用九种不同的针具和手法最为奇妙，补泻的合适时机都可利用针刺的手法来实现。

❧ 九针的原理和功用

九针针刺时，与天地、四时、阴阳相互对应的关系是：第一为天，第二为地，第三为人，第四为四时，第五为五音，第六为六律，第七为七星，第八为八风，第九为九野。人身体各部分都是与此相对应的，每一种针具都有特定的形状和特定的适应证，因而叫作九针。人的皮肤与天相对应；人的肌肉与地相对应；人的脉搏与人相对应；人的筋与四时相对应；人的发声与自然界五音相对应；人的脏腑阴阳之气与六律相对应；人的面部七窍和牙齿的分布与天上的七星排列相对应；人身之气的运行与天地间的八风相对应；人的九窍及三百六十五脉络与大地上九野的分布相对应。

针刺的方法

刺手即用来持针并刺皮肤的手，压手即用来按压皮肤的手。刺手与压手互相配合、协同进针是针刺时常用的一种手法。针刺的方法有许多种，下面以三棱针为例，来介绍点刺法、散刺法、刺络法和挑刺法。

点刺法

推按被刺穴位，使血液积聚于针刺部位，用左手夹紧被刺部位，右手持针，对准穴位迅速刺入，随即将针退出，轻轻挤压针孔周围，使出血少许。多用于高热、昏迷、中暑等。

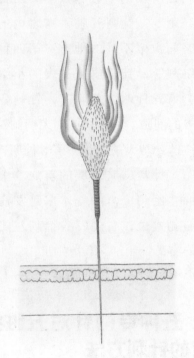

散刺法

是由病变外缘呈环形向中心点刺的一种方法。多用于局部瘀血、肿痛、顽癣等。

刺络法

先用带子结扎在针刺部位上端（近心端），左手拇指压在被针刺部位下端，右手持针对准针刺部位的脉络，刺入 2～3 毫米后立即将针退出，使其流出少量血液。多用于急性吐泻、中暑、发热等。

挑刺法

用左手按压针刺部位两侧，或捏起皮肤，使皮肤固定，右手持针迅速刺入皮肤，随即将针身倾斜挑破皮肤，使之出少量血液或少量黏液。常用于肩周炎、支气管哮喘、血管神经性头痛等。

🐲 九种应对不同病症的针刺方法

第一种叫"输刺"，用来针刺十二经在四肢部位的荥穴和腧穴以及背部的在足太阳膀胱经上的五脏腧穴。第二种叫"远道刺"，顾名思义，病在上部的，从下部取穴，针刺足三阳经所属的下肢腧穴。第三种叫"经刺"，针刺五脏六腑之内的经与络间积聚不通的地方。第四种叫"络刺"，针刺皮下浅表的小络血脉。第五种叫"分刺"，针刺各经肌肉的间隙。第六种叫"大泻刺"，用铍针针刺大的脓疡。第七种叫"毛刺"，针刺皮肤表层的痹病。第八种叫"巨刺"，指身体左侧发病针刺右侧穴位，右侧发病针刺左侧穴位的交叉针刺法。第九种叫"焠刺"，用火烧过的针来治疗痹病。

🐲 五种专门针对五脏病变的针刺方法

第一种叫"半刺"，就是采用浅刺法快速发针，针尖不要伤到肌肉，就如拔毫毛一样，可使皮肤表层的邪气外泄，此刺法专为肺脏而设。第二种叫"豹文刺"，是在病变部位四周针刺多针，深度以刺中脉络使其出血为准，此刺法专为心脏而设。第三种叫"关刺"，就是

在左右肢体关节附近直刺至筋脉的尽端处，可用来治疗筋痹病，针刺时千万不要出血，此刺法专为肝脏而设，又叫"渊刺"或"岂刺"。第四种叫"合谷刺"，就是在患处正中及两侧各刺一针，形如鸡爪，针尖刺至分肉之间，用来治疗肌痹病，此刺法专为脾脏而设。第五种叫"输刺"，就是垂直进出针，将针深刺至骨附近，用来治疗骨痹，此刺法专为肾脏而设。刺三针是一种能使谷气出而产生针感的刺法，就是先浅刺于皮肤表层，使阳邪外泄；再较皮肤表层稍微深刺一些，至肌肉而未到达分肉之间，使阴邪泄出；最后刺至分肉之间，则谷气乃出，此即为"三刺"。

人身体有三百六十五个气穴，与一年的天数恰好相对应，如果懂得了三百六十五个穴位的数理，就能够开拓人的思维。下面详细介绍一下这些气穴的分布部位。

背部与胸部互相牵拉而疼痛，对此病症针刺治疗时，应当取任脉的天突穴、督脉的中枢穴，以及上纪和下纪。上纪指胃脘部的中脘穴，下纪指关元穴。由于胸背部的经脉斜系着阴阳左右，所以得此病者会出现胸背部涩痛，胸胁疼痛以致人无法正常呼吸，不能平躺，气上逆

且短气，或一侧胸背疼痛。这是由于经脉内邪气盛满就斜溢于尾骶部，再侵入到胸胁部，胸胁部的分支脉入心而连贯到膈，又上出达到天突，向下斜行经过肩而交会于背部十椎之下而使得胸背部疼痛。脏俞有五十个穴位；腑俞有七十二个穴位；治疗热病的穴位有五十九个；治疗水病的穴位有五十七个；头上有五行，每行各有五个穴位，共计二十五个穴位；五脏的背俞在脊椎两旁各有五个，共计十个穴位；大椎上面两旁各有一个，共计两个穴位；眼睛旁边的瞳子醪和耳朵旁边的浮白，左右两侧共计四个穴位；两侧髀厌中有环跳穴二穴；膝关节两侧犊鼻穴左右二穴；耳朵中的听宫穴左右二穴；眉根部的攒竹穴左右二穴；完骨左右二穴；项部中间有风府一个穴位；枕骨处的窍阴穴左右二穴；上关穴左右二穴；大迎穴左右二穴；下关穴左右共计两个穴位；天柱穴左右共计两个穴位；上巨虚左右共计两个穴位；下巨虚左右共计两个穴位；颊车左右共计两个穴位；天突一个穴位；天府左右共计两个穴位；天牖左右共计两个穴位；扶突左右共计两个穴位；天窗左右共计两个穴位；肩井左右共计两个穴位；关元一个穴位；委

阳左右共计两个穴位；肩贞左右共计两个穴位；瘖门一个穴位；脐中央有神阙一个穴位；胸部有十二个穴位；背部的膈俞穴左右共计两个穴位；胸两旁的膺部有十二个穴位；足外踝上有分肉（即阳辅穴），左右共计两个穴位；踝上横纹处的解溪穴左右共计两个穴位；阴跷穴和阳跷穴左右共计四个穴位；治疗寒热病的穴位在左右两侧髌厌中有两个穴位；大禁二十五为天府下。

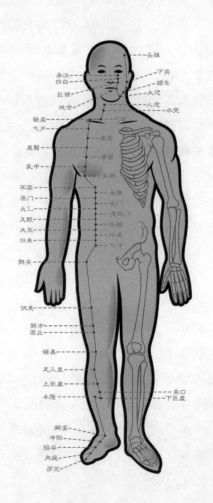

针灸疼痛的原因及注意事项

❧ 针灸产生疼痛的原因

1.进入皮肤时疼痛，因进针不够快速，针尖在进入皮肤时会刺激人体神经末梢的感受器，致使人感到疼痛。原因为：①医者手法不到位。②针具不够锐利，或带倒刺。

2.针具进入人体时，病人感觉疼痛。原因为：①针刺到血管膜壁或肌肉的感觉神经末梢，强烈刺激致使病人觉疼痛，此时若减缓刺激，稍作调整，可使病人自觉症状消失。②针刺时，有酸麻重胀等"针感"，而每个人大脑判定疼痛的程度不同，所以造成各种不同的感觉，酸麻重胀都是疼痛的表现，病人对其承受力不够则引起疼痛保护机制。

3.针具拔出时，经过皮肤，引起的疼痛。原因有：①残留感觉，即针感，体质敏感者易有，与人当时状态有关。②针刺时，因体内毛细血管繁多，时有刺破，造成皮下瘀血或者出血，因此造成疼痛。

4.心理因素，因疼痛为主观感受，无客观标准衡量，故心理紧张、害怕者易疼，放松、舒缓者不易觉不适。

❧ 针灸的注意事项

1.过于疲劳、精神高度紧张、饥饿者不宜针刺；年老体弱者针刺应尽量采取卧位，取穴宜少，手法宜轻。

2.怀孕妇女针刺不宜过猛，腹部、腰骶部及能引起子宫收缩的穴位如合谷、三阴交、昆仑、至阴等禁止针灸。

3.小儿因不配合，一般不留针。婴幼儿囟门部及风府穴、哑门穴等禁针。

4.有出血性疾病的患者，或常有自发性出血、损伤后不易止血者，不宜针刺。

5.皮肤感染、溃疡、瘢痕和肿瘤部位不予针刺。

6.眼区、胸背、肾区、项部，胃溃疡、肠粘连、肠梗阻患者的腹部，尿潴留患者的耻骨联合区，针刺时应掌握深度和角度，禁用直刺，防止误伤重要脏器。

针灸的取穴原理

针灸取穴应遵循一定的原则，季节不同，气所在的位置也不一样，人体气血变化也有别，取穴原则也各有不同。四季针灸时的取穴原则：在春天针刺时，应取浅表部位的络脉、十二经的荥穴，以及大筋与肌肉之间的部位。病情严重的可深刺，病情轻微的可浅刺。在夏天针刺时，应取十二经的腧穴、孙络，以及肌肉、皮肤之上的浅表部位。在秋天针刺时，应取十二经的合穴，其余方面与春天的针刺方法一样。在冬天针刺时，应取十二经的井穴或脏腑的腧穴，同时应深刺并留针。

针刺的深度

要想达到针刺的效果，除了选穴要准确外，针刺的深度也要深浅适中，否则太过和不及都不能取得理想的效果。要根据疾病的表里确定针刺的深度，人体产生疾病有表里的区别，针刺时相应的就有深浅的不同。针刺时的深浅程度应当视疾病的发病部位而定，在体表应浅刺，在体内应深刺。要根据病情的需要，不要超过应刺的深度，如果超过了就会伤及人体五脏；如果针刺浅而达不到应有的深度，在体表的血气受到扰乱而壅滞，邪气随之侵袭人体。针刺的浅深程度不适当，就会对人体健康造成极大的危害，内伤五脏而引发严重的疾病。疾病的发病部位，有的在毫毛或腠理之间，有的在皮肤内，有的在肌肉里，有的在筋上，有的在骨头，有的在髓中。

针刺的深度有深和浅之别，但这只是一个相对的概念。针刺的深度因针刺经脉的脉势强弱而不同，留针的时间也不同。此外，针刺的深度还要考虑病人的年龄、形体等情况，做到辨证治疗。针刺治疗疾病时，要把握好深度，太深或太浅都起不到预期的效果，甚至可能会造成意想不到的后果。人体血脉发生疾病，若针刺太深，会伤及主管这些部位的脏腑器官。人体由表到里分别受不同脏腑器官的主管，疾病随处都可能发生。针刺太浅，体表的血气受到扰乱而壅滞，邪气随

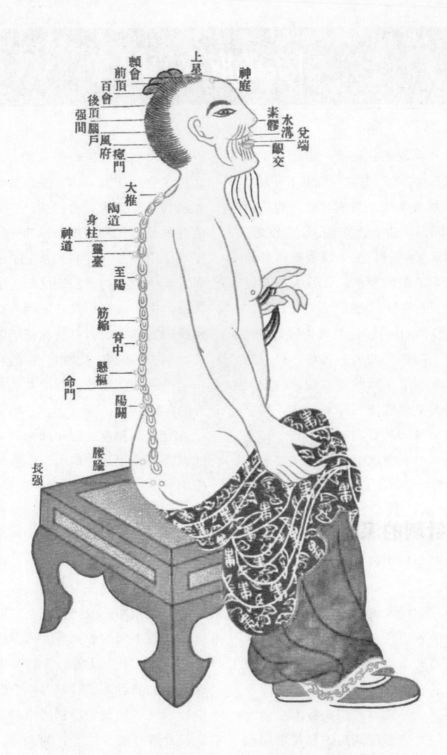

上星　　神庭

顖會

前頂

百會　　　素髎　水溝　兑端

後頂　　　　　　　　　　龈交

強間　腦戶

　　風府

　　瘖門

大椎

陶道

　　身柱

神道　靈臺

　　至陽

筋縮

　　脊中

懸樞

命門　陽關

　　腰腧

長強

148

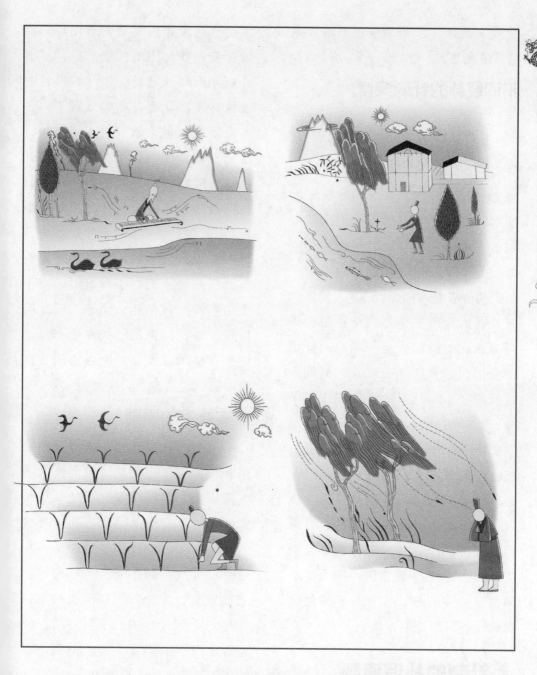

之侵袭人体。针刺的深度要看疾病发生在哪里。

不同经脉的针刺深度

《黄帝内经》认为，自然界的十二经水应对人体的十二经脉，这种对应可以用来指导针刺：足阳明经，针刺六分深，留针约呼吸十次的时间；在针刺足太阳经时，其针刺的深度应该是五分，留针约呼吸七次的时间；足少阳经，刺四分深，留针约呼吸五次的时间；足太阴经，其针刺的深度应该是三分，留针约呼吸四次的时间；足少阴经，针刺二分深，留针约呼吸三次的时间；足厥阴经，其针刺的深度应该是一分，留针约呼吸两次的时间。手三阴三阳经脉，均循行于人体上半身，接受心肺气血的距离较近，气行迅速，针刺深度一般不超过二分，留针一般不超过一次呼吸时间；针刺深度要考虑个人体质、体格等方面的不同。对于这些方面，医生都必须做到心中有数，以根据不同的情况选择不同的处理方法。

🌀 针刺的补泻原则

补法和泻法是针刺时常用的两种方法，在具体治病时，究竟该用补法还是泻法要辨别疾病是虚还是实。所谓泻法，就是要持针很快刺入，而得气后要缓慢地将针退出，并摇大针孔，在属阳的体表部位，通过针刺，使邪气随针外泄。若出针时按住针孔，就会使血气蕴蓄于内，瘀血不能泄散，邪气也不能外出，这是一般所说的内温。所谓补法，就是指顺着经脉循行的方向进针，在行针导气、按穴下针时手法熟练轻巧，就像蚊虫叮在皮肤上的感觉，似有似无。出针时，要迅速，像箭离弦那样快。当右手出针时，左手应当随即按住针孔，使经气因此而留止，像把外面的门关起来一样，中气自然就充实了。应当要防止瘀血停留，若有瘀血，应及时除去。

虚实补泻的原则

一般针法的运用原则是：虚证用补法，实证用泻法，气血瘀结的则用破血行气法，邪气盛的则用攻邪法。针下有气的为实，针下无气的为虚。通过考察病情的缓急，决定补泻的先后顺序。根据气的虚实，来决定留针或出针。所谓实与虚，就是对于正气虚的，采用补法，使患者感到若有所得；对于邪气盛的，采用泻法，使患者感到若有所失。

误用补泻的害处

大凡邪气侵入了人体经脉，风热阳邪常侵犯上部，食积秽浊之气往往停留在中部，清冷寒湿邪气常侵犯下部。因此，在针刺的时候，上部取筋骨陷中的腧穴，可以祛除风热之邪；针刺中部阳明经合穴，可以祛除胃肠浊气。但如果病在浅表而针刺太深，则会引邪入里，邪气随之深入而加重病情。如果正气不足反用泻法或邪气有余反用补法，就会加重病情。精气不足的病人，如果误泻五脏阴经之气，就会使病人阴虚而死亡；阳气不足的病人，如果误泻六腑阳经之气，就会使病人正气衰弱而精神错乱。总之，误泻阴经，使脏气耗竭，就会导致死亡；误泻阳经，耗伤了六腑阳气，则会使人发狂。这些都是误用补泻的害处。

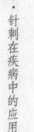

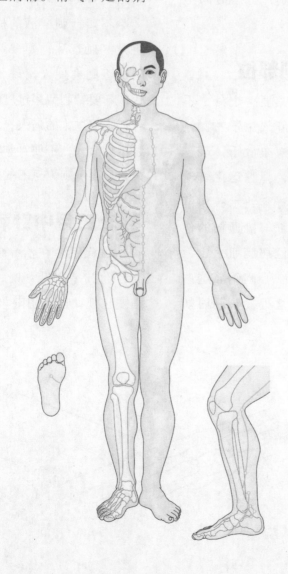

针刺时的禁忌

针灸是治疗疾病的一种重要方法，要想取得理想的效果，必须注意一些禁忌事项：有些部位不能针刺，有些人不能针刺，有些时间不能针刺。

人体的禁刺部位

人体五脏各有其要害之处，不可以不仔细观察。肝气生于左侧，肺气藏于右侧，心气布散于体表，肾气主持人体之里，脾脏运化转输水谷精华和津液，胃容纳水谷和消化饮食，有协助五脏气机通畅的作用。心脏和肺脏皆位居膈肌之上，在第七椎旁，里面有心胞络。这些部位都是人体禁刺之处，针刺时如果避开这些部位，就不会发生危险；若误刺了这些部位，就会出现问题。

不能针刺的人

不要针刺醉酒的病人，否则会使人气血紊乱；不要针刺大怒的病人，否则会使人出现气机逆乱的症状；不要针刺劳累过度的病人，不要针刺吃得过饱的病人，不要针刺腹中过饥的病人，不要针刺极度口渴的病人，不要针刺惊恐不安的病人。

十二月中针刺的规避

古代医者在治疗疾病时很是讲究，尤其是在针刺时，古人根据阴阳变化规律以及阴阳与人体的对应，

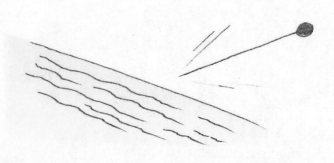

选择和规避针刺的日期，从而大大提高了治疗疾病的效果。

农历1~3月，阳气多在左下肢，针刺时应避开左下肢的三阳经脉。农历4~6月，阳气多在右下肢，针刺时应避开右下肢的三阳经脉。农历7~9月，阴气多在右下肢，针刺时应避开右下肢的三阴经脉。农历10~12月，阴气多在左下肢，针刺时应避开左下肢的三阴经脉。农历1~6月，阳气重；农历7~12月，阴气重。

子时禁刺在踝，亥时禁刺在股，丑时禁刺在腰，寅时禁刺在目，卯时禁刺在面，辰时禁刺在头，巳时禁刺在手，午时禁刺在胸，未时禁刺在腹，申时禁刺在心，酉时禁刺在背，戌时禁刺在项。

❁ 四季针刺部位选择的依据

人之气血会随着季节的变化而有盛衰，这一差别会反映到人的五脏上，所以针刺时所选择的部位也不一样。

春天针刺多取络脉的分肉，春天是五行中木气开始主事的季节，与春季相应的肝气开始生发。肝气性能劲急，肝发生的病变多形成于春季中的疾风，经脉处于人体内部较深处，但风邪侵犯人体常存在于肌肤表层，不能入里，所以治疗春季时的疾病多取络脉的分肉进行针刺。夏天针刺多取盛经肌腠，夏天是五行中火气开始主事的季节，与夏季相应的心气开始长养。虽然脉细气弱，但阳气充裕，热气熏蒸于人体肌腠，向内进入经脉之中，所以针刺时多取盛经肌腠。针刺只需破皮，邪气就可以泄于体外，这是因为病邪居于浅表。上面所说的盛经，即指阳脉。秋天针刺多取经脉的腧穴，秋天是五行中金气开始主事的季节，与秋季相应的肺气开始收敛。秋季的金气充盛，而夏季的火气开始衰败，这时人体的阳气在经脉的合穴，秋季阴气开始升腾，湿邪侵入人体，到合穴处与阳气相合，阴气还未太盛，仍然不能够深入到机体内部。所以治疗时，多取经脉的腧穴以排除其阴邪，多取各经的合穴以排除与阳气相合的病邪，因为体表的阳气刚开始衰退，所以多取合穴进行针刺。冬季针刺多取井穴和荥穴，冬天是五行中水气开始主事的季节，与冬季相应的肾气开始闭藏，阳气衰退，阴气盛，足太阳经气潜伏内沉，阳脉也随着足太阳经气的潜伏而不显，所以多取井穴来抑制上逆的阴气，多取荥穴以助长衰退的阳气。

所以说冬季多取井穴和荥穴进行针刺，春天就不会流鼻血，指的就是上面所说的道理。

人体气血的分布与季节有关。气候温和时，气血外溢；气候凉爽时，气血伏匿于内。人体气血会随季节的变化而变化，有时经脉沉潜在内，有时经脉浮现于表；有时阴气旺盛，有时阳气旺盛。所以，在不同的季节，针刺的部位也不一样。春天阴消阳长，万物生发，人体经脉中的血气开始畅行，血气多分布在经脉；夏天经脉中血气充盈，满溢至孙络，血气多分布在孙脉。长夏经脉和孙脉血气都很充盛，血气充溢于肌肉，人的血气多分布在肌肉；秋天阳气开始收敛，人体肌腠也开始闭合，皮肤收缩，血气多分布在皮肤；冬天万物潜藏，人的血气也伏藏于体内，潜伏于骨髓，血气多分布在骨髓。

不同季节误刺后会产生什么后果

在春夏秋冬各个季节，人体气血运行有所不同，针刺时要讲究相应的针刺方法和针刺部位，否则就会引起一些问题。

如果春季误刺了夏季应刺的部位，损伤了心气，就会引起脉象混乱而使心气微弱，邪气反而进一步深入骨髓，疾病便不能痊愈。如果春季误刺了秋季应刺的部位，损伤了肺气，便会出现筋脉挛急，气逆环周于肺，则引起咳嗽，原先的疾病不但不能痊愈，反而会出现惊骇、哭泣的症状。如果春季误刺了冬季应刺的部位，损伤了肾气，邪气深藏于肾，出现肿胀症状，疾病不但不能痊愈，还因肾脏受伤，水不涵木，肝木失养，出现喜欢多说话的症状。

如果夏季误刺了春季应刺的部位，损伤了肝气，就会使人全身倦怠无力。夏季误刺了秋季应刺的部位，损伤了肺气，原先的疾病没有治愈，反而使人肺气伤而不想说话，又因金不生水，肾脏得不到肺母的滋养，使人惊恐不安，总像是有人要抓他一样。如果夏季误刺了冬季应刺的部位，损伤了肾气，原先的疾病不但不能治愈，反而会使人气少无力，又因水不滋木，肝木得不到滋养，使人常想发脾气。

如果秋季误刺了春季应刺的部位，损伤了肝气，就会使人惊悚不安、健忘。如果秋季误刺了夏季应刺的部位，损伤了心气，原先的疾病不但不能痊愈，反而会使人嗜睡，并且多梦。秋季误刺了冬季应刺的部位，损伤了肾气，不仅原有的疾病不能痊愈，还因肾不闭藏而使人时时发冷。如果冬季误刺了春季应刺的部位，损伤了肝气，会使人困倦但又不得安睡。

如果冬季误刺了夏季应刺的部位，损伤了心气，会因正气外泄，邪气侵入经脉，而引发各种痹病。如果冬季误刺了秋季应刺的部位，损伤了肺气，肺就不能宣化津液而常常口渴。

❦ 误刺不同部位的后果

人体有些部位是不能针刺的，针刺时就必须规避这些部位，否则会造成预料不到的后果。

针刺时若误刺了心脏，大概一天就会死亡，死亡的征兆为嗳气；针刺时若误刺了肝脏，大概五天就会死亡，死亡的征兆为病人自言自语；针刺时误刺了肾脏，大概六天就会死亡，死亡的征兆为病人有打喷嚏的症状出现；针刺时若误刺了肺脏，大概三天就会死亡，死亡的征兆是有咳嗽的症状出现；针刺时若误刺了脾脏，大概十天就会死亡，死亡的征兆是病人有吞咽困难的症状出现；针刺时若误刺了胆，大概一天半就会死亡，死亡的征兆是病人有胆汁外泄且呕吐不止的现象出现。

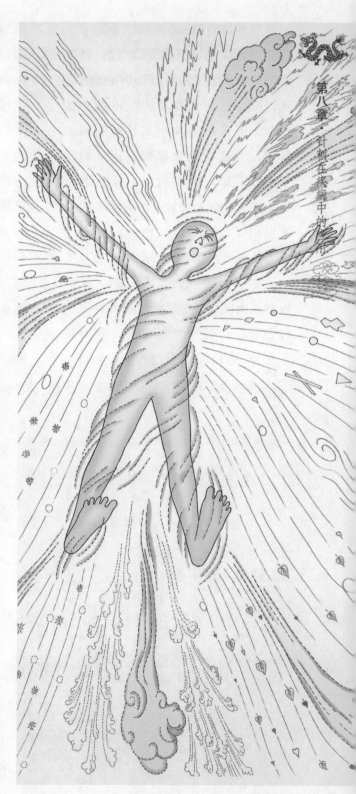

针刺脚背时，若误刺了大动脉，就会使病人流血不止而死亡；针刺面部时，若误刺了与眼睛相通的经脉，就会使病人双目失明；针刺头部时，若误刺了脑户穴且针刺深入骨髓，会使病人立即死亡；针刺舌下时，若刺入脉中过深，就会流血不止，导致病人失音；针刺脚下时，若误刺了足下布散的络脉，就会使血无法流出而形成肿胀。

针刺委中穴时，若针刺太深而误刺了大的血脉，就会使病人昏倒，脸色苍白；针刺气街穴时，若误刺了血脉，血液留滞于内而不得外出，鼠蹊部位就会瘀结为肿；针刺脊柱间时，若误刺了脊髓，就会使病人出现背弯曲的病变；针刺乳中穴时，若误刺了乳房，就会使病人出现乳房肿胀甚至腐蚀为疮的危险；针刺缺盆时，若误刺太深而伤及肺脏，肺气外泄，就会使病人出现喘息、咳嗽、气上逆的症状；针刺手上鱼际穴时，若刺入太深，就会使病人局部发生肿胀；针刺大腿内侧穴位时，若误刺了大的血脉，就会使病人流血不止而致死亡；针刺客主人穴时，若刺入过深，误刺了血脉，就会使病人耳底出脓甚至耳聋。

第九章

疾病的发生与传变

疾病的发生

人虽然很小心地保养自己的身体，但自然界的贼风邪气还是难免会侵袭人的身体，使人发病。病邪在进入体内后，有一定的传变规律，当传到一定程度后，人将必死无疑。所以，及时把握疾病的变化，了解各种病症的表现，对养生保健至关重要。

千百年来，古代医家在同疾病作斗争的过程中，通过对发病过程的反复观察，并经过临床实践的反复验证，逐步加深了对疾病发生、发展和转归的认识，并总结出了有关疾病发生、发展的基本理论和规律，从而有效地应用于中医学的临床实践。

中医学认为，疾病的发生，即是在某种致病因素的影响下，机体的"阴平阳秘"正常生理平衡被破坏，从而使"阴阳失调"所致。人体内在环境的平衡协调，以及人体与外界环境的整体统一，是人赖以生存的基础。而疾病的发生，则正是这种平衡协调遭到破坏的结果。在疾病的发生、发展过程中，致病因素所引起的各种病理性损害与人体正气抗损害的矛盾斗争，贯穿于疾病发展过程的始终；而正气与邪气矛盾双方的力量对比，决定着疾病发展的方向和结局。

疾病的发生，关系到人体正气和致病邪气两个方面。所谓正气，即是指人体的机能活动（包括脏腑、经络、气血等功能）和抗病修复（新生）能力；所谓邪气，泛指各种致病因素，如外感六淫、内伤七情、疠气、痰饮、瘀血及食积等。因此，中医发病学认为，任何疾病的发生都是在一定的条件下正邪相争的结果。整个疾病的过程，就是正邪相争的过程。在此过程中始终存在着"正""邪"之间的力量对比和消长盛衰变化，直接影响着疾病的发展和转归。

◎正气存内，邪不可干

中医发病学特别重视人体的"正气"，认为在一般情况下，人体正气旺盛或病邪毒力较弱，则邪气不易侵犯机体，或虽有侵袭，亦不至于发生疾病。此时，人体内部阴阳气血、脏腑经络的矛盾运动，其发展变化仍处于生理活动的范围，即"正能御邪"，故不发病。正如《素问·遗篇·刺法论》所说："正气存内，邪不可干。"

反之，如果人体正气虚弱，抗病能力低下，不足以抗御邪气，或病邪之毒力过强，则病邪即可乘虚而入侵，使体内矛盾运动的发展变化超出其生理活动的范围，从而导致机体脏腑组织阴阳气血的功能失调，即"正不胜邪"而发病。

◎邪之所凑，其气必虚

中医发病学认为，正气虚弱是疾病发生的内在根据，邪气是致病的条件。所谓正气虚弱不外两种情况。在这两种情况下，都可导致病邪入侵机体，使脏腑组织阴阳气血功能失调而发生疾病。所以说，疾病的发生，虽然关系到正与邪的两方面，但起决定作用的仍然是正气。正如《灵枢·百病始生》所说："风雨寒热，不得虚，邪不能独伤人。卒然逢疾风暴雨而不病者，盖无虚，故邪不能独伤人。此必因虚邪之风，与其身形，两虚相得，乃客其形。"故《素问·评热病论》说："邪之所凑，其气必虚。"其中"盖无虚"的"虚"，"其气必虚"的"虚"，都是指正气虚损。

中医学重视正气，强调正气在发病中的主导地位，但是亦应指出，中医发病学并不否认或排除邪气对疾病发生的重要作用。邪气虽然是发病的条件，但在一定的情况和条件下，甚至可以起主导作用，如高温灼伤、枪弹杀伤及虫兽咬伤等，即使是正气强盛，也难免被伤害。特别是那些具有较强传染性的"疫邪"，在一定条件下也能起到重要的致病反应，甚至导致疾病的大流行。所以，中医学的发病学说，既强调人体正气是疾病发生的内在根据，又不排除致病因素的重要作用。

人体正气的影响因素

人体正气的强弱，主要取决于体质因素、精神状态、生活环境和营养锻炼等几个方面。

体质主要是指人体个体素质的差异性。中医学认为，体质首先与先天禀赋有关，即父母的身体素质遗传或影响于后代，从而使其体质具有不同的特点，如《灵枢·寿夭刚柔》说："人之生也，有刚有柔，有弱有强，有短有长，有阴有阳。"意思是说人生在世，由于各人之禀赋不同，其性格有刚强、柔弱之分；其体质有强壮和瘦弱之别；其身形有长短之分；就其体质及生理功能活动来说则又有偏阴偏阳之别。而人体素质禀赋表现在生理上的差异性，对于发病亦有一定的意义。其次，身体发育或胖瘦的不同，对于体质的强弱亦有重要的影响，其发病情况、病理变化亦不相同。另外，一般还认为，阳虚或阴盛之体，感邪后易从寒化，即从阴而化寒，多反映为寒性病理变化，或为实寒证，或为虚寒证；阴虚或阳盛之体，感邪后易从热化，即从阳而化热，多反映为热性病理变化，或为实热证，

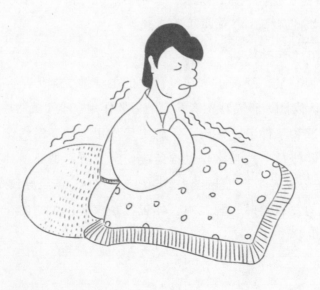

或为虚热证。年龄大小，体质不同，不同的年龄与疾病的发生亦有一定的关系。凡此种种，都说明体质与疾病发生、发展的关系是密不可分的。

精神因素可以直接影响脏腑阴阳气血的功能活动，同时，不良的精神状态也会影响人体的正气，从而易导致外邪的侵袭，如长期处于抑郁不畅的精神状态，会使人眠食俱废，形体衰弱，脏腑功能失调，气血运动阻滞，抗病能力低下，因此，要求病者树立信心，发扬乐观主义精神，以提高机体的抗病能力，去战胜疾病，从而达到邪退正复之目的。

由于人的居处和工作环境不同，还有不同的生活习惯，因此对于疾病的发生亦有一定的影响。如《素问·异法方宜论》指出，由于东、南、西、北、中五方地域的差异，气候不同，生活习惯不同，因此其所常发生的疾病亦各有其特殊性。这说明古代医家已经认识到不同的地理生活环境对于发病有着重要的影响。如居处潮湿或从事水湿作业之人，易患寒湿病证，而居处山区的人易患瘿瘤（即地方性缺碘性甲状腺肿）等。另外，中医学还认为久视伤血、久卧伤气、久坐伤肉、久立伤骨、久行伤筋，以及用脑

过度或思虑太过则伤心脾，用力过度或运动过度则伤肝肾，易致筋骨功能衰弱，等等，这对临床疾病诊断，尤其对是某些地方病或职业病的诊断，更具有重要的指导意义。

饮食营养和运动锻炼，是促进人体正气强盛、提高抗邪能力的重要方面。饮食营养丰富，吸收良好，则气血充足，正气旺盛，抗病能力正常，因此能抗御病邪之侵袭而不病。如果营养不良或饮食偏嗜，则必然造成气血的虚衰，正气不足而无力抗御邪气，以致发病。坚持劳动和体育锻炼，是气血通畅、体质增强、促进新陈代谢的重要途径。反之，如果不注意身体锻炼，就会使气血壅滞，筋骨柔弱，正气日衰，无力抗御病邪，而易发生疾病。

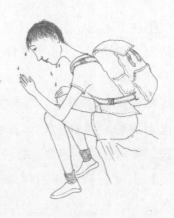

病邪在体内的传变规律

病邪在五脏时的表现

病邪在肺，就会有皮肤疼痛、恶寒发热、气逆而喘、出汗的症状，并因剧烈咳嗽而引起肩背疼痛。病邪在肝，就会有两胁疼痛、中焦脾胃寒气偏盛的症状。肝藏血，肝病会有瘀血停留积滞在体内，使得肝气不足以养筋，行走时就会出现小腿抽筋的现象，关节有时也会肿痛。病邪在脾胃，就会有肌肉疼痛的症状。如果阳气有余、阴气不足，那么胃腑阳热的邪盛就会使人感到胃中灼热，从而导致消化加快，使人容易饥饿；如果阳气不足、阴气有余，那么就会使人感到脾气虚寒，导致肠鸣腹痛；如果阴气和阳气都有余，就会导致邪气偏盛；如果阴气阳气都不足，就会导致正气不足，从而病发寒热。邪气在肾，就会有骨痛、阴痹的症状。阴痹就是身体疼痛的地方不固定，即使用手按压也不能确定疼痛的具体部位，会腹胀、腰痛、大便困难，肩、背、颈、项都出现屈伸不利的疼痛，而且经

常感到眩晕。病邪在心，就会心痛，情绪悲伤，时常有眩晕甚至昏倒的症状。

病邪在五脏时的治疗

病邪在肺时，治疗时应取胸部中部和外侧的腧穴，以及背部的第三胸椎旁的肺俞穴。针刺之前先用手快速地按压，患者有了舒适感以后再将针刺入。然后取缺盆正中间的天突穴，用来驱散肺中的邪气。病邪在肝时，治疗时应取足厥阴肝经的荥穴行间穴，用来引导郁结之气向下运行，便可缓解胁痛；补足三里穴用来温胃暖中，同时针刺本经的脉络以散除其中的瘀血，再刺双耳后的青络，以缓解牵引痛。病邪在脾胃时，不论是寒是热，都可以用针刺足阳明经的足三里穴来进行调治。病邪在肾时，治疗时应取涌泉、昆仑两穴，如果伴有瘀血的现象就用针刺使其出血。病邪在心时，治疗时应根据其阴阳气血的有余和不足，来确定如何取本经的俞穴，用补虚泻实的方法进行调治。

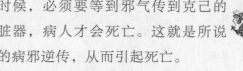

病邪在五脏的传播

五脏中的每一脏器，都是从其所生处接受病气，后又传给其所克的脏器，并将病邪留在生己的脏器，死于克己的脏器。当病人到要死的时候，必须要等到邪气传到克己的脏器，病人才会死亡。这就是所说的病邪逆传，从而引起死亡。

肝脏从心脏处接受病气，又将病气传于脾脏，停留在肾脏，当邪

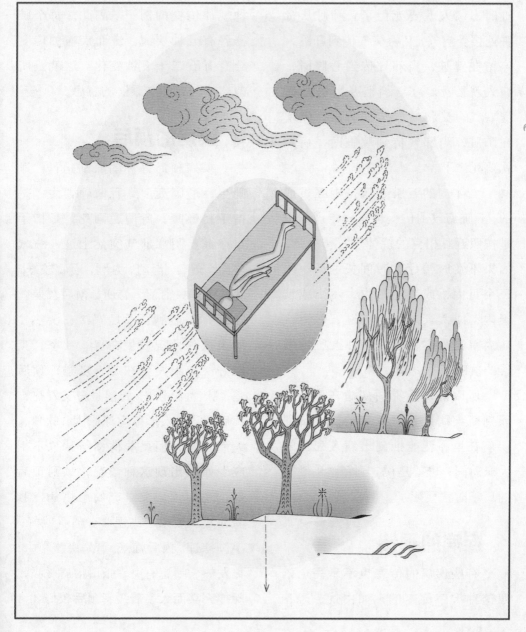

气传到肺脏时，病人就要死亡了。心脏从脾脏处接受病气，又将邪气传于肺脏，停留在肝脏，当邪气传到肾脏时，病人就要死亡了。脾脏从肺脏处接受病气，又将病气传到肾脏，停留在心脏，当邪气传到肝脏时，病人就要死亡了。肺脏从肾脏处接受病气，又将病气传到肝脏，停留在脾脏，当邪气传到心脏时，病人就要死亡了。肾脏从肝脏处接受病气，又将病气传到心脏，停留在肺脏，当邪气传到脾脏时，病人就要死亡了。

人体内的五脏之气是相互贯通的，五脏病气的传变也有一定规律，是按照五脏相克的规律进行传变的。如果不及时治疗，时间长的话，或三个月内，或六个月内，短则或三天内，或六天内，当传遍五脏时，病人就会死亡，这是病在五脏内顺传的次序。

所以说，能辨别疾病在表，就能判断疾病是从哪里来的；能辨别疾病在里，就能推测出病人死亡的大概时间，也就是说，到了"不胜"的日子时就要死了。

疾病的乘传

有些疾病的传变也不是完全依照这种次序传变的，如由忧、恐、悲、喜、怒五种情志因素引起的疾病。由于过喜伤心，心气虚，导致肾气乘心；大怒伤肝，导致肺气乘肝；过思伤脾，导致肝气乘脾；大恐伤肾，导致脾气乘肾；过忧伤肺，导致心气乘肺，这都是疾病不按这种规律传变的例子。因此，每个脏器各有五种疾病，进而疾病的传变会有五五二十五种变化。这就是所谓"传"，即"乘"的意思。

疾病的预后

疾病预后好坏的原则是："顺则生，逆则死。"所谓顺则生，是指手足温暖；所谓逆则死，是指手足寒凉。阴寒邪气突然上逆，脉气盛满、充实、滑利，为顺，预后较好；脉气虚弱、滞涩，为逆，预后较差。脉气充实盛满、手足寒冷、头热，如果这种情况发生在春、秋季，预后好；如果发生在冬、夏季，预后差。脉浮且涩滞，脉涩且身又发热，预后差。病人形体虚浮胀满，脉急、大而且坚，但尺肤枯涩与脉象不相应。如果出现这种情况，顺则预后好，逆则预后差。产妇患热病，脉悬而小。如果手脚温暖，预后就好；手脚寒凉，预后就差。产妇患脑卒中，见发热、喘息有声、张口抬肩呼吸、脉搏充实而大，兼缓者预后较好。

季节和时间变化对疾病的影响

邪气侵入人体会有各种病症表现，许多疾病在发生以后，有时病情减轻，病人精神清爽，有时病情又加重，这是由于时间变化使人体中的阳气发生了相应的盛衰变化而造成的。

四季变化对疾病的影响

春天阳气生发，夏天阳气隆盛，秋天阳气收敛，冬天阳气闭藏，这是四季中自然界阳气变化的一般规律。人体中的阳气也随季节发生相应的变化。把一昼夜划分为"四季"，早晨相当于春天，中午相当于夏天，傍晚相当于秋天，半夜相当于冬天。因此，早晨阳气刚刚生成，能够抵御邪气，邪气衰减，所以早晨病人病情减轻而感觉精神清爽；中午阳气逐渐隆盛，能够抵制邪气，所以病情安静；傍晚阳气开始衰退，邪气逐渐亢盛，所以病情加重；半夜人体的阳气潜藏于内脏，邪气独自居留于人身，所以病情最重。

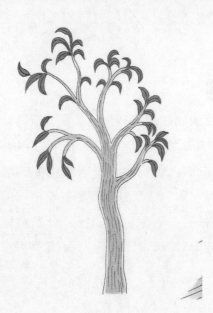

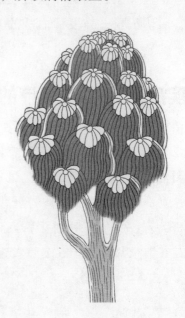

165

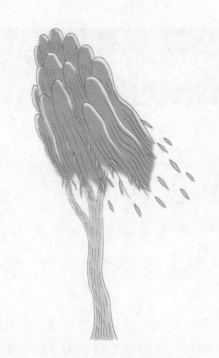
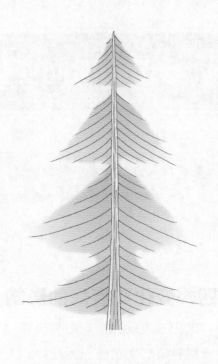

🐲 疾病在一天中的变化

有时疾病在一天中的轻重变化和上述情况不同，这是因为病情的变化不与四时的变化相对应，而是由脏腑本身的盛衰单独支配的。这类疾病也和时间有一定的关系，当某一内脏发病，其五行属性被时、日的五行属性所克的时候，病情最重；当发病内脏的五行属性克制时、日的五行属性的时候，病情就会减轻。

🐲 疾病的变化对治疗的影响

治疗时能根据日、时的五行配属与受病内脏的五行配属关系，施以补泻，以避免时日克脏，那么疾病就有治愈的希望了。顺应时气的盛衰且根据脏腑的虚实治疗的，就是高明的医生；不顺应时气的盛衰，不根据脏腑的虚实治疗的，就是粗率的医生。体有肝、心、脾、肺、肾五脏，五脏各有相应的色、时、日、音、味的五种变化，五种变化都有井、荥、输、经、合五种腧穴，所以五五相乘共有二十五个腧穴，分别与春、夏、长夏、秋、冬五季相对应。

从外表推测体内的病变

体内的病变可以通过观察病人的面色和脉诊来获知，详细审察尺肤的缓急、小大、滑涩，肌肉的坚实与脆弱，就可以确定属于哪一类的病症了。

❀ 尺肤诊断法

尺肤肌肉瘦弱松软、身体倦怠、嗜睡、卧床不起、肌肉消瘦的，是寒热虚劳之病，不容易治愈。尺肤肌肉润滑如油膏，多为风病。尺肤肌肉滞涩，多为风痹。尺部肌肤粗糙不润，像干枯的鱼鳞，是脾土虚衰、水饮不化的溢饮病。尺肤肌肉发热很甚，而且脉象躁动盛大，多为温病；如果见脉象盛大而滑利但不躁动，是病邪将被驱出的征象。尺部肌肤寒冷不温、脉细小无力，是泄泻或气虚的病症。尺肤肌肉高热，而且先热后冷，多属寒热疾病。尺肤肌肉寒凉，如果按之过久即发热，也是多属寒热疾病。肘部皮肤单独发热，标志着腰以上有热象；只是手腕皮肤发热，表明腰以下发热；肘关节前面发热，标志着胸膺部有热象。肘后单独发热，表明肩背部发热；臂部中间发热，表明腰腹部发热；肘后缘以下三四寸的部位发热；表明病人肠中有虫；掌中发热，表明病人腹中发热；掌心寒冷，是腹中有寒象的表现。手鱼际白肉处显青紫脉络的，标志着胃中有寒邪。

❀ 眼睛诊断法

眼睛发红，说明病在心；眼中出现白色，病多在肺；眼中出现青色，病在肝；眼中出现黄色，病多在脾；眼中黑色，病在肾；如果眼中出现黄色而且兼见其他各色，辨认不清，多为病在胸中。诊察眼睛的疾病时，如果发现有赤色的络脉从上向下发展的，属于太阳经的病；如果见眼中有赤色络脉从下向上的，属阳明经的病；如果见眼中有赤色络脉从外向内的，属少阳经的病。

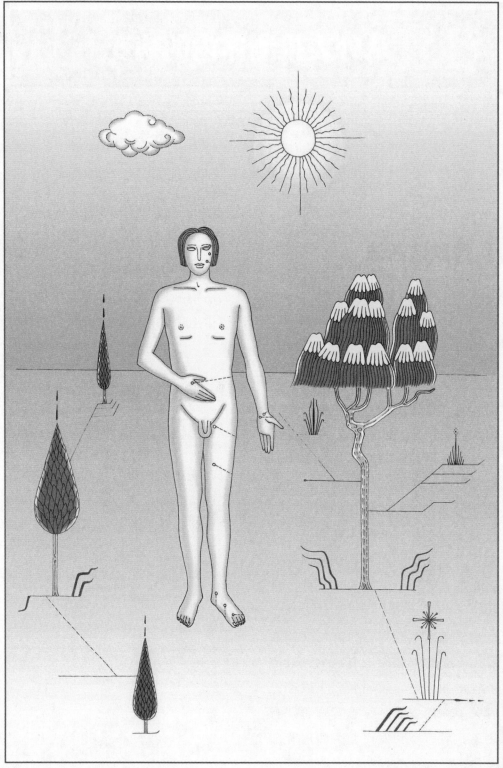

伤寒病的传变与治疗

凡是外感发热性疾病，都属于伤寒类疾病，但是有的可以痊愈，有的却导致死亡。死亡大都在起病后的七日之内，而痊愈的大多数人都要到起病的十天以后。

✺ 伤寒在六经的传变

人体被寒邪伤害，第一天是太阳经受邪气侵袭而发病，症状为头颈部疼痛，腰背僵硬不舒服。第二天，病邪从太阳经传入阳明经，阳明经主管全身肌肉，它的经脉挟鼻，络于目。阳明经气不利，病人会出现身体发热、眼睛疼痛、鼻孔干燥、不能安睡等症状。第三天，病邪由阳明经传入少阳经，少阳主骨，它的经脉沿着两肋行走，向上络于耳。邪气沿着经脉向上侵袭就会出现胸胁疼痛、耳聋等症状。三阳经脉均受到病邪的侵袭，但邪气还没有内传至脏腑时，可以用发汗的方法治疗。第四天，病邪由少阳经传入太阴经，太阴经脉分布在胃中，向上与咽喉部位相连。太阴经病变会出现腹中胀满、咽喉干燥等症状。第五天，病邪由太阴经传入少阴经，

少阴经贯通肾脏，络于肺，向上连系舌根部。少阴经病变，病人会有口舌干燥、口渴等症状。第六天，病邪由少阴经传入厥阴经，厥阴经脉环绕阴器，络于肝。厥阴经病变，病人会出现烦闷不安、阴囊收缩等症状。如果三阴经、三阳经以及五脏六腑均受到邪气的侵袭，致使全身营卫气血不能正常运行，五脏精气闭阻不通，便会死亡。如果不是表里两条经脉同时感受寒邪而发病，那么到第七天，太阳经脉的病邪开始衰退，头痛症状就会稍微减轻。到第八天，阳明经的病邪减退，身体热度逐渐退下来。到第九天，少阳经脉的病邪开始衰退，听力渐渐恢复。到第十天，太阴经脉的病邪开始衰退，腹部胀满症状逐渐减轻，食欲好转。到第十一天，少阴经的病邪开始衰退，口不渴了，舌不干

了，还打着喷嚏。到第十二天，厥阴经脉的病邪开始衰退，阴囊舒缓，小腹也微微松弛。邪气消退，疾病便一天天好转。伤寒病的治疗，一般发病不超过三天的，可以用汗法治疗；发病时间已超过三天的，则病邪已入里，可以用泻法治疗。

🦎 五脏热病的变化与治疗

热病是指由热邪引起的疾病，五脏都会出现热病。出现热病时的症状、病情变化与治疗方法如下。

肝脏热病的症状首先是小便黄、腹部疼痛、想睡、身体发热；如果热邪亢盛，病情加重，可能出现神志不清、语言错乱、惊恐不安、胁部发胀疼痛、手足躁动、不能安卧等症状。心脏热病，病人首先是心里不高兴，数日后才会身体发热，热邪亢盛，心中突然疼痛、烦闷、呕吐、头痛、面部红赤。脾脏热病，病人首先感觉头重，面颊疼痛，心烦，颜面色青，想呕吐，身体发热；如果热邪亢盛，病情加重，可能出现腰痛不能俯仰、腹部发胀、腹泻、下颌两侧疼痛等症状。肺脏热病，患者首先感觉寒冷、毫毛竖起、怕风、舌苔发黄、身体发热等症状；如果热邪亢盛，便会气喘咳嗽，胸背部疼痛，不能深呼吸，头痛非常

厉害，汗出而冷。肾脏热病，患者往往先出现腰痛、小腿发酸、口渴、总想喝水、身体发热等症状；如果气机逆乱，那么便会感觉后项疼痛、头晕心慌。

肝脏热病每逢庚辛日，病情加重，甲乙日便出大汗，如果气机逆乱，那么庚辛日病人就要死亡。治疗时应当针刺足厥阴肝经及足少阳胆经的穴位。心脏热病在壬癸日（属水）病情会加重，丙丁日出大汗，如果气机逆乱，那么壬癸日病人就要死亡。可以针刺手少阴心经和手太阳小肠经的穴位进行治疗。脾脏热病每逢甲乙日，病情加重，戊己日出大汗，如果气机逆乱，那么甲乙日病人就会死亡。可以针刺足太阴脾经和足阳明胃经的穴位进行治疗。肺脏热病邪特别严重，病人的正气又非常虚弱，不能支持，那么在丙丁日就会死亡。治疗时应当针刺手太阴肺和手阳明大肠两条经脉，络脉胀起的部位出血，热势立即可退。肾脏热病每逢戊己日，病情加重，壬癸日出大汗，如果气机逆乱，戊己日病人就要死亡。肾在五行中属水，受土的克制，所以在戊己日（属土）病情会加重。

厥病有寒厥病和热厥病之分，寒厥病总是起于脚趾，热厥病总是

起于脚心，这与阴阳之气在脚部的运行和交汇有关。寒阳经之气起于脚第五趾的外侧，阳气胜而阴气不足，阳经之气侵入阴经的位置，造成热厥病，热厥病总是从脚心开始发热。阴经之气在脚心相聚，阴气胜而阳气不足，阴经之气侵入阳经的位置，造成寒厥病，寒厥病总是从脚趾开始发冷。

疟疾是由风邪入侵，导致体内阴阳之气失调所致。疟疾呈周期性发作，这是由体内阴阳之气在体内的运行规律所决定的。疟疾开始发作的时候，首先是汗毛竖起、四肢伸展、频频打呵欠、恶寒战栗、两颔鼓动、上下牙相撞击、腰与脊背都疼痛等。这些怕冷的症状之后，身体又开始发热，并出现头痛，像要裂开一样，口渴、想喝冷水等症状。这是阴阳之气上下相争、互相转移合并、虚实交替造成的。阳气合并到阴中，于是阴偏实而阳偏虚；阳明气虚，便出现鼓颔、寒战等症状；太阳气虚，便出现腰背、头项疼痛等症状；如果三条阳经经气都虚，则阴气就过于亢盛，会感到寒

冷彻骨，而且疼痛。寒邪从内部产生，所以病人里外都感觉寒冷。阳气偏盛时，体表发热；阴气虚少时，体内发热。内外均热，便呼吸急促、口渴、总想喝冷水等。

夏天感受了严重的暑热，出汗多，汗孔张开，如果此时洗浴或乘凉，寒气就乘机侵入藏伏在汗孔皮肤里，到秋天再受到风邪的侵袭，就会形成疟疾。由于是先受了寒邪，后受了风邪，所以发作时先恶寒而后发热。这种病的发作有固定时间，病名叫“寒疟”。还有一种疟疾的发作，是先发热而后恶寒，这种病人先被风邪侵袭，而后才被寒邪侵袭，所以表现出先热后寒的症状，这种病叫“温疟”。如果只出现发热而不见恶寒的，是因为阴气先败绝，阳气独旺，病人还表现出气不足、烦闷、手脚发热、总想呕吐的症状，病名叫“瘅疟”。

疟疾在一年四季都可发病。通常，在秋天发的疟疾，寒冷的症状较严重；冬天发的疟疾，表现为寒不重；春天发的疟疾，有怕风的症状；夏天发的疟疾，表现为汗多。

五脏六腑的咳嗽

　　脏腑在其各自所主的时令感受外界寒邪，又将这种邪气传给肺，会引起咳嗽。不同的脏腑器官发病引起的咳嗽原理不同，且表现也不一样。

五脏咳

　　人体的皮肤毫毛和肺脏有特殊的联系，所以肺与皮毛是内外互相配合的。如果皮毛受了外界的寒邪，便会向内传到肺。吃了寒冷的食物，寒邪通过肺的经脉向上侵袭到肺，形成肺寒。这样内外寒邪相合，寒邪停留于肺脏，肺气上逆，就形成了肺咳。至于五脏的咳嗽，是由于五脏各自在所主管的季节受邪气侵袭，发病而产生咳嗽。因此，如果不是在肺脏所主管的秋季发生咳嗽，则是其他脏腑受邪气而转移到肺，引起咳嗽。

六腑咳

　　五脏咳嗽长久不愈，就会传给六腑。如果脾咳长久不愈，胃就会受到影响而发病。胃咳的表现为咳嗽时呕吐，严重时会吐出蛔虫。如果肝咳长期不愈，就会传给胆，形成胆咳。胆咳的表现为咳嗽时呕吐胆汁。肺咳长期不愈，就会传给大肠形成大肠咳。大肠咳的表现为咳嗽时大便失禁。心咳长久不愈，小肠就会受到影响而发病。小肠咳的症状是咳嗽时多放屁，且往往是咳嗽的同时放屁。肾咳长久不愈，膀胱就会受到影响而发病。膀胱咳的症状是咳嗽时小便失禁。以上各种咳嗽如果长期不愈，就会传给三焦，形成三焦咳，三焦咳的表现为咳嗽时腹部胀满，不想饮食。以上这些咳嗽，最终都会影响到脾胃，并影响到肺，从而出现咳嗽气逆、流鼻涕、痰液多、面部浮肿等症状。

咳嗽的治疗

　　治疗五脏咳，可多针刺各脏的俞穴；治疗六腑咳，则针刺各腑的合穴；凡咳嗽所引起的浮肿，治疗时要针刺各经的经穴。

各种疼痛的产生与辨别

疼痛有许多种，有疼痛突然停止的，有疼痛剧烈而持续的，有疼痛很厉害不能按摩的，有疼痛触按后就会停止的，有疼痛按摩没有作用的等。这些疼痛的症状表现和区分方法如下。

寒邪停留于脉外，则经脉受寒，经脉受寒则引起经脉收缩而不伸展。如此则经脉拘急，经脉拘急便牵引外部的小络脉，所以突然出现疼痛。但只要得到温暖，经脉就会舒张开，气血运行通畅，疼痛就立即停止。若反复受了寒邪，则会经久不愈。寒邪停留于经脉之中，与人体热气相搏结，于是经脉盛满，脉中邪气充实，所以疼痛剧烈，不可触按。寒邪停留于肠胃之间、膜原之下，血气凝聚而不散，小的络脉拘急牵引，因而出现疼痛，用手按压时血气得以散开，所以按压时疼痛可以停止。如果寒邪处于督脉，那就按压不到。如果寒邪侵入冲脉，冲脉是从关元穴起，随腹直上，如果寒邪侵入，使冲脉中的气血运行不能畅通。由于冲脉多气血，热气郁结

日久向上逆行，所以病人腹痛，按压时能感觉到跳动应手。

寒邪停留于背俞经脉，血气凝塞而不畅流，血气凝塞则血虚，血虚于是感觉疼痛。背俞与心相连，所以心与背牵引而痛，用手按压时热气可以到达病所，热气到达病处，因而疼痛停止。如果寒邪停留于小肠膜原之间，络脉之中的血液凝塞，不能注入大的经脉，血气停留而不能畅行，时间久了就会成为积聚。如果寒邪侵入五脏，逼迫五脏阳气上逆，使阴气阻绝不通，阴阳之气不能正常衔接，会出现突然疼痛、昏迷不醒的症状。如果阳气复返，即可苏醒。寒气停留于肠胃，胃气厥逆上行，所以疼痛而兼呕吐。寒邪停留于小肠，小肠功能失常，水谷不能久留，所以腹痛而兼腹泻。而热邪会耗损肠中的水液，使病人口干舌燥，大便坚硬难出，出现腹痛而且便秘的症状。

艾灸疗法：疼痛多是由于身体受到了寒邪的侵袭，而用艾灸可以很好地对抗寒邪。艾灸是用艾绒做

成大小不同的艾炷，或用纸卷成艾条，在穴位上或疼痛处烧灼熏蒸的一种治疗方法。下面是几种常用的灸法：

隔姜灸

用大片生姜，上放艾炷烧灼，一般可灸3～5壮。除隔姜灸外，还有隔蒜片灸、隔盐灸、隔附子片灸等。

艾条灸

用艾绒卷成直径1.5～2厘米的艾条，一端点燃后熏灸患处，但不碰到皮肤。一般可灸10～15分钟。

温针灸

在针刺之后，用针尾裹上艾绒点燃加温，可烧1～5次。

各经脉病变引起的腰痛

《黄帝内经》讲究对症治病，治病之前先探求发病原因。腰痛的发生可能有多种原因，六经病变、奇经八脉病变等都可能导致腰痛。其发病时的表现与治疗方法如下。

足太阳膀胱经发生病变后所产生的腰痛会牵拉后项、脊背、尾椎等处，如同背负重物。治疗应针刺足太阳经的委中穴，使之出血，如果在春季，就不要刺出血。足少阳胆经发生病变后所产生的腰痛，就像用针扎皮肤一样疼痛，并逐渐加重，身体不能俯仰，也不能转头看东西。治疗应针刺足少阳经的阳陵泉穴，使之出血，如果在夏季，就

不要刺出血。足阳明胃经发生病变后所产生的腰痛，疼痛时不能转头看东西。治疗应针刺阳明经的足三里穴三次，要刺出血，使上下气血协调平和，如果是在秋季，就不要刺出血。足少阴经的病变所引起的腰痛，疼痛牵连着脊柱。治疗可针刺足少阴经的复溜穴两次，如果是在春季，就不要针刺出血，如果出血太多，血气就不容易恢复。足厥阴经的病变所引起的腰痛，疼痛时病人身体痉挛拘急，像弓弦张开一样。治疗可以针刺厥阴经脉，在小腿肚与足跟之间鱼腹外侧，以手触摸有如串珠的地方针刺。这种病常使人沉默少语、精神不振，要针刺三次。

解脉发生病变所产生的腰痛，疼痛时牵拉肩部，眼睛视物不清，经常遗尿。治疗应针刺解脉在膝后筋肉分间处。同阴脉发生病变所产生的腰痛，疼痛时像有一把小锤子在腰里捶打一样胀闷疼痛。治疗时应针刺同阴脉在足踝上端绝骨尽处的阳辅穴。衡络脉发生病变所产生的腰痛，疼痛时身体不能俯仰。治疗时可针刺离臀下横纹数寸的委阳、殷门二穴。飞阳脉病变所引起的腰痛，疼痛处经脉发生肿胀，疼痛剧烈时病人感到悲伤和恐惧。治疗时可以针刺飞阳脉，部位在内踝上五寸。昌阳脉病变所引起的腰痛，疼痛时牵连到胸部，两眼视物模糊不清，不能说话。治疗时可以针刺筋内侧的复溜穴二次。

风邪、寒邪、湿邪三种邪气错杂在一起，如果同时侵袭人体就会形成痹证。其中，风邪占主导地位的形成行痹，寒邪占主导地位的形成痛痹，湿邪占主导地位的就形成着痹。

根据发病原因可以将痹证分为五种：在冬季受了风、寒、湿三种邪气所形成的痹证叫作骨痹，在春季受了风、寒、湿三种邪气所形成的痹证叫作筋痹，在夏季受了风、寒、湿三种邪气所形成的痹证叫作脉痹，在长夏季节受了风、寒、湿三种邪气所形成的痹证叫作肌痹，在秋季受了风、寒、湿三种邪气所形成的痹证叫作皮痹。

五脏六腑的痹证

所谓五脏痹证，是五脏在各自所主的季节里，再次受风、寒、湿三种邪气侵入所形成的。人体五脏与皮、肉、筋、骨、脉是表里相合的，如果病邪长期滞留在体表而不离去，就会内传侵入相应的脏腑。患骨痹长久而不愈，再次感受病邪，邪气就会内藏于肾；筋痹长久而不愈，再次感受病邪，邪气就会内藏于肝；脉痹长久而不愈，再次感受病邪，邪气就会内藏于心；肌痹长久而不愈，再次感受病邪，气就会内藏于脾；皮痹长久而不愈，再次感受病邪，邪气就会内藏于肺。

营气、卫气与痹证

营气是水谷的精气，它调和散布于五脏六腑中；卫气是水谷的剽悍之气，它运行迅疾，只能运行于皮肤表层。如果营气和卫气运行失常，人体就会产生疾病；如果营气和卫气运行正常，人体经气不与风、寒、湿三种邪气相搏结，就不会形成痹证。

痿证的形成与治疗

痿证的形成是由于五脏感受了热邪，使体内精血受损，肌肉筋脉失养而导致的肢体弛缓、软弱无力，甚至瘫痪的一种病症。五脏的病变都能使人得痿证，形成脉痿、筋痿、肉痿、骨痿等。

五脏的病变都能使人得痿证，这是因为，肺主全身皮毛，心主全身血脉，肝主全身筋膜，脾主全身肌肉，肾主骨髓。所以肺脏感染热邪，就会使肺叶焦枯，皮毛变得虚弱、干枯而不润，严重的就形成痿症。心脏感染热邪，下肢经脉的血气向上逆行，致使下肢经脉的血气空虚，便形成了脉痿，关节如同被折断，脚和小腿的肌肉软弱无力而不能行走。肝脏感染热邪，则胆气外泄而使口中发苦，筋脉受损干燥，筋脉拘急，从而形成筋痿。脾脏感染热邪，则胃中津液干枯而且口渴，肌肉麻痹没有知觉，形成肉痿。肾脏感染热邪，肾精耗竭，骨髓减少，腰脊不能屈伸，就会形成骨痿。

肺脏在五脏之中的作用最重要，位置在心脏之上，是各脏之长。若精神空虚，欲望又得不到满足，就会使肺脏之中的气血运行不畅而演化成其他疾病，进而产生肺热使肺叶焦枯，所以说，五脏均是由于肺脏感染热邪，肺叶焦枯而产生痿躄的，就是这个道理。肺脏感染热邪，则面色发白，皮毛焦枯；心脏感染热邪，则面色发红，络脉充血；肝脏感染热邪，则面色发青，指（趾）甲枯槁；脾脏感染热邪，则面色发黄，肌肉软弱；肾脏感染热邪，则面色发黑，牙齿枯槁松动。

痿证的治疗应针刺病变的经脉，调补发病经脉的荥穴，疏通各经的腧穴，调整虚实以及病情的逆顺。无论是筋、脉、骨、肉痿中的哪一种，根据相应的脏腑之气偏旺的月份进行针刺，病就容易治愈。

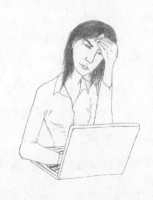

第十章 《黄帝内经》中的病因病机学说

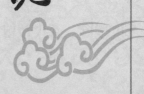

病因病机学说是中医学关于疾病的理论知识，包括病因、发病与病机三部分内容。

疾病产生的因素

《灵枢·百病始生》："夫百病之始生也，皆生于风雨寒暑，清湿喜怒。喜怒不节则伤脏，风雨则伤上，清湿则伤下。三部之气，所伤异类，愿闻其会。岐伯曰：三部之气各不同，或起于阴，或起于阳，请言其方。喜怒不节则伤，脏伤则病起于阴也。清湿袭虚，则病起于下。风雨袭虚，则病起于上。是谓三部。"《素问·调经论》："夫邪之生也，或生于阴，或生于阳。其生于阳者，得之风雨寒暑。其生于阴者，得之饮食居处，阴阳喜怒。"《灵枢·百病始生》："忧思伤心，重寒伤肺，忿怒伤肝，醉以入房，汗出当风伤脾，用力过度，若入汗出则伤肾，此内外三部之所生病者也。"

《黄帝内经》在《素问·生气通天论》《素问·调经论》《灵枢·百病始生》《素问·至真要大论》《素问·玉机真脏论》《素问·举痛论》等篇对疾病发生的原因和发生机理进行了论述，认为疾病发生的原因有外感时邪、情志过激、饮食失调、劳逸失度、起居无节、房事所伤及跌扑所伤等。这些认识被后世医家继承发展，并逐步形成了中医病因理论的三因说。

现代医学认为，凡是能引起疾病发生并决定疾病特异性的体内外因素都可称为"致病因素"，简称为"病因"，并将其归为七大类：生物性因素、理化性因素、营养性因素、遗传性因素、先天性因素、免疫性因素和其他因素。

病因学说是研究各种致病因素的性质和致病特点的学说。中医学认为：疾病的发生是致病因素作用于人体后，正常生理活动遭到了破坏，导致脏腑经络、阴阳气血失调所致。病因可分为六淫（风、寒、暑、湿、燥、火）、疫疠、七情（喜、怒、忧、思、悲、恐、惊）、饮食失宜、劳逸失当、外伤、胎传等。中医学对病因的认识，是通过对患者的症状、体征进行分析推求而得来的，并能为治疗用药提供依据，这种方法称之为审证求因或辨证求因。按照症状、体征、证候来建立病因概念，是中医学确认病因的特殊标准和主要特点。

《黄帝内经》将能导致机体发生疾病的六气称为六淫。气候的变化与人体疾病的发生有密切的联系，但异常的气候变化并非使所有人都发病，有的人能适应这种异常变化就不发病，而有的人不能适应这种异常变化就发病。同一气候变化，对于后者来说，便是六淫，在这里起决定作用的是人们体质的差异和正气的强弱。只有在人体的正气不足、抵抗力下降时，六气才能成为致病因素，才会侵犯人体而发病。与外感六淫相对应的是内生五邪，即内风、内寒、内湿、内燥、内热等五种病理变化，它们是由于脏腑阴阳气血失调所产生的。

六淫

《素问·至真要大论》："夫百病之生也，皆生于风寒湿暑燥火，以之化之变也。"《黄帝内经》认为，六淫致病因素作用于人体之后，病变往往出现于体表阳分，并逐步传

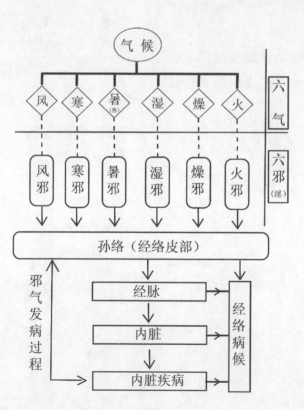

变入里，故《黄帝内经》称之为"病发于阳"，后世则称之为"外感"，外感六淫邪气导致的疾病则称为"外感病"。外感六淫的致病特点是先伤卫外阳气，趋势是由表入里、由浅入深。另外，还有一类与六淫相似的外感病邪，即疫疠和毒邪，它们致病的特点是发展变化速度快，且多不循常理。

风邪

《素问·风论》："风者百病之长也，至其变化乃为他病也，无常方，然致有风气也。"《素问·太阴阳明论》说："故犯贼风虚邪者，阳受之。"又曰："伤于风者，上先受之。"

自然界的风是气温和气压变化引起的大气流动。风流动性大，变化多端，无孔不入，穿透性强，易向上、向外扩散。风为春季主气，风邪引起的疾病虽以春季为多，但不限于春季，其他季节亦可发生。中医认为，风邪是外感六淫中最易引起其他病邪共同作用于人体，因此说"风为百病之始"。当气候反常，超过人体的生理适应和调节能力，或人体卫气虚弱、抵抗力低下，或淋雨、汗出当风等，都可感受风邪而生病。

风为阳邪，其性轻扬。具有向上向外、升发开泄的特性，易袭人体阳位。风性开泄，是指风邪易使人体腠理疏泄而张开，使其液外泄，出现汗出、恶风等症状。阳位是指人体上部、阳经和肌表。风邪侵袭，又称伤风，常见的症状是头昏头痛，

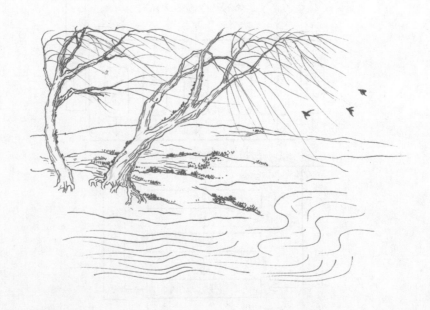

或面浮肿，或恶风寒、发热，或咳嗽、鼻塞、流涕，或脉浮等。现代的疾病有很多与伤风有关的，如感冒、咽炎、哮喘、气管炎、荨麻疹、关节肿痛等。风邪还多兼夹其他邪气疾病，常为外感疾病发生的初始原因。

风性善行而数变。《素问·风论》说："风者善行而数变。""善行"是指风本是气之剧烈运动，故常其致病有病位游移、行走无定处的特性。在痹症中，"其风气胜者为行痹"。行痹即肌肉酸痛，或关节疼痛游走而无定处。"数变"为变化多端，风邪为病，多变化迅速无常。如荨麻疹这样的病，发病部位不定，就是风邪致病而呈现"数变"的特点。

风为百病之长。《素问·风论》提出"风者百病之长"的观点，说明风邪是六淫中最常见、最易中人之邪，凡寒、暑、湿、燥、热诸邪，常依附风邪而侵入人体，如外感风寒、风热等。所以说，风邪常为外邪致病的先导。

风性主动。《素问·阴阳应象大论》说："风胜则动。""动"是指风有使物体及人体动摇的特点。感受风邪，人体可出现眩晕、口噤、项强、肌肉抽动、四肢抽搐、角弓反张等症状，称为动风。风有内风

和外风的不同。若有内热、痰浊、阴虚、血虚或脾虚等病机存在，并影响气运行时，可以化生内风；而外感风热等病邪，邪气亢盛时，也可表现为动风的证候，则属外风。《素问·至真要大论》说，"诸风掉眩，皆属于肝""诸暴强直，皆属于风"，都是指风邪的这一特性。

伤于风邪，由于风性善行数变，风邪阻滞阳气，还可见四肢水肿，且肿的部位不固定，具有游走的特点。风邪入侵关节，则见关节疼痛且痛处游走不定。

寒邪

《素问·举痛论》说："寒则气收。"《素问·举痛论》说："寒气入经而稽迟，泣而不行，客于脉外则血少，客于脉中则气不通，故卒然而痛。"寒为冬季主气，冬季

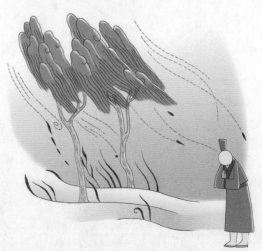

气候寒冷，可使物体凝滞、收引，如果不注意防寒保暖，最容易感受寒邪。此外，涉水淋雨，或汗出当风，或其他季节气温骤降，也会使人感受寒邪。寒邪致病，因其所伤部位不同，有伤寒、中寒之别。寒邪外侵，伤于肌表，郁遏卫阳，称为伤寒；寒邪直中于里，伤及脏腑阳气，称为中寒。寒邪的性质特点如下。

寒为阴邪，易伤阳气。寒和热是相对的，为阴或阳偏盛的表现。《素问·阴阳应象大论》说，"阴胜则阳病""阴胜则寒"。因此，感受寒邪，易伤人体阳气，表现为阴寒偏盛的寒证。寒邪侵袭肌表，卫阳被遏，则出现恶寒、发热、无汗、脉浮等表寒证。寒邪直中太阴，损伤脾阳，则出现脘腹冷痛、呕吐、腹泻等里寒证。寒邪直中少阴，心肾阳气受损，则出现恶寒蜷卧、手足厥冷、下利清谷、小便清长、精神萎靡、脉微细等里虚寒证。

寒性凝滞而主痛。凝滞，即凝结、阻滞不通之意。人身气血津液之所以能运行不息、畅通无阻，全赖阳气的温煦和推动。若寒邪侵入人体，阳气受损或被抑制，温煦推动功能减弱，使经脉气血阻滞，津液运行、输布失常，则变生气滞、血淤、痰浊、内湿等，并可引起各种头痛，如头项强痛、身痛、关节疼痛、腹痛等。《素问·举痛论》说："寒气入经而稽迟，泣而不行，客于脉外则血少，客于脉中则气不痛，故卒然而痛。"有风湿患者，早期在反复受凉、淋雨后，渐感关节疼痛，尤以手足小关节为甚，恶寒，早晨感觉活动不自如，天气变化或

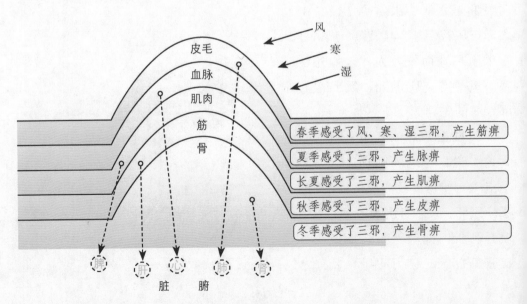

劳累后疼痛加重，从中医角度上讲，就是寒邪侵袭经脉，经脉阻滞不通所形成的痹症。

寒性收引。收引，即收缩牵引之意。《素问·举痛论》说："寒则气收。"又曰："寒气客于脉外则脉寒，脉寒则蜷缩，蜷缩则脉绌急，绌急则外引小络，故卒然而痛。"《灵枢·岁露》说："寒则皮肤急而腠理闭。"所以，当人体感受寒邪后，常出现皮肤腠理收缩、汗孔闭塞、筋脉牵引拘急等症状。如寒邪侵袭肌表，见恶寒发热、无汗、头身痛、关节屈伸不利等。

伤于寒邪，由于寒邪凝滞，阻于肌表，阳气被寒邪束缚，而运行不畅，因此可出现发热。这时发热是阳气抗泻的表现，所以即便高热，也不代表疾病的发展和预后不良，只要出汗，邪气得解，热就能退。这也就是《素问·热论》所说："人之伤于寒也，则为病热，热虽甚不死；其两感于寒而病者，必不免于死。"此即判断发热是否为两感才是判别生死的依据。

暑邪

《素问·热论》说："先夏至日者为病温，后夏至日者为病暑。"即夏季的温热病，夏至前发病的称为温病，夏至后、立秋前发病，则

为暑邪所致的暑病。但在临床上，由外感而引发的温热病，不只限于夏季，其他季节均可发生，如春天有春温，夏秋之交有暑温，秋天有温燥，冬天有冬温。当然，温热病不只是由于气候温热所致，还与气候异常变化和人体的反应状态有关。《黄帝内经》以夏至前或夏至后发病的不同来区分温病和暑病，从气温变化来概括疾病的病理规律，即暑病不同于温病的主要原因是由于暑病在气温较高的条件下发生，因此高温环境是暑病发生的基础。

暑为夏季主气，是夏季火热之气所化。《素问·五运行大论》说，"其在天为热，在地为火……其性为暑""暑胜则地热"，故夏天的火热之气便是暑邪。暑邪致病有明显的季节性，《时病论·卷四》说："其时天暑地热，人在其中，感之皆称属病。"暑邪和火、热邪气均为阳邪，虽然它们的发病性质相似，但暑病只有外感，没有内生。《黄帝内经》将其分为阴暑和阳暑两类。《素问·生气通天论》说："因于属，汗，烦则喘咳，静则多言。""烦则喘咳"就是阳暑，"静则多言"则是阴暑。阴暑和阳暑都是暑热病，只是临床表现有所不同，这种不同与患者体质或感受邪气的多少有关。

暑邪的性质和致病特点如下。

暑性炎热。暑为夏季火热之气所化，故为阳邪。暑邪伤人多出现阳热亢盛的一系列症状，如高热、面赤、心烦、汗出、身热、脉虚，并分为伤暑、中暑和暑闭。伤暑是感受暑邪较轻，仅表现为烦热、口渴；中暑是感受暑邪较重，汗大出，昏愦不醒，或心烦、喘、渴、妄言；暑闭是内伏暑气，而外被风寒闭之，其症状是头痛、身痛、发热恶寒、口渴、心烦。

暑性升散，易伤津气。故暑邪侵入人体，使腠理开泄而为多汗。汗多则易耗伤津液，故见口渴喜饮、尿短赤等。汗多则气随汗泄，致气虚，而见气短、乏力、体倦等症状。

《素问·举痛论》说："炅则腠理开，荣卫通，汗大泄，故气泄矣。"

暑多夹湿。因夏季气候炎热，且多雨，天暑下逼，地湿上蒸，故常见暑湿相兼为病。主要表现为身热不扬，烦渴，身重倦怠，胸闷，呕恶，大便溏泄，小便短赤，舌苔厚腻等。暑多夹湿，但并非"暑必兼湿"。

伤于暑邪，外感暑热，则因暑性升散，而使腠理开泄，大量出汗，既耗伤阴津，又损伤阳气，因此会出现烦躁、喘咳，或扰及心神而出现言语错乱等表现。暑病安静不躁扰，这种情况是指阴暑，而上面的"烦"，指的是阳暑。

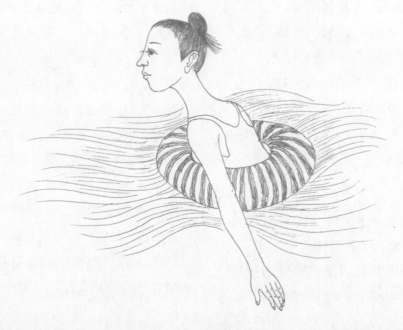

湿邪

湿为长夏主气，此时天之阳热下降，地之湿气上腾，在多雨潮湿的季节，湿热熏蒸，人在其中最易感受湿邪。涉水淋雨、水上作业，或久居潮湿之地，或长期在潮湿环境中工作，或汗出衣湿，均可感受湿邪而为病。此外，脾失健运，水湿内停，也易招致湿邪为病。湿为阴邪，湿的自然特性是重浊、黏滞、趋下。湿邪的性质和致病特点如下。

湿为阴邪，易阻遏阳气。湿邪类水，故属阴。"阴胜则阳病"，湿气归脾，故湿邪特别易伤脾阳，影响脾胃气机的升降和运化功能，出现胃纳呆滞、脘腹痞闷胀痛、泄泻、神倦、四肢困重、口不渴，或小便不利、水肿等症状。故《素问·六元正纪大论》说："湿胜则濡泄，甚则水闭胕肿。"

湿性重浊。"重"即沉重、重着之意，指感受湿邪，常出现头重如裹、周身困重、四肢酸重等症状。《素问·生气通天论》说："因于湿，首如裹。"这是湿邪阻滞，清阳不升，湿浊不降。若湿邪阻滞经络关节，则见周身困重、关节重痛、肢倦等。湿邪为病的表现为身重，脚软，关节重痛，发热恶寒，飧泄，自汗，腰脚冷痛，腿膝浮肿，或小便自利，

口不渴。湿邪为病，在临床上出现排泄物和分泌物秽浊不清的特点。湿浊在上，面垢增多；湿阻中焦，见大便溏泄不爽，或下利脓血黏液；湿浊下注，可见小便浑浊、妇女黄白带下；湿邪浸淫肌肤，可致肌肤疮疡、湿疹而脓水秽浊等。

湿性黏滞，易阻遏气机。湿性黏滞，黏即黏腻，滞即停滞。湿为重浊有质量之邪，故有黏腻停滞的特点。这主要表现为两个方面：一是指湿邪致病的症状有黏腻阻滞的特点，如便溏黏滞不爽、小便滞涩、妇女带下黏滞、皮肤湿疹而流出黏滞分泌物等；二是指湿邪致病，常见病程长，缠绵难愈或反复发作。气机是指在人体内，气的升降出入运动。阻滞气机就是指感受湿邪后，临床上常见气机阻遏、运行不畅的现象。如湿阻清阳，见头昏重；湿阻上焦，见胸闷或喘咳；湿阻中焦，见脘腹胀痛、痞闷、呕吐、泄泻等；湿阻下焦，见下腹胀痛，里急后重，大便不畅，或小腹胀痛，尿急，小便涩痛；湿阻经络关节，则见肢倦、关节重痛等。

湿性趋下。湿与水同类，水有向下流的特点，故湿邪也有趋下的特点。《素问·太阴阳明论》说："伤于湿者，下先受之。"《灵枢·邪

气脏腑病形》说："身半以下者，湿中之也。"可见，湿邪伤人多始于下部，而湿性重浊，易于下注，故其病证多见于下部，如淋浊、带下、泄泻、下痢、下肢浮肿等。

湿多夹温热，湿为长夏主气，夏秋之交，雨湿较甚，天暑下逼，地湿上蒸，所以在这样的环境下，人们就容易感受湿热病邪，而罹患外感湿温或湿热病。湿热病初起，具有湿邪和温热病邪的性质及致病特点。湿重于热，初起见恶寒，身热不扬，午后热象较明显，头重如裹，苔白腻。若热重于湿，则见高热，面赤，口渴欲饮，身重脘痞，苔黄腻。

伤于湿邪，则由于湿邪重浊黏

寒邪

病在肠胃：用火齐治疗

湿邪

腠理

病在骨髓：不治之症

司命之所

脏腑之所

风邪

血脉筋骨之所

病在腠理：用汤熨治疗

病在血脉：用针石治疗

滞，阻困阳气，使清阳不能上升，表现为头部沉重、耳目鼻孔诸窍如被蒙裹。若湿邪留滞不去，则在阳气的作用下，化为湿热，湿热阻遏经脉，阳气失于温运，精气不能濡养肌肉筋脉，则表现为手足拘挛，若肌肉失养严重，则发为痿软、瘫痪等。

燥邪

燥邪为秋季主气，此时天地之气不断收敛，气候干燥。干涩是自然燥气的特性，燥邪侵入人体而成外燥病。燥邪为病有温燥和凉燥之分。初秋有夏热之余气，或久晴无雨，秋阳以燥，燥与温热结合侵入人体，则成温燥；深秋近冬，西风肃杀，燥与寒邪结合侵犯人体，则形成凉燥。燥邪致病，除见伤津和干涩症状外，在脏腑多见伤肺、肾、肝、胃与大肠的症状。燥邪的性质和致病特点如下。

燥性干涩，易伤津液。《素问·阴阳应象大论》说，"燥胜则干"，故燥邪为病，易出现伤津干涩的症状，如口咽干燥、口渴、皮肤干燥、皮肤皲裂、毛发不荣、小便短少、大便干结等。故《素问玄机原病式·燥类》说："诸涩枯涩，干劲皲揭，皆属于燥。"又说："物润则滑泽，干则滞涩，燥湿相反故也。"燥易伤肺、肾、肝。

肺为娇脏，喜润恶燥。肺的生理功能是主气、呼吸，肺开窍于鼻，外合皮毛。故燥邪可从口鼻及皮肤侵入人体，劫伤肺液，影响肺的宣发与肃降，出现干咳或痰少，黏稠难咯，甚则咯出血丝痰、胸痛、喘逆等症状。肺与大肠相表里，燥邪伤肺，津液耗损，可导致肠燥而大便干结。肾主水，燥盛多易伤肾。燥邪致病又可及肝，《素问·气交变大论》说："燥气流行，肝木受邪，民病两胁下少腹痛，目赤痛，眦疡。"这是因燥在五行属金，金能克制木，故燥邪致病常伤及肝。

火邪

火邪有形可见，多表现为全身性的阳热亢盛症状，如发热、口渴、大汗、脉洪大等。火多表现为某一脏腑的功能亢进，并有燔灼炎上、动血及易致肿疡的特性。火邪可由风、寒、暑、湿、燥邪转化而来，称五气化火；也可由情志因素而来，喜、怒、思、忧、恐在一定条件下化火，称五志化火。

《黄帝内经》所论的"火"，有生理和病理之分。《素问·阴阳应象大论》说，"壮火食气""少火生气"。壮火是病理之火，为阳热亢盛的表现，属实邪、实火。少火是生理之火，指人体内有温煦推动作用的阳气，如心阳、肾阳等。心阳又称君火，肾阳又称命门之火或相火。相火与君火相对而言，二火相合，以温养脏腑，推动脏腑的

功能活动。一般认为，相火的根源是命门，而寄于肝、胆、膀胱、三焦等脏腑内。若心火亢盛，相火妄动，则又属壮火；由阴精亏损而致的阳热亢盛，则属于虚火。火邪的性质及致病特点如下。

火邪为阳邪，火为温之极，故热邪气亢盛，易化火上炎，临床表现为发热、心烦、口渴等阳热亢盛的症状。热盛化火，火性炎上，又可见面红目赤、舌质红、口舌生疮，或牙龈肿痛等。故《素问·至真要大论》又说："诸逆冲上，皆属于火。"若火热扰乱心神，还可见心烦、失眠、狂躁妄动，或见神昏谵语等。《素问·至真要大论》说："诸躁狂越，皆属于火。"

火邪易伤津耗气。阳热亢盛，迫津外泄，常见大汗出，并见口干渴、小便短赤等津液耗伤的症状。故《素问·阴阳应象大论》说："壮火食气，气食少火。壮火散气，少火生气。"这说明正常的生理之火能够生气，而过亢的壮火则会耗伤人体的元气。因此感受火邪，除发热、汗出外，又常见神疲乏力、少气等气虚的症状。

热盛可生风动血，又叫热极生风，是热邪耗伤阴血，使肝所主的筋脉失养而出现的病理表现。临床表现为高热、四肢抽搐、颈项强直、

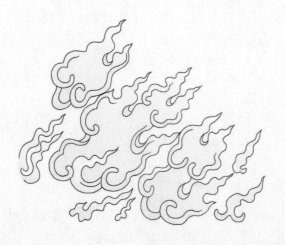

角弓反张、两目上视等。《素问·至真要大论》说："诸热瞀瘈，皆属于火。"热入营血，营分受热，则血液受劫，心神不安，夜甚无寐，或斑点隐隐。其热传营，舌色必绛。还可见各种出血病证，如吐血、衄血、便血、尿血和皮肤等。

火邪夹毒，易致肿疡。《黄帝内经》认为，夹毒的热邪侵入血分，聚于局部，可发为肿疡。《灵枢·痈疽》说："大热不止，热胜则肉腐，肉腐则为脓……故名曰痈。"常见症状为局部红肿热痛，久则化脓，常伴发热、心烦、口渴等症状。

《黄帝内经》吸取了中国古代天文、气象、环境观察的成果，把观察结果与疾病发生、发展的规律联系起来，所以提出"六淫致病"的理论，这种理论实际包含了中医对气候变化的把握，对气候变化影响生物体活动规律的把握，以及气候变化使人对病邪耐受性、易感性和反应程度的把握等。

所以我们说，中医病因理论是一种理性的概括和归纳，六淫概念也不只是指六种异常的气候，而是代表了疾病发生的某种规律，即各种致病因素在人体内发生作用的规律，中医病因辨证就是各种致病因素致病规律的理论升华。

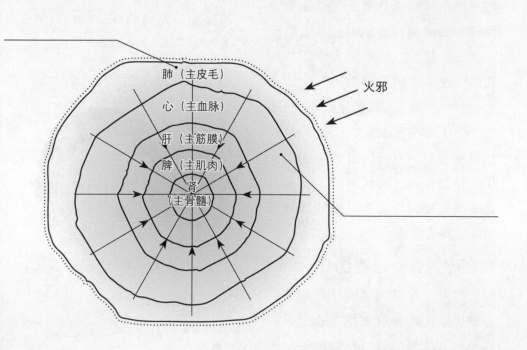

七情

《黄帝内经》认为，六淫为外感病邪，七情为内伤病邪。七情本是人体正常的情志活动，但当情志活动超过正常范围时，就是导致疾病发生的内伤病因。七情致病和六淫不同，不是由表及里，而是首先伤及脏腑，并常扰乱多脏腑的功能，使脏腑、气机、气血的运行失调，从而导致疾病。《素问·举痛论》说："怒则气上，喜则气缓，悲则气消，恐则气下，惊则气乱，思则气结。"

人体的情志活动，必须以气血作为物质基础，气血来源于脏腑正常的生理活动，而脏腑维持正常的生理活动又必须依赖于气的温煦、推动和血的滋养。《素问·阴阳应象大论》说，"心在志为喜""肝在志为怒""脾在志为思""肺在志为忧""肾在志为恐"，不同的情志变化对各个脏腑有不同的影响，而脏腑气血的变化也会影响情志变化，即气血是脏腑生理功能所必需的物质基础，而情志又是通过气血反映于外的脏腑生理功能表现。

心在志为喜，过喜伤心

喜为心志，是乐观向上的情绪，心能表达人的喜悦之情。心主血，喜悦时人体气血运行速度加快，血脉畅通，面色红润。心主神明，愉悦时，思维敏捷，想象力丰富，创造力强。心其华在面，喜悦时会神采飞扬，面带笑容。心开窍于舌，高兴时能口若悬河，滔滔不绝；人在高兴时胃口也会大开，消化吸收功能好。

喜则气缓，气缓是指心气弛缓、涣散，包括缓和紧张情绪和心气涣散两个方面。喜为心之志，在正常情况下，喜能缓和紧张情绪，使心情舒畅，气血和缓，表现为健康的状态。但若喜乐无限度，超过正常范围，就可导致心的病态，常见的就是暴喜伤心，而使心气涣散，神不守舍，出现乏力、懈怠、注意力不集中，乃至心悸、失神，甚至狂乱等。

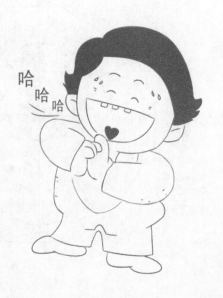

哈
哈哈

过喜易伤心，常出现的症状就是心悸、心神不宁、精神恍惚、失眠多梦、健忘、出汗、胸闷、头晕、心前区疼痛等，甚至神志错乱、语无伦次、哭笑无常、举止异常、嬉笑不休、悲伤欲哭、多疑善虑、惊恐不安等。过喜还会导致一些精神、心血管方面的疾病，严重时甚至会危及生命。如大喜时容易导致中风或突然死亡，或大喜后精神失常，诱发精神疾病。

怒为肝志，过怒伤肝

怒为肝志，肝能表达人的愤怒情志。怒则气上，气上是指气机上逆，怒为肝之志，一时的激怒一般不会致病，但如果暴怒，则伤肝，使肝气疏泄太过而上逆为病。肝气

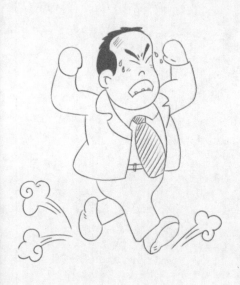

上逆，血随肝气上升，可见头晕头痛、面赤耳鸣，甚至呕血或昏厥等。肝气横逆，亦可犯脾而致腹胀、飧泄。若肝气犯胃则可出现呕逆、呕吐等。由于肝肾同源，怒不仅伤肝，还能伤肾。肾伤精衰，则出现恐惧、健忘、腰膝酸软等症状。郁怒则肝气不能正常疏泄，而表现出肝气郁结的证候，如抑郁、闷闷不乐、急躁、喜太息、头痛、胸胁胀痛、脘腹胀闷、食少纳呆、口苦、嗳气、呃逆、呕吐、泄泻等。

大怒或郁怒均易伤肝，表现为肝失疏泄、肝气郁结、血液瘀阻，或肝阳上亢等病症。常出现的症状是胸胁胀痛、烦躁不安、头晕目眩、面红目赤、神昏暴厥等。当人发怒时，会引起唾液减少，食欲下降，血中红细胞数量增加，血液黏稠度增高，交感神经兴奋等。长此以往，会使人患上高血压等心脑血管疾病。

忧为肺志，过忧伤肺

忧为肺志，悲忧太过，往往通过耗伤肺气而波及到心、肝、脾等多脏。如耗伤肺气，则使人气弱，意志消沉，可见气短胸闷、咳嗽、喘、面色惨淡、精神萎靡不振和懒惰等。悲忧还易伤肝，肝伤则精神错乱，甚至筋脉挛急、胁肋不舒等。悲哀过度，还会使心气内伤，而致

心悸、精神恍惚等。悲忧可伤脾，使三焦气机滞塞，运化无权，可出现脘腹胀满、四肢痿弱等。中医认为，肺主皮毛，所以悲忧伤肺还可表现在某些精神因素所致的皮肤病上，如情志抑郁、忧愁悲伤可导致荨麻疹、斑秃等。

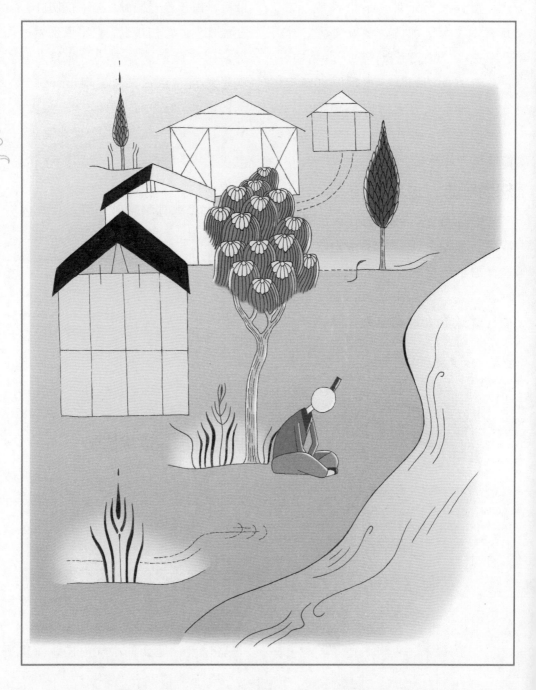

恐为肾志，过恐伤肾

恐为肾志，肾是人们表达惊恐情志活动的主要脏器。惊恐是人们对外界突发性危险刺激的反应，在正常情况下对机体也有一定的益处，它可以引起惊厥，以免机体遭受危害。但人在剧烈惊恐时，会出现大小便失禁，这与肾主前后二阴、主二便的功能相符。肾藏精，生髓充脑，人受到惊吓后，会突然昏厥，不省人事，或失忆健忘、精神恍惚等。

恐则气下，气下是指精气下陷。恐是一种胆怯、惧怕的心理作用，恐为肾之志，长期恐惧或突然遭受惊吓，都能导致肾气受损，过于惊恐则肾气不固，气陷于下，可见二便失禁、精遗及骨痿等症状。恐惧伤肾，精气不能上奉，则心肺失其濡养，水火升降不交，可见胸腹胀满、心神不安、夜不能寐等症状。

惊则气乱，气乱是指心气紊乱。惊恐伤肾，使心肾不能协调，心主血、藏神，大惊则肾不摄纳，心气浮散紊乱，气血失调，则出现心悸、失眠、心烦、气短，甚至精神错乱等症状。惊与恐不同，自知者为恐，不自知者为惊。惊能伤肾动心，也可损伤肝胆，使心胆气乱，而致神志昏乱。

惊恐过度会耗伤肾气，使得肾气下陷，常出现的症状是二便失禁、遗精滑泄、少腹胀满。严重的惊恐也会危及生命，如受到强烈的惊恐刺激，人体气机紊乱、闭塞，导致气机不通，甚至造成死亡。

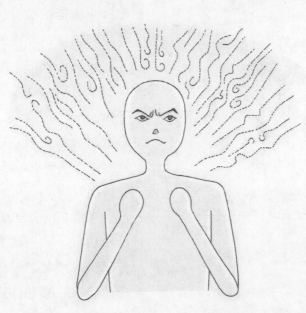

思为脾志，过思伤脾

思为脾之志，人的思虑情志活动主要是通过脾来表达和实现的。思虑是精神高度集中地进行思考、谋虑等。当人在思考或焦虑时，往往会饮食无味、食欲下降。

思则气结，气结是脾气郁结。思为脾之志，思考是人的正常生理活动，但若思虑太过，则可导致气结于中，脾气郁结，中焦气滞，水谷不化，而见脘腹痞闷、便溏，甚至肌肉瘦削等。思发于脾而成于心，思虑太过不但伤脾，也可伤心血，使心血虚弱，神失所养，而致心悸、怔忡、失眠、健忘、多梦等。

过思则易伤脾，伤脾致气血不足。常出现的症状是乏力、头昏、心慌、健忘、失眠多梦等，有的还

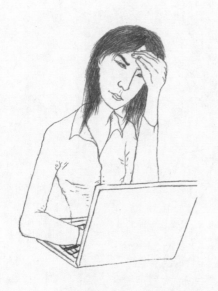

会出现食欲不振、嗳气、恶心、呕吐、腹胀等症状。

🌀 七情致病特点

情志所伤的病证，以心、肝、脾三脏和气血失调为多见。因心主血藏神，肝藏血主疏泄，与外界各种信息刺激的接受反应和调节有密切的关系，脾主运化、主思，位于中焦，是气机升降的枢纽、气血生化之源，所以情志伤的病证以心、肝、脾三脏为多见。而七情内伤，首先会影响脏腑气机，使气机升降出入运动失常。气为血帅，气行血行，气机逆乱必然会影响到血的正常运行，所以情志伤又以气血失调为多见。如思虑劳神过度，常损伤心脾，导致心脾气血两虚，出现神志异常和脾失健运的症状。郁怒伤肝，肝经气郁，可出现两胁胀痛、善太息等症。肝郁气滞，气滞血瘀，可出现胁痛，妇女痛经、闭经，或癥瘕等症。肝郁还可以化火，气火上逆，则常见心烦易怒、口苦干渴等症。情志伤影响气机，还可导致湿、食、痰诸郁为病。

《素问·疏五过论》说："凡欲诊病者，必问饮食居处，暴乐暴苦，始乐后苦，皆伤精气，精气竭绝，形体毁沮。暴怒伤阴，暴喜伤阳，

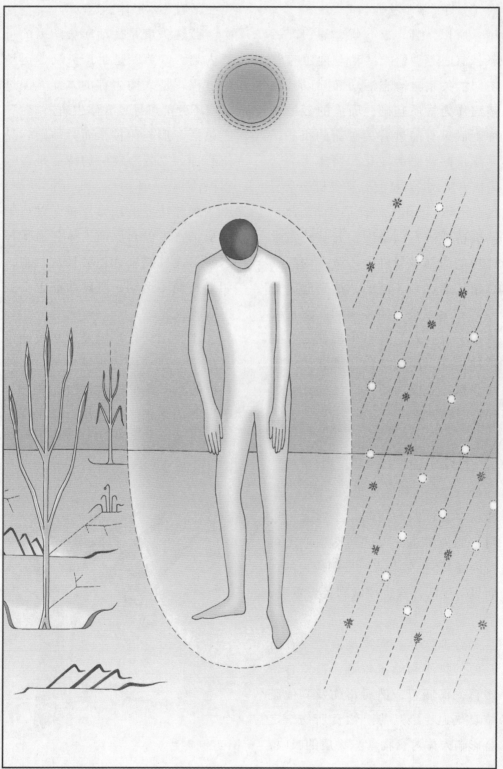

厥气上行，满脉去形。"

所以，喜、怒、忧、思、悲、恐、惊这七种情志活动与内脏有着密切的关系。情志活动必须以五脏精气作为物质基础，而人的各种精神刺激只有通过有关脏腑的机能，才能反映情志的变化。情志为病，内伤五脏，主要是使五脏气机失常、气血不和、阴阳失调而致病。因此，调摄精神情志也是维护五脏正常生理功能的基本条件。《黄帝内经》总结了通过调节情志，达到健康长寿的养生方法，如《素问·上古天真论》说，人们要不生病就要做到精神内守，而精神内守就要"志闲而少欲，心安而不惧"，要让心情保持平和、情绪稳定。

🦂 生活起居病因

《素问·经脉别论》中说："故春秋冬夏，四时阴阳，生病起于过用，此为常也。"这句话说明《黄帝内经》不但强调人类要顺应自然，而且对生活方式也要做到足够重视、合理调节。

合理饮食。食物是人类生存所必要的物质和能量来源，被饮食所伤首先伤肠胃，然后再伤及其他脏腑及气血、经脉等。饮食所伤一定会影响人体对食物营养物质的吸收，

也会影响人体形体、运动等。

劳逸失度是生活起居病因的重要内容，"劳"是生产劳动、运动的过程，是人类生存的本能，但过劳或不劳都可导致人体生病，"劳"还包括劳形与劳神，而劳神则容易伤心神。"劳"致病的特点是缓慢累积，耗伤人体的气、血、阴、精等，影响脏腑功能的正常发挥。过逸则相反，它不仅会导致人体气血运行迟缓、气机滞塞，还会耗气损血，如果长期不运动，脏腑功能也会变得薄弱。

不良的居处环境及起居失调也是生活起居病因的重要内容。居住环境的不良表现为环境潮湿、闷热、嘈杂等因素的致病作用。其中寒、湿等因素的致病作用是一方面，另

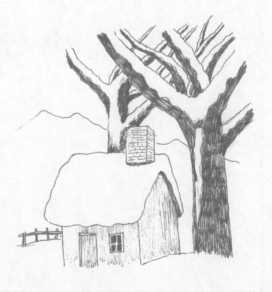

一方面，起居无节是生活起居失调病因的主要内容，如晚睡晚起、过度熬夜、睡眠失调等，这些病因的特点是扰乱阴阳、营卫的正常运行规律，或伤心脾，或耗阴精，其发病与不良刺激时间长短及调适能力的强弱有关。

房事所伤也是《黄帝内经》中十分重视的生活起居病因。房事所伤主要是指性生活过度，因此也称为"房劳"。其致病特点是损伤肾、肝、脾、心等脏腑，病耗伤阴精，也是早衰、短寿的重要原因。

饮食失调

《素问·上古天真论》提出，养生要做到"食饮有节，起居有常，不妄作劳"，这样才能"形与神俱，而尽终其天年"。《素问·生气通天论》也说："因而饱食，筋脉横解，肠澼为痔。因而大饮，则气逆。"《灵枢·百病始生》说："卒然多食饮，则肠满，起居不节，用力过度，则络脉伤。"这些都说明必须重视饮食不节的致病作用，而且饮食不节作为病因，对人体健康的影响是多方面的。

《灵枢·师传》说："胃欲寒饮，肠欲热饮，两者相逆，便之奈何？"又曰："便此者，食饮衣服，亦欲适寒温，寒无凄怆，暑无出汗。饮食者，热无灼灼，寒无沧沧，寒温中适，故气将持，乃不致邪僻也。"这说明了胃肠的不同功能特点和调养原则，强调应顺应肠胃的不同功能特征的养生治疗思想。饮食贵在有节，进食定量、定时、冷热适中、五味调和、干湿软硬适当，谓之饮食有节。饮食不节主要包括饥饱失常、饮食偏嗜和饮食不洁等三类。

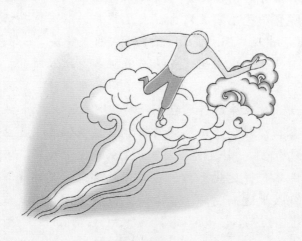

饥饱失常

饮食应以适量为宜，过饥、过饱均可发生疾病。进食明显低于本人所需的饮食量，称为过饥，过饥会导致脾胃化源不足，终致气血不足、形体消瘦、正气虚弱、抵抗力下降，易于激发其他病症。反之，暴饮暴食、过饱，超过脾胃的消化吸收能力，则会导致饮食积滞，出现脘腹胀满、嗳腐泛酸、厌食、吐泻等食伤脾胃之病。正如《素问·痹论》说："饮食自倍，肠胃乃伤。"因此，饮食的基本原则是：不宜极饥而食，食不可过饱；不宜极渴而饮，饮不可过多。饮食过多，则生积聚；渴饮过多，则聚湿生痰。不能进食过快、过慢，过快容易损伤食道，进食过慢会因为进食的食物过凉和进食时间延长，影响胃的消化功能。饮食不定时也是饥饱失常的一种表现，按固定时间、有规律地进食，可以保证消化、吸收有节奏地进行，脾胃可协调配合、有张有弛，水谷精微化生有序，并有条不紊地输布全身。

饮食偏嗜

饮食结构合理，五味调和，寒热适中，无所偏嗜，才能使人体获得各种需要的营养。若饮食偏嗜或膳食结构失宜，或饮食过寒过热，则可导致脏腑、阴阳失调，或某些营养物质缺乏而发生疾病。《素问·宣明五气》曰："五味所入：酸入肝，辛入肺，苦入心，咸入肾，甘入脾，是谓五入。"五脏的精气要靠饮食五味来充养，但五味偏嗜又会损伤五脏，因此，饮食所伤还不止伤脾胃，也会累及相应脏腑，影响气血的生成、分布与运化。人的膳食结构应该谷、肉、果、菜齐全，且以谷类为主、肉类为副、蔬菜为充、水果为助。调配合理，根据需要兼而取之，才有益于健康。若饮食结构不合理，调配不宜，有所偏嗜，则味有所偏，就会导致脏腑功能紊乱。饮食寒温适中，多食生冷寒凉可损伤脾胃阳气，寒湿内生，发生腹痛、泄泻等病证；偏食辛温燥热，可使胃肠积热，出现口渴、腹胀、便秘，或酿成痔疮。五味是食物的味道，人的精神气血都由饮食五味而生，五味与五脏各有所入所欲，如酸入肝，苦入心，甘入脾，辛入肺，咸入肾。五脏有不同的生理特点，五味有不同的作用趋势，因此，五脏对五味的喜恶也不一样。《黄帝内经》认为，如果长期嗜好某种味道的食物，就会使该脏腑的机能偏盛或偏衰，甚至会因五脏间的相生相克关系而影响他脏，转变为多脏失调，从而发生疾病。如长期过食甘味，就会导致脾气壅滞不行，运化无力，势必导致脾虚、痰饮停滞等病证；过食辛味又会使肺气宣散太过而伤肺。《素问·五脏生成》还提出，多食咸味的食物，会使血脉凝滞，面色失去光泽；多食苦味的食物，会使皮肤干燥而毫毛脱落；多食辛味的食物，会使筋脉拘急而爪甲枯槁；多食酸味的食物，会使皮肉坚厚皱缩，口唇干薄而掀起；多食甘味的食物，则骨头疼痛而头发脱落。此外，嗜好太过，可致营养不全，缺乏某些必要的营养物质，从而殃及脏腑病，如脚气病、夜盲症、瘿瘤等就是五味偏嗜导致的疾病。

饮食不洁

饮食不洁是指食物受到污染，会引起多种胃肠道疾病，出现腹痛、吐泻、痢疾等症状，或引起寄生虫病，如蛔虫病、蛲虫病等，临床表现为腹痛、嗜食异物、面黄肌瘦等。若蛔虫窜进胆道，还可出现上腹部剧痛、时发时止、吐蛔，四肢厥冷的蛔厥证。若进食腐败变质有毒的食物，会导致食物中毒，常出现腹痛、吐泻，重者会出现昏迷，甚至中毒死亡。

起居

《黄帝内经》认为，人体的气血运行、气机的升降都是有规律的。一方面，人体的阳气要按照一天中日出日落的消长变化而运行；另一方面，经脉循行有时间规律，营卫的运行也按时间灌注脏腑，并适时协调配合，相互沟通。所以，人类有了"日出而作，日落而息"的生活规律。实际上，人体的生理活动也同样遵循这个规律，如果违反了这个规律，人们就会生病。而起居不规律的致病特点是扰乱营卫运行，损伤气血及心、脾、肾等脏。起居无节除了作息失调外，还包括居处环境不佳等，如环境潮湿，则易使人患风湿病等；环境嘈杂，则易使人心神不宁。

🌀 其他因素

外伤

外伤是我们生活中经常会发生的，如受外力击打，或跌扑扭伤等，还包括虫兽咬伤、烫伤、烧伤等所致的皮肤、肌肉、筋骨损伤。

跌扑损伤、金刃刀伤是古人经常会遇到的问题，此外，虫兽伤、中毒，以及烧烫伤、冻伤等，都是古人较早就认识到的致病因素。当然，在这些病因的作用下，人体也会出现相应的病变，如骨折、筋伤、伤口感染形成痈肿、中毒昏迷、肌肤被灼伤或冻伤等。这些病与外感六淫、内伤七情所导致的疾病不一样，尤其是疾病的发生、发展和辨证表现不一样，所以将这些病因另列一类。对于这类疾病，主要采用的是局部治疗，这是由病因的作用特点决定的。《素问·阴阳应象大论》曰："气伤痛，形伤肿。"《素问·经脉别论》曰："有所堕恐，喘出于肝，淫气害脾。有所惊恐，喘出于肺，淫气伤心。渡水跌扑，喘出于肾与骨。"

◎烧烫伤

烧烫伤又称火烧伤、火疮，多由沸水、烈火等热源作用于人体而引起。烧烫伤总以火毒为患，机体受到火毒的侵害，受伤部位立即发生外部症状：轻者损伤肌肤，表现为创面红、肿、热、痛，皮肤表面干燥或起水泡，剧痛；重度烧伤可损伤肌肉筋骨，则痛觉消失，创面干燥，如皮革样，或蜡白，或焦黄，或炭化；严重烧伤时热毒炽盛，热必内侵脏腑，除有局部症状外，常因剧烈疼痛，火热内攻，体液蒸发或渗出，出现烦躁不安、发热、口干渴、尿少、尿闭等，甚至亡阴亡阳而死亡。

◎冻伤

冻伤是由于遭受低温侵袭而引起的全身性或局部性的损伤。冻伤在冬季较常见，且温度越低，受冻时间越长，则冻伤程度越重。寒冷是造成冻伤的重要条件，寒为阴邪，易伤阳气，寒主凝滞收引。阴寒过盛，阳气受损，失去温煦和推动血行等作用，则表现为寒战，体温逐渐下降，面色苍白，唇舌、指甲青紫，感觉麻木，神疲乏力，或昏睡，呼吸减弱，如不及时救治，阳气耗散，可致死亡。所以，为了防止冻伤，首先要保暖，如果在寒冷的环境里冻伤了，应加衣服，适当取暖，使身体缓慢地暖和起来，这时可以服姜汤、温热的粥或温开水，然后可以适当服用散寒的中药，或热水沐浴、熏蒸、温熨，或针刺、艾灸百会，使寒邪得以散发出去。

◎虫兽伤

虫兽伤主要包括蜂、虱、跳蚤、蚊蝇、毛虫、毒蛇、猛兽等蜇、咬伤。虫兽伤轻则局部肿痛、出血，重则损伤内脏，或出血过多，或毒邪内陷，而出现中毒症状。

◎寄生虫

寄生虫寄居于体内，不仅会消耗人体的气血津液等营养物质，而且会损伤脏腑的生理功能，从而导致疾病发生。寄生虫为病，或因进食被寄生虫虫卵污染的食物，或因接触疫水、疫土而发病。但由于感染的途径和寄生虫寄生的部位不同，临床表现也不一样。蛔虫病可见胃脘疼痛，甚至四肢厥冷等，中医称之为"蛔厥"。蛲虫病会有肛门瘙痒等症状。总之，肠道寄生虫为病，发病多表现为面黄肌瘦、嗜食异物、腹痛等临床症状，故属脾虚或气血两虚的证候。

◎胎毒

胎毒是指妊娠或分娩期间胎儿受自母体的毒邪。胎毒多由父母恣食肥甘，或多郁怒悲思，或纵情淫欲，或有梅毒等，使毒邪隐于母胞，传于胎儿而成。胎毒为病，一指胎寒、胎热、胎黄、疮疹等，二指先天性梅毒，系胎儿染父母梅毒所致。现代医学认为，由胎传因素而导致的疾病，包括遗传性疾病和先天性疾病。遗传性疾病是指生殖细胞或受精卵的遗传物质发生突变引起的疾病，如某些出血性疾病、精神分裂症、癫痫、色盲及过敏性疾病等。此外，由于遗传的影响，可以使机体的抵抗力降低，或代谢的调节发生某种缺陷，或体质及身体的反应性发生改变，从而使后代易于罹患某些疾病。如糖尿病患者的后代，可能易出现痛风或肥胖，这与遗传了亲代的物质代谢调节障碍有关。

◎痰饮

痰饮是机体内水液代谢障碍所形成的病理产物。这种病理产物一经形成，就会成为一种致病因素，作用于机体则易导致脏腑功能失调而引起各种复杂的病理变化，故痰饮是继发性病因。痰饮既是病理性产物，又是致病因子。痰是津液得阳气煎熬而成，炼液为痰，故浓度较大，质黏稠；饮是津液得阴气凝聚而成，聚水为饮，故浓度较小，质清稀。故有"积水为饮，饮凝为痰""饮为痰之渐，痰为饮之化""痰热而饮寒"之说。有形的痰饮是指视之可见、触之可及、闻之有声的实质性痰浊和水饮，如咳嗽而出的痰液，呕泻而出的水饮痰浊，或在腹中鸣响的水饮等；无形的痰饮是指由痰饮引起的特殊症状和体征，只见其症，不见其形，看不到实质性的痰饮，所以称无形之痰饮，可表现出头晕目眩、心悸气短、恶心呕吐、神昏癫狂等，多以苔腻、脉滑为重要临床症状。

痰饮阻碍经络，停留为患。痰饮可随气体流行，机体内脏腑、经络、肢体无所不至。若痰饮流注经络，则易使经络阻滞，气血运行不畅，出现肢体麻木、屈伸不利，甚至半身不遂等。痰饮为水湿所聚，停滞于中，易于阻遏气机，使脏腑气机升降失常。如肺以清肃下降为顺，痰饮停肺，使肺失宣发肃降，可出现胸闷、咳嗽喘促等。痰饮影响阳气升发，易于蒙蔽神明。痰浊上扰，蒙蔽清阳，阻碍清阳升发，则会出现头昏目眩、精神不振。痰迷心窍，或痰火扰心，心神被蒙，则可导致胸闷、心悸、神昏谵妄，或引起癫狂等疾病。总之，痰饮致病具有症状复杂、变幻多端的特点，其临床表现可归纳为咳、喘、悸、眩、呕、满、肿、痛等八大症状。

◎瘀血

瘀血是指血液停积，不能流动或运行的状态。所谓瘀血，是指因血行失度，使机体某一局部的血液凝聚而形成的一种病理产物。这种病理产物一经形成，就会成为某些疾病的致病因素，所以说瘀血也是一种继发性的致病因素。瘀血在形成之后，不仅会失去正常血液的濡养功能，而且会反过来影响全身或局部的血液的运行，而产生疼痛，或导致出血、经脉瘀塞不通等，或使脏腑发生癥积以及"瘀血不去，新血不生"等不良后果。瘀血的病证虽然繁多，但临床表现主要特点一是疼痛，一般多刺痛，固定不移，且多有昼轻夜重的特征；二是肿块，肿块固定不移，在体表色青紫或青黄，在体内为癥积，积块较硬或有压痛；三是出血，血色紫暗或夹有瘀块；四是紫绀，面部、口唇、爪甲青紫；五是舌质紫暗或见瘀点、瘀斑，这是瘀血所表现出的最常见、最敏感的指征；六是脉细涩、沉弦或结代脉。

◎结石

结石是指停滞于脏腑管腔的坚硬如石的物质，是一种砂石样的病理产物，其形态各异，大小不一，停滞体内，为继发的致病因素。结石致病多表现为疼痛，结石引起的阵痛以阵发性为多，也有呈持续者，或为隐痛、胀痛甚或绞痛。疼痛部位常固定不移，也可随结石的移动而有所变化。结石性疼痛具有间歇性的特点，发作时剧痛难忍。

疾病的发生条件

疾病的发生过程，即机体处于病邪损害和正气抗损害的矛盾斗争过程。若环境的影响超越了人体的适应能力，或人体自身调节功能失常，难以适应环境的聚烈或持久变化，则会导致疾病的发生。

《黄帝内经》认为，疾病的发生和发展转变是有一定条件和规律的，当外界致病因素存在时，有的人会生病，但也有的人"卒然逢疾风暴雨而不病者"，或者"同时得病，其病各异"。《黄帝内经》对疾病的发病机理进行了深入探究，提出了中医独特的发病观，即《灵枢·百病始生》所说的"风雨寒热，不得虚，邪不能独伤人""此必因虚邪之风，与其身形，两虚相得，乃客其形"。由此说明，疾病发生与否，不仅取决于致病因素是否存在，而且还取决于正气的强弱。正气强盛，能够抗御病邪，则致病因素虽然存在，也不一定发病，这就是所谓"正气存内，邪不可干"。致病邪气之所以能够侵犯人体而发病，是由于正气虚弱，不能抗御邪气，即所谓"邪之所凑，其气必虚"。因此，疾病发生与否，决定于正气与邪气之间的力量对比及斗争结果，正气不能战胜、抗御邪气，才会导致疾病发生。

正气是生命机能的总称，但通常与病邪相对来说，是指人体的抗病能力。正气是构成人体和维持人体生命活动的细微物质，其在体内的运行分布，既有推动和调节人体生长发育和脏腑机能的作用，又有抗病驱邪、调节修复的能力。气由精化生，并与吸入自然界的清气相融合而成，故正气的充盛取决于精、血、津液等精华物质的充沛以及呼吸机能的完好。精血津液化生和气体的正常交换，又依赖脏腑生理功能的正常发挥和相互协调，以维持新陈代谢的有序进行。各脏腑经络之气及营卫之气，都是一身之气的重要组成部分。

正气具有抗病御邪、及时祛除病邪而防止发病的作用。正气能抵御外邪的入侵。邪气侵入机体，正气必然会与之抗争。若正气强盛，抗邪有力，则病邪难以入侵，故不发病；或虽邪气已经进入，但正气盛，能及时抑制或消除邪气的致病力，亦不发病。

驱邪外出。邪气侵入后，若正气强盛，可在抗争中驱邪外出，或虽发病，但邪气难以深入，病较清浅，预后良好。

修复调节能力。对于邪气侵入而导致的机体阴阳失调、脏腑组织损伤、精血津液亏耗及生理机能失常，正气有自行调节、修复、补充的作用，可使疾病自愈。

维持脏腑经络功能的协调。正气分布到脏腑经络，则为脏腑经络之气。脏腑经络之气运行不息，推动和调节各脏腑经络的机能，使之正常发挥，并推动和调节全身经血津液的代谢及运行输布，使之畅达而无瘀滞，从而防止痰饮、瘀血、结石等病例产物，以及内风、内寒、内湿、内燥、内火等内生之邪的产生。

外因是发病的条件

《素问·四气调神大论》："天气清净光明者也，藏德不止，故不下也。天明则日月不明。邪害空窍，阳气者鼻塞，地气者冒明，云雾不精，则上应白露不下；交通不表，万物命故不施，不施则名木多死；恶气不发，风雨不节，白露不下，则菀槁不荣；贼风数至，暴雨数起，天地四时不相保，与道相失，则未央绝灭。唯圣人从之，故身无奇病，万物不失，生气不竭。"意思是天气能够总是清爽洁净、一片光明，是由于上天所具的化生万物之道藏而不露并健运不息、永不衰减的缘故。如果天上阴霾笼罩、晦暗不清，日月就不能放射光明。在这样的时候，邪气就会侵入人的孔窍而造成疾病。如果天上的阳气闭塞不通，地上的阴气不能萌发上腾，云雾不能消散而使

天空放晴，那么天上应地气而生的甘露就不会降下，天地阴阳的交感就不会发生，万物的生机也就因此而不能延续下去了。万物的生机不能延续，即使高大的树木也会大量枯死。有害于万物生长的恶劣气候不能终止，风雨不能按时到来，甘露不能降下，草木就会凋零枯萎而不能繁茂。邪风频频刮来，暴雨屡屡突降，天地阴阳、四季之气不能相互保持协调，同时又大大背离正常规律，那么万物将活不到各自寿命的半数就会完全死亡。只有懂得养生之道的圣人才能够适应四季阴阳的变化，所以他们的身体从无大病。要是万物都能像圣人一样不去背离养生之道，能够适应四季阴阳的变化，它们的生气就不会枯竭。

《素问·阴阳应象大论》："故天之邪气，感则害人五脏；水谷之寒热，感则害于六腑；地之湿气，感则害皮肉筋脉。"

《素问·通评虚实论》曰："邪气盛则实，精气夺则虚。"意思是发病的机理在于正气与邪气的相互作用，正气是决定发病的主导因素，邪气是发病的重要条件。《黄帝内经》认为疾病的发生不仅取决于正气与邪气之间的斗争结果，而且认为，疾病的发病倾向，以及发病后的发展趋势，都与人的体质状况密切相关。

邪气，泛指各种致病因素，包括存在于外界或由人体产生的种种具有致病作用的因素。《素问·调经论》说："夫邪之生也，或生于阴，或生于阳。其生于阳者，得之风雨寒暑。其生于阴者，得之饮食居处，阴阳喜怒。"这明确指出了邪气分外感和内伤两类。《黄帝内经》将邪气分为"虚邪""实邪""贼邪""微邪"和"正邪"等。虚邪贼风是指四时不正之气乘虚侵入，致病较重者；四时之正气因人体一时之虚而侵入，致病清浅者，称为正邪、微邪。

邪气入侵发病，可导致机体的阴阳失调，精气血津液的代谢及功能障碍，以及脏腑经络的功能失调等。其可表现为心肺的呼吸行血功能失调而见心悸、呼吸困难等；脾胃的运化功能失常而食少、呕吐、泄泻或便秘等；肾的主水功能无权而见水肿、尿少；藏精功能失常则见耳鸣、肢酸、乏力等；肝的疏泄功能失调而见情志抑郁或亢奋等。

邪气是导致疾病发生的重要条件。疾病是邪气作用于人体而引起邪正相搏的结果，没有邪气的侵袭，机体一般不会发病。

邪气决定发病的性质、类型和特点。不同的邪气作用于人体，表现出不同的发病特点、证候类型。

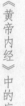

如六淫邪气致病，发病急，病程进展快，初起多有卫表证候，证属风、寒、暑、湿、燥、火；七情内伤，发病相对较缓，病程多长，发病途径是直接伤内脏，首先伤心，然后波及相应的脏，使脏腑气机紊乱、气血失调而产生病变；饮食所伤，常损伤脾胃，或致五脏的功能失调，或致气血不足，或致食物中毒等；外伤都是从皮肤侵入，损伤皮肤肌肉、筋骨、脏腑。

邪气的性质与感邪的轻重，与发病时病情的轻重有关。一般来说，虚邪伤人，病情较重；正邪伤人，病情较浅。感邪轻者，临床症状较轻；感邪重者，症状也重。受邪表浅者多造成表证；受邪部位深者多造成里证；表里两部同时受邪，称为两感，表现出的症状较重。

此外，邪气在某些情况下是发病的主导，如在邪气的毒力和致病力特别强，而正气虽盛但也难以抗御的情况下，邪气对疾病的发生起着决定性作用，如戾气、高温等。

邪正相搏是指正气与邪气的交争，邪正相搏的胜负，不仅关系着疾病的发生，而且影响着疾病发生后的证候特点。

疾病发生的机理与治则治法

病机是指疾病发生、发展、变化的机理，包括病性、病位、病势、脏腑气血虚实变化及其预后等。病机学说是研究和探讨疾病发生、发展变化机理的学说。中医治病的特点是辨证论治，而辨证论治则贯穿着理、法、方、药四个环节。医者通过四诊等手段获得的大量资料，要经过去粗取精、去伪存真、由表及里、由此及彼的分析归纳，才能正确地判断病机，明确病因、病位、病性、病势。因而病机是确定治法的依据，没有正确的辨证，治疗也就无从谈起。由于病机在辨证论治中居于主导地位，所以《素问·至真要大论》强调在辨证时要"审察病机"，在治疗时要"谨守病机"。

构成病机的四个要素是病因、病位、病性、病势。人体是反映高级生命现象的有机体，多数病变往往要受各种因素的综合影响。研究疾病发生发展的病机，是对复杂病理因素的综合分析。其中疾病的原因、性质、部位、趋势，是分析病机必具的重要因素。临证确定的病机结论是否正确，取决于对四个病机要素的分析是否客观。只有熟悉各种要素的特点和意义，才能提高辨证水平。

病机学说是研究疾病发生、发展和演变机理的学说，其内容包括发病机理、病变机理和病程演化机理三部分。发病机理是研究人体疾病发生的一般规律的学说。中医学认为疾病的发生关系到正气和邪气两个方面，即"正气存内，邪不可干""邪之所凑，其气必虚"。病变机理简称病机、病理，是研究人体病理变化规律的学说，包括邪正盛衰、阴阳失调、气血津液失常以及脏腑经络失常等病理变化的一般规律。病程演变机理是研究疾病发生、发展和结局的一般规律的学说，包括病位传变、病理转化、疾病转归与复发等。

病因

病因是指疾病发生的原因。中医学的病因观念，体现了直接审因和审证求因的辩证统一，而以审证求因为主、直接审因为辅，形成了独特的病因体系。而所谓的整体观念则是指人体内部各脏腑之间，以及人体与环境之间是一个统一的整体。因此，中医学将人体与自然环境以及人体内部个脏腑组织的功能联系起来，用整体的、联系的、发展的观点来探讨致病因素在疾病发生、发展、变化中的作用。

《黄帝内经》认为，一切疾病的发生都是某种致病因素影响和作用于机体的结果。由于病因的性质和致病特点不同，以及机体对致病因素的反应各异，所以表现出来的症状和体征也不尽相同。因此，根据疾病反应出来的临床表现，通过分析疾病的症状来推求病因，为临床治疗提供理论依据，就是中医病因学的理论内涵，即审证求因的医学思维。

审证求因包括从人体的反应状态和生活条件变化及治疗手段等因果关系，总结出规律性的认识，再从病症和体征来推求病因。以病证的临床表现为依据，通过综合分析疾病的症状、体征来推求病因，为治疗用药提供依据。审证求因是中医认识病因的特有方法，如见到周身游走性头疼或瘙痒，因风性善行，风胜则动，故推断其病因为"风邪"，于是可以将这一临床表现和造成这

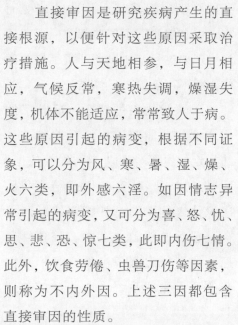

一表现的因素都概括为"风"，这就是审证求因的过程。

直接审因是研究疾病产生的直接根源，以便针对这些原因采取治疗措施。人与天地相参，与日月相应，气候反常，寒热失调，燥湿失度，机体不能适应，常常致人于病。这些原因引起的病变，根据不同证象，可以分为风、寒、暑、湿、燥、火六类，即外感六淫。如因情志异常引起的病变，又可分为喜、怒、忧、思、悲、恐、惊七类，此即内伤七情。此外，饮食劳倦、虫兽刀伤等因素，则称为不内外因。上述三因都包含直接审因的性质。

审证求因是一种间接审因方式，与以局部和静态为基础的分析方法不同，是从整体和动态去分析各种复杂的征象，经过综合归纳，推导出疾病发生发展的原因。这种病因观念是和病机融为一体的。与直接审因相较，尽管它在阐明各个具体环节上的病变实质显得比较笼统，但由于它是对复杂的因果联系想象，经过综合归纳得出的病因推论，所以它能反映因果联系的复杂性、多样性、辨证性。

病位

病位是指疾病发生的部位。任

何疾病都发生在人体的一定部位，即使是涉及范围很广、证情表现较为复杂的疾病，就其某一阶段的病变而言，也必然侧重于某些部位。研究任何病理的过程，如果离开了相应的部位，就不可能得出具体结论。

中医学的病位观念，反映了结构定位和功能定位相结合的特点。结构定位也不全以解剖结构为依据，而是通过一些特定的模式结构和层次设计来体现的。脏腑定位是建立在脏象学说基础之上的。脏象学说把人体划分为既各自独立又相互协调的五大生理系统。这些系统的划分，充分体现了结构定位和功能定位的有机统一。在解剖观测手段比较简单的古代，对细微结构的研究难以深入的情况下，充分利用功能系统定位，就能在很大程度上弥补前者的不足。

病性

病性是指疾病的性质。决定病性的因素，至少应该包括两个方面：一是邪正斗争力量的对比，即虚实；二是阴阳盛衰的程度估计，即寒热。

在疾病的发生发展过程中，邪正斗争及其力量对比，是决定病性

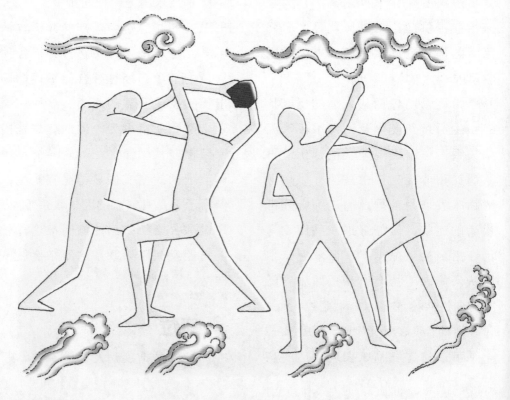

的主要因素之一。邪，指导致疾病的外在因素和体内的病理产物；正，指人体基础物质和脏腑功能在抗御疾病过程中的能力。一切疾病的任何阶段，都反映出邪正斗争的特定结果，从邪正的不同角度出发，可把这种结果归纳为虚实两类。所以《素问·通评虚实论》说："邪气盛则实，精气夺则虚。"邪正双方，同在一个对立的统一体中，不仅存在着辩证关系，也有着显著的因果联系。邪盛正则衰，正盛则邪却；正虚多致邪干，邪去正自易复。因此在一般疾病的过程中，并不存在纯虚无实或纯实无虚的绝对现象，往往呈现虚实错杂的状况。由邪生或正虚暂时居于主导地位，从而可概括为虚证或实证。虚实是一组重要的辨证纲领，反映了基础物质的贮藏充盈状态，直接体现了疾病的性质。只有辨明虚实，才能在论治时正确运用补泻原则，不致犯虚虚实实之戒。寒热也是一组重要的辨证纲领，主要反映五脏功能活动在病理状态下受到的影响和程度。脏腑机能衰减出现的一类证候，称为寒证；脏腑机能亢奋出现的一类证候，称为热证。寒热辨证直接决定了病性的治法。正如《素问·至真要大论》所说："谨察阴阳所在而调之，以平为期。"所以，虚实和寒热是反映病变性质的两组纲领，是从邪正阴阳两个侧面描绘疾病的本质。一个完整的病性观念，对这两个方面都必须有所体现。比如：一个虚证，若不辨明属虚寒或虚热；一个实证，若不确定是属实热或实寒，对病性的揭示就极不全面。

病势

　　病势是指疾病的发展变化趋势，古典医籍常以传变和转归予以概括。在疾病的发展变化中，由前一阶段变化为现证这一过程，称为传变；从现证推测其转变和归宿，称为转归。疾病处于不断运动变化之中，病机是对疾病某一阶段病情本质的揭示，随着病情的变化，病机也将随之改变。所以病机是以现证的病理态势为主要依据的。一个疾病病理变化的全过程，是无数个病变阶段上所有病机的总和。在确定具体的病机时，既要考虑到现阶段的病情，也要考虑其病变转归。只有全面把握疾病的传变和转归趋势，才能更加准确地把握现证病机。所以病势也是研究脏腑病机的重要内容。

　　在病机分析中，辨识病势是其中重要的一环。病势是指病机转化的趋势，即疾病发生、发展、转归等过程中病情的轻重缓急，或邪正交争所致的病机动态演变的趋势。同一病邪可多向转化，导致多种病邪杂呈，如湿邪化热而成湿热，湿邪得寒而成寒湿，湿郁生痰而成痰湿，湿邪得寒而成寒湿，湿郁生痰而成痰湿，湿邪碍气则气滞湿阻，湿郁日久则湿瘀互结等；气滞则有血瘀、水停、湿阻、痰凝、化火等多种转化趋势。如外感热病、热毒酿瘀，内伤杂病、血瘀郁而化热，都会导致"瘀热相搏"这一具有新特质的"复合病机"；而瘀热又有瘀热阻窍、瘀热血溢、瘀热水结、瘀热伤阴、瘀热动风等多种病机转化与复合趋势。

疾病在任何阶段的病变本质，都只能通过分析归纳为一组主要矛盾，作为论治处方的主要依据，但其传变却往往是多向性的，常由体质、病因、气候、环境、情绪、生活规律、治疗当否等复杂因素所决定。疾病的传变，有由表入里，由脏入腑；自上而下，自气而血；五脏之间相乘相侮三种传变规律。把握这些传变规律，对于病势的估计是很有帮助的。

病机证素的核心内容

复合病机的表现形式有多因复合、多病位复合。多因复合即多种病邪复合、兼夹为患。多因复合的"因"是指外感六淫、内伤七情、饮食和劳倦等同时或先后侵袭人体，导致多种疾病复合为患，患者往往表现为两种以上的病理因素相互兼夹复合。常见的多种复合形式有痰热相搏、寒热错杂、风痰瘀阻等。

多病位复合即多脏同病，表现为多个脏腑及经络并损，如肝脾、肝肾、肺脾或肝脾肾等功能俱损。人体是一个有机统一的整体，任何一脏有病，必然影响到他脏，这是形成复合病的基础。五脏传变通常按照生克传变规律而致多脏同病位患，如《素问·玉机真藏论》云："五脏相通，移皆有次，五脏有病，则各传其所胜。"临床多脏同病者如胃痛、泄泻、呕吐、呕逆等多为肝脾胃同病，积聚、鼓胀等多为肝脾肾同病，哮喘、肺痨、消渴、水肿等多为肺脾肾同病。

中医认识疾病的重要特点是从整体观、动态观来审视阴阳、脏腑、经络，病机的动态转化是形成复合病机的内在基础。无论是病邪从化还是病位传变过程中的因果关系，并非是"果"形成之后，"因"即消失，而往往"因"与"果"并存，因果夹杂，进而形成"因"和"果"

并见的复合病机。如湿生热，形成瘀热相搏，或血瘀郁久化热，而成瘀热等，如因湿生痰、因湿化热、因瘀化热和肝脾同病等兼夹、复合病机。

脏腑病机与其他辨证体系的关系

中医学经过长期的临床实践和反复的理论总结，产生了多种辨证方法，除脏腑辨证外，还有气血津液辨证、情志辨证、六经辨证、卫气营血辨证、三焦辨证等。

脏象学说所反映的基本观点，机体内外环境的有机统一，机体结构、物质、功能、联系途径间的有机统一，机体内在生理病理与外在表象之间的有机统一。这就决定了气血津液的病理改变，就是脏腑病机的组成部分。

气血津液是流通于五脏的基础物质。气血津液有赖于脏腑功能活动，才能正常摄纳、化生、贮调、输布、排泄；脏腑功能活动，又以气血津液作为物质基础和动力源泉。在生理活动和病理变化过程中，功能和物质是相互对立、相互依存、相互转化的。因此，研究脏腑病机，必然要以气血津液的改变作为依据之一。脏腑病机体系包括气血津液病变的内容，气血津液病变仅属于脏腑病机的一个组成部分。

经络病变和气血津液病变一样，经络发源于脏腑，是脏腑系统的组成部分，经络病变的内容是和脏腑病变紧密联系的。用经络辨证指导针灸治疗，往往辨证于脏腑，施治于经穴，就足以证明这种关系是很难区分的。

情志是对七情五志的简称，既指病因学中的精神刺激因素，又指生理和病理范围内人体对于外来刺激的精神反映。《黄帝内经》按其不同的特点，分为"五神"，隶属于五脏而总统于心，故称心为君主之官、五脏六腑之主。五脏的精气是神气的物质基础，精气充足，功能正常，则神气健旺清宁。过度的情志刺激，造成神志活动的失常，也必然会导致脏腑功能活动障碍，以及气血津液运行失衡。所以，情志病变仍要落实到相应的脏腑；用脏腑辨证，又必须考虑情志病变。情志病变应当看作是脏腑病机的组成部分。

风、寒、暑、湿、燥、火，是四季气候变化的主气。若因气候太过不及，非其时而有其气，或素禀较弱，不能适应气候变化，六气就会成为外来致病的因素。由于这是外邪侵淫所致，因此又称为"六淫"。

六气是对病因的属性归纳。由于中医病因学具有审证求因的特点，认为各种病因的性质不同，邪正斗争所造成的病情变化也有差异。通过分析疾病的症状和体征来推求病因，可以提供治疗用药的可靠依据。因此六气既是病因观念，又反映了疾病的属性而成为病机观念。六气作为判别病性的基本内容，曾广泛地渗透于各种辨证体系之中。

风寒暑湿燥火和脏腑病机的联系，主要反映在两个方面：一是侧重于揭示病机的病因和病性，是对阴阳寒热病性的进一步分类。作为脏腑病机的病性内容，除以寒热、虚实为主要依据外，还须结合六气进行更为具体的分析。所以六气所揭示的病性观念，已经成为脏腑病机的一个组成部分。二是脏象学说认为六气与五脏具有想通与相恶的联系，即《素问·六气脏象论》所说："心通于夏气，肺通于秋气，肾通于冬气，肝通于春气，脾通于土气。"《素问·宣明五气》所说："五脏所恶，心恶热，肺恶寒，肝恶风，脾恶湿，肾恶燥。"

六经辨证是以脏腑经络的生理病理为基础的。由于六经内联脏腑、外系百骸，沟通内外上下，故六经证候是所属脏腑病变的反映。一般来说，三阳包括经证和腑证；三阴主要表现为本脏的病理变化。以三阳病的太阳病为例：由于太阳经脉内属膀胱，外循项背，上额交巅，故太阳经证常见头项强痛，腑证则可出现气化失常的蓄水证。所以，六经辨证不仅表现六类经络病变，主要还是脏腑病变。因此，脏腑经络才是六经基础，所不同者，六经辨证还能表现疾病由表入里、由浅入深的传变层次而已。

卫气营血辨证和脏腑病机之间，同样存在着密切的联系。卫气营血是脏象学说气血理论的组成部分，清代名医叶天士在《黄帝内经》和《伤寒论》的基础上，进一步引申其义，用卫气营血来说明热病的发展过程，创立了卫气营血的辨证方法，作为温病辨证论治的依据。温病学说中的卫气营血指温病发展过程的四个阶段，脏象学说则指生命活动的基础物质。但是，卫气营血的本质，仍然是建立在脏象学说的气血理论基础之上。

三焦辨证是用于温病病理分析的一种辨证体系。首先，三焦辨证所说的三焦，和脏象学说有着密切的联系。少阳三焦联系五脏交通上下的通道。邪从表入，要经三焦内传脏腑，呈横向的传变形式；温邪上受也要经由三焦逐步向下，成纵向的传变形式。三焦辨证，是按温病邪犯先后、病变深浅对病变本质进行概括。病在心肺，称为上焦证，包括热在卫分气分和热陷心包的证候；病在肠胃，称为中焦证，包括热在胃肠和胆腑等症；病在肝肾，为下焦证，主要包括阴分血分证候。由此可见，所谓三焦辨证，实际是用上、中、下三焦及其所属脏腑，来概括卫气营血证候的一种病理归纳方法。其次，三焦辨证十分重视热邪壅遏三焦所产生的湿热病理。由于三焦是人身的水道，温热之邪从三焦传变，只能出现两种情况——热盛伤津或湿热互结，所以脏腑和气血津液的生理才是病理改变的根据，以脏腑系统的生理为主，结合气血津液的盈虚通滞讨论病机，才是更为具体的辨证体系。

疾病发生后的变化

疾病对人体造成危害的大小，取决于疾病发生以后的变化过程，其中包括疾病变化的趋势和速度。医生诊断治疗疾病就是要及时准确地认识疾病的变化情况，采取相应的措施阻止疾病向危害更大的方向发展，或尽量使它的发展变化过程慢下来，为进一步治疗争取时间。

《黄帝内经》认为，疾病发生以后，人体的病理变化主要是由两方面因素决定的：一方面是邪气的性质和特点，另一方面是正气的状态。邪气与正气是敌我关系，邪气太强，正气不足，邪气就会长驱直入，所到之处均造成较大破坏；若邪气强，正气也充实，正气胜邪则疾病痊愈，正不胜邪则疾病就会迅速发展。因此，在研究疾病发生时，不但要研究疾病发生的条件和规律，而且还要研究疾病发生后的变化过程，如表现特点、发展趋势和速度、危害程度等，这样才能更好地认识疾病、治愈疾病。

疾病的发生与传变

《素问·阴阳应象大论》："故邪风之至，疾如风雨，故善者治皮毛，其次治肌肤，其次治筋脉，其次治六腑，其次治五脏。治五脏者，半死半生也。"

《素问·缪刺论》："邪之客于形也，必先舍于皮毛，留而不去，入舍于孙脉，留而不去，入舍于络脉，留而不去，入舍于经脉，内连五脏，散于肠胃。阴阳俱感，五脏乃伤。此邪之皮毛而入，极于五脏之次也。"

由于人体正气强弱不等，个体体质状态不同，邪气的种类、侵入途径、所在部位、毒力的轻重也有差异。因此，在邪正相搏的过程中，会表现出不同的发病规律。《黄帝内经》认为，疾病的发生类型主要包括感邪即发、徐发、伏而后发、继发、合并发病、复发等几种类型。这些不同的疾病类型，是疾病发生过程中邪正双方力量不同和斗争结果差异的反映。

感邪即发

感邪又称为卒发、顿发，指感邪后立即发病，发病迅速。这是由于感邪后，正气抗邪，反应强烈，迅速导致人体的阴阳失调，并显示出明显的临床症状。感邪即发常出现于新感外邪较盛，如感受风寒、风热、暑热、湿毒，邪气较盛时，多感邪即发。情志剧变时，剧烈的情绪变化，如暴怒、过度悲伤均可导致气机逆乱，气血失调，脏腑功能障碍而发病。毒物所伤、误服有毒食品、药物中毒、吸入秽浊之气，可使人中毒而迅速发病。外伤伤人后均立即发病。感受疠气，由于疠气毒烈，致病力强，来势凶猛，感邪多爆发。

徐发、继发

徐发是指感邪后缓慢发病，又称为缓发。徐发与致病因素的种类、性质，以及体质因素等有关，多见于内伤邪气致病，如积劳成疾、思虑过度、房事不节、忧愁不解、嗜酒成癖等，引起机体渐进性病理改变，不断积累，而出现临床症状。在外感病邪中，如感受湿邪，因其性质黏腻重浊，起病也多缓慢。此外，当人体正气不足时，若感邪较轻，正气抗邪缓慢，也可见疾病徐发。

继发是指首先有原发疾病，并且所产生的新的疾病与原发疾病有密切关系。如肝胆疾病所致的鼓胀、癥积、肝胆或下焦湿热所致的结石，久疟继发的疟母等，都属于继发疾病。

伏而后发

伏而后发是指感受邪气后，病邪在机体内潜伏一段时间，或在诱因的作用下，过时而发病，包括伏气致病和疾病潜伏后发病两种情况。伏而后发多见于外感性疾病和某些外伤，外感性疾病多见于感受六淫或温热邪气所形成的"伏气温病"，如《素问·生气通天论》所谓"冬伤于寒，春必温病""夏伤于暑，秋为痎疟"等。后世医家对伏气学说进一步发挥、拓展，认为伏热、伏火等可由饮食、气候、情志等因素所诱发，伏气致病的条件是多方面的。伏而后发是感受邪气后的一种特殊发病形式，或由于当时感受寒邪较轻，或外邪入侵时正处于内敛状态，或邪气处于机体较浅部位，因而正邪难以交争，而没有表现出病变的征象，或正气不应，不奋起抗邪，而致邪气伏藏。但伏邪一旦发病，病情一般较重且多变。

合并发病

合并发病是《黄帝内经》论述的关于疾病发生的一种情况，指两个以上部位同时发病，或多种病因同时作用，或一种病因先后作用而发生的病变。合并发病的病变表现较复杂，《伤寒论》在《黄帝内经》理论的基础上，明确了合病与并病的概念，认为合病是"两经同病，或三经同病"。合病多见于感邪较盛，而正气相对不足，故邪气可同时侵犯两经或两个部位；并病是指感受邪气后某一部位的证候未了，又出现另一部位的病证。并病多体现于疾病的传变之中，即病变部位发生了相对转移。并病与合病的部位区别在于：合病是感受一种邪气可致多部位的侵害，同时出现多部位的病症；并病是指在疾病过程中病变部位已经发生传变，而原始部位的病变依然存在。

复发

复发是指疾病初愈或缓解阶段，在某种诱因的作用下，引起疾病再度发作或反复发作的一种病变形式。引起复发的机理是余邪未尽、正气未复，同时有诱因的作用，如饮食不慎、用药不当、过度劳累、复感新邪等，均可致疾病复发。复发的次数越多，静止期的恢复就越不完全，预后越差，就越容易留下后遗症。

由于病邪的性质不同，正气强弱各异，邪正相搏的结果与表现不一，复发的类型大致分为少愈即复、休止与复发交替、急性发作与慢性缓解交替等。

疾病少愈即复发多见于较重的外感性疾病恢复期，由于余邪未尽，正气已虚，在饮食不慎、用药不当、劳累过度等诱因的影响下，可致余邪复燃，正气更虚，引起复发。如湿温、温热、温毒等造成的疾病，在恢复期若调养不当，就容易复发。

休止与复发交替是因为初次患病时，虽经治疗，症状和体征均已消除，但有宿根留于体内，在诱因的作用下导致复发。宿根的形成，从正气而论，是由于正气不足，无力祛除病邪；从邪气方面论，则多是病邪性质重浊黏滞，难以清除，如结石、癫痫疾病等。急性发作与慢性交替是指临床症状的轻重交替。急性发作时症状较重，慢性缓解时症状较轻。其仍由邪正斗争的态势所决定，如哮喘、鼓胀、慢性肾病等，在慢性缓解期症状表现较轻，但若有情志刺激、饮食不当，或感受外邪，或劳累过度等诱因的激发，可致急性发作，症状加重。所以，治疗疾病时应注意尽量除尽病邪，扶助正气，消除病根，避免诱因，这样才能减少疾病的复发。

因感受外邪致疾病复发，称为重感致复。邪气未尽，病理过程完全结束，机体抵御外邪侵袭的能力低下，若重新感邪，则易导致疾病复发。重感致复的机理是，新感之邪助长体内病邪，或引动旧病病机，从而干扰或损害了人体正气，使原来的病理过程再度出现且更加复杂。无论是外感疾病还是内伤疾病，均可因外感邪气而复发，但多发生于热病初愈之后。如患者咽喉疼痛，进行相关治疗，症状渐渐缓解，但淋雨或受凉后，症状又出现，甚至典型的感冒症状也出现了。这种情况就是因复感新邪致疾病复发。

复发原因如下。

◎食复

因饮食不和而致复发，称为食复。饮食是否适度是一个相对概念，不同的疾病和不同的体质各有其适宜的饮食标准。如在外感疾病康复过程中，应避免进食油腻食物或饮食过饱，这样会导致外感病遗热、复发。此外，饮食不节还容易导致脾胃病加重或复发，过多饮酒或过食辛辣容易导致痔疮复发。

◎劳复

形神过劳，或房事过度而致疾病复发，称为劳复。无论外感疾病还是内伤疾病，均可因劳致复。内伤性疾病中的水肿、哮喘、疝气、子宫脱垂、中风都可因过劳而引起复发。劳复发作的次数越多，病理损害就越重，预后也越差。

◎药复

病后滥施补剂，或药物调理失当而致复发，称为药复。在疾病初愈阶段，辅之以药物调理，应遵循扶正不助邪、祛邪勿伤正的原则。若急于求成，滥投补剂，可导致壅正助邪，引起疾病复发；若攻伐太过，则易耗伤正气，使余邪不去，伺机复发。

◎情志致复

因情志因素引起疾病复发，称为情志致复。由于过激的情志变化直接损伤人体内脏，导致气机紊乱，气血运行失常，容易导致疾病复发。如癥症、惊痫、梅核气等疾病，即属易受情志因素影响而复发的疾病。

治则与病机

根据疾病的深浅轻重、邪正盛衰、阴阳消长、气机升降、病变部位、病变性质等情况提出的施治大纲，称为治疗原则。

治病求本，谨守病机

《素问·阴阳应象大论》说："治病必求其本。"治本是辨证论治中的一个根本原则，说明治病要抓住疾病的本质，所谓本质就是病机。

治疗任何疾病都要针对病机决定治法，所以《素问·至真要大论》强调要"审察病机，无失气宜""谨守病机，各司其属"。在疾病的发生发展过程中会反映出许多现象，医者应根据证象进行治疗，如果不明此理而见证治疗，是只看表象不看本质的方法，这种方法因其不能切中病情，往往不能治愈疾病。以治病求本的原则指导治疗，以证象为依据予以综合分析，归纳疾病本质，针对病机施治，才能取得良好效果。如《素问·咳论》指出"五脏六腑皆能令人咳，非独肺也"，所以，在治疗咳嗽时，应明白咳嗽虽然属于肺部病变，但却不能单责之于肺，应该根据全身证象进行分析，看是哪脏功能失调引起津气逆乱，影响肺气宣降失调而生咳嗽。

病宜早治

《素问·阴阳应象大论》说："善治者，治皮毛，其次治肌肤，其次治筋脉，其次治六腑，其次治五脏。治五脏者，半死半生也。"外邪初袭人体，邪既清浅，正又未虚，如果投以发汗解表之方，及早治疗，即可阻断病邪深入，促使疾病很快痊愈。若未重视早治原则，病人迟迟不去就医，一再延迟；医者不当机立断，一误再误，待其病入膏肓，再治则为时已晚。《素问·四气调神论》所说："夫病已成而后药之，乱已成而后治之，譬犹渴而穿井，斗而铸锥，不亦晚乎。"治病宜早这一道理不足为庸者道，唯智者知之，故《素问·八正神明论》又说："上工救其萌芽，下工救其已成，救其已败。"

细察阴阳

这是根据调理阴阳是治病总纲提出来的治疗原则。《素问·生气通天论》说："阴平阳秘，精神乃治，阴阳离决，精气乃绝。"人体正常的生命活动，是阴阳双方保持相对协调的结果。换言之，阴阳相对平衡，是进行正常生命活动的基本条件。疾病的发生及其病理改变过程，自始至终都反映着阴阳的消长情况，是人体在致病因素影响下，阴阳平衡失调的反应。基于这一认识，治疗上的一个重要原则就是调理阴阳。针对阴阳盛衰情况进行补偏救弊，使异常的病理状态重新恢复生理上的平衡，此即《素问·至真要大论》所谓"谨察阴阳所在而调之，以平

为期"的意思。

泻其有余。阴阳的相对平衡失调，便会出现"阳胜则热，阴胜则寒"的病理改变。对于外邪引起的阴阳偏盛，根据"寒则热之，热则寒之"的原则，只需泻其有余，即可使其阴阳恢复平衡。若阳热盛而损及阴液，即所谓"阳盛则阴病"，根据阳病治阴的原则，又当散其寒邪，补其阳气。

补其不足。若是自身阴阳偏衰的病变，应当补其不足。如阴虚不能治阳而阳气偏亢，应当补不足之阴以制亢盛之阳，这种治法被唐朝名医王冰称为"壮水之主，以制阳光"。如果阴虚火旺，单用滋阴之法不能取得效果，又宜滋阴降火同施。阳虚而致阴凝，根据"热之而寒者取之阳"的原则，法当益火消阴，这种治法被王冰称为"益火之源，以消阴翳"。如果阴邪太盛，又宜补阳与泻阴并举，即《灵枢·终始》所谓"阴盛而阳虚，先补其阳，后泻其阴而和之"的治疗法则。

阴阳包罗万象，一切病理改变均可用阴阳概括。就病位言之：表为阳，里为阴；上为阳，下为阴；腑为阳，脏为阴。发生病理改变，不外表里、上下、脏腑功能失调。在具体治法中，无非是补其不足、

损其有余，达到阴阳相对平衡、彼此调和的目的。

调理升降，以平为期

这是根据气机升降失调提出来的治疗原则。《素问·六微旨大论》说："出入废则神机化灭，升降息则气立孤危。故非出入则无以生长壮老已；非升降则无以生长化收藏，是以升降出入，无器不有。"升降出入是脏腑功能活动的基本形式。气血津液的生化输泄，有赖于五脏六腑的协同合作，才能"升降不失其度，运行不停其机"。肺的宣发肃降、脾胃的升清降浊、心肾的阴阳相济、肝胆的升发疏泄，都是气机升降运动的体现。任何一脏发生疾病都可引起升降失调，所以《素问·刺法论》说："升降不前，即成暴郁。"治疗升降失调的方法，如《素问·至真要大论》所谓"散者收之，抑者散之，高者抑之，下者举之"，就是针对气机升降出入太过或不及提出的治疗原则。

升降逆乱，治宜调理升降，使之恢复正常。治肺病应注意宣降，宣降正常则津气通畅，呼吸调匀。脾胃为四运之轴、升降之枢。脾胃升降正常，则水谷精微得以上输，糟粕得以下降；心肺气血得以下行，肝肾精气得以上升。如果脾胃升降

失常，不仅水谷的纳运会发生障碍，五脏气机亦将受到影响。治肝病亦应注意升降。肝性升发，卫气的上升外达皆与肝的疏泄功能有关。肝的升降失常，常从太过与不及两个方面表现出来。若系升发之机被遏制，则呈肝郁。根据抑者散之的治则，治当疏肝解郁，遂其升发之性。若系肝气升腾太过，则呈肝阳上亢。根据高者抑之的治则，又宜平肝潜阳，使肝阳不致过亢。治肾病应该注意肾的气化是否正常，肾为主水之脏，水液能在体内运行不息，有赖肾阳的蒸腾气化，才能正常升降出入，使其"水精四布，五经并行"。若阳气不足，气化失常，升降失司，水液不能下行外出而停蓄上干，治宜温阳化气，以调其水液的升降出入。

病位不同，治法有别

这一原则是根据病变部位提出来的。病在皮毛、肌腠部位，为病势浅，属于表证；病在血脉、筋骨、脏腑部位，为病势重，属于里证。根据病位的深浅高下，予以相应的治疗，《素问·调经论》说："病在脉，调之血；病在血，调之络；病在气，调之卫；病在肉，调之分肉；病在筋，调之筋；病在骨，调之骨。"

病位既有表里上下之分，施治也就随之而异。根据《素问·至真

要大论》"调气之方，必别阴阳，定其中外，各守其乡，内者内治，外者外治"之论，邪在表者宜汗，在里者宜泻，在上者宜吐，在下者宜利。

一般而言，"表病治表，里病治里"。表病及里的，应先治其表后治其里；里病及表的，应先治其里后治其表。此即《素问·至真要大论》所谓"从内之外者，调其内；从外之内者，治其外；从内之外而盛于外者，先调其内而后治其外；从外之内而盛于内者，先治其外而后调其内"的治疗原则。

"上病治上，下病治下"的原则一般是在普通的情况下，另有"上病治下，下病治上"的变法。如肺热壅盛而用硝黄通腑，即上病下取之；小便不利而用宣肺之法，即下病上取之。也可上下同治，三焦并调。

病性不同，施治自异

疾病的表象虽然极其复杂，但从病变性质予以归类，不外乎寒、热、虚、实四类。

虚证宜补，是根据《素问·至真要大论》"衰者补之，损者益之"拟定的治疗原则。心、肝、脾、肺、肾五脏都有功能衰竭；精、气、血、津、液五种基础物质都有亏损。所谓虚证，应该包括五脏功能和五种

物质方面亏损的证候。五脏功能与基础物质之间是相互依存和互为因果的。基础物质的生化有赖五脏的合作，脏腑功能衰退，气血津液是脏腑功能的物质基础，基础物质亏损，五脏功能也就随之虚损。所以，一切虚损证候都应补其不足。只有五脏功能恢复，才能正常生化精气；也只有精气旺盛，五脏才能进行正常的功能活动。虚证有气虚、血虚、阴虚、阳虚之分，故论治有补气、补血、补阴、补阳之别。补阳、补气是为脏腑功能衰退而设，补血补阴是为基础物质亏损而立。

实证宜泻，是根据《素问·阴阳应象大论》"其实者，散而泻之"及《素问·至真要大论》"有余者，折之"拟定的治疗原则。五脏受邪引起功能障碍，都会成为实证。所以《素问·大奇论》有"肝满，肾满，肺满皆实"之说。五脏功能障碍，基础物质不能正常出入，壅滞不通，是导致五脏实证的基本原理。这类实证均宜泻其实。

补泻同施。气血津液的运行输布，有赖五脏的协同合作。五脏功能衰退，必然导致气血津液运行不利，呈虚中夹滞之证。虚实兼见，最宜补泻同施。补虚宜在恢复脏腑功能，功能恢复则气血津液运行输

布也就正常；泻实意在去其壅滞，壅滞既除而五脏功能也就随之恢复。补泻之间有相反相成之意。

邪正盛衰，攻补异趣

这一治疗原则是针对正邪之间的关系提出来的。疾病的发生与演变，会随正邪双方力量的消长而定。正气充沛，抗邪力强，就不易发病；正虚邪盛，正不胜邪，就容易发病。所谓"正气存内，邪不可干""邪之所凑，其气必虚"，就是从正邪之间的关系来阐述发病原因的。当其既病之后，病情的变化趋势亦由正邪双方力量的消长而定。邪胜正却，则病情加重；正胜邪却，则逐渐向愈。因此，治疗的目的在于改变邪正双方力量的对比，使疾病向痊愈方面转化。根据邪正斗争的趋势及祛邪扶正、攻补兼施的治疗原则，正确处理正邪之间的关系。

扶正祛邪。是通过扶助正气、增强体质、提高机体的抗病能力，达到祛除病邪、恢复健康的目的。这一原则，适用于久病不愈、正邪俱衰的病证。此时投以扶正之法，可收正气渐复、邪气自除的效果。如果不顾正气而妄施攻伐，将会造成正气愈伤而病情愈重的不良后果。

祛邪扶正，是祛除病邪以达到邪去正复的目的。这种情况适用于

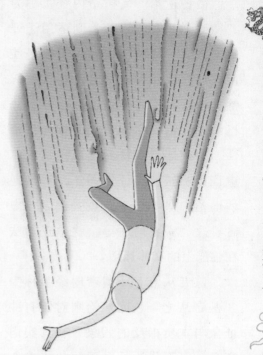

新病未虚、邪气亢盛的病证，只需祛邪即可收到邪去正复的效果。

攻补兼施。对于正气已虚、邪气亢盛之证，单攻邪则正气愈伤，单扶正则邪气愈盛。唯有双管齐下，攻补兼施，才是两全之策。攻补兼施在具体运用时，要视病情而定，或以祛邪为主，扶正为辅；或以扶正为主，祛邪为辅。总之，要攻邪而不伤正，扶正而不留邪为佳。

微者逆治，甚者从治

这一治疗原则是针对"邪气微甚"提出来的，提示证象有真有假，应该严格遵守治病求本原则，不要被假象所迷惑。

微者逆治。《黄帝内经》称为"微者逆之"。这一治则适用于证象与本质一致的疾病。由于它是使用与疾病性质针锋相对的药物进行治疗，所以称为逆治法。这种治法已经成为治疗常规，故又称为正治法。如寒证用温法，热证用清法，虚证用补法，实证用泻法，都是逆病而治。寒者热之、热者寒之、虚者补之、盛者泻之等，就是正治法在临床上的具体运用。

甚者从治。《黄帝内经》称为"甚者从之"。这一治则对于有些证象与本质相反的假象，有其实用意义。由于此法是采用顺从疾病所表现的假象进行治疗，所以称为从治法。如外见热象而用热药治疗，因与热证用寒药的正治法相反，所以又称为反治法。但这种热象仅是一种表面的假象，实质上是内真寒而外假热，所以治疗时"从其假热，治其真寒"，仍是针对疾病本质进行治疗的法则。此外，用热治寒而阴寒太盛，热药为其所拒，于热药之中配入少许凉药以同气相求；或用寒治热而热邪太盛，凉药为其所拒，于凉药之中配入少许热药以同气相求，也有从治之意。常用的从治法有寒因寒用、热因热用。

寒因寒用。外有寒象而用寒药，谓之寒因寒用。这种寒象是由内热太盛产生的格拒假象，是内真热而外假寒。针对真热假寒病机，使用凉药清热，内热一除，假寒证象便可消失。

热因热用。外有热象而用热药，谓之热因热用。这种热象是阴盛于内格阳于外的假象，是内真寒而外假热。针对真寒假热病机，使用热药益火消阴，内寒一除，阳气内返，假热证象也就随之消失。

通因通用。气血津液本已出现外泄证象而反用通利药物，即谓之通因通用。这种通利证象是由滞涩引起的，使用通利药物，其滞塞而通的证象可以消失。比如泄泻是通利证象，本宜止涩，若泄泻是因肠中积滞以致传导失常，就宜泻下导滞以消除致泻原因，传导正常而泄利自止。这种出血而用活血药物治疗，泄利而用泻下药物治疗，都反映了通因通用的治疗原则。

塞因塞用。塞有鼻塞不通之意。凡是使用补法振奋五脏功能，恢复气血津液的正常流通，使闭塞症状消失的，都称为塞因塞用。对于气血津液壅滞之疾，一般均用行气、活血、祛痰、利水、泻下等法治疗。若因脏腑功能衰退，推动无力或气化不及，形成滞塞，即宜振奋功能，助其气化，才是治本之策。以便秘为例，一般均用通便的治法，若脾气虚弱，肠道传导乏力，则宜使用补发以恢复脾的健运，使肠道传导有力，大便自通。

宜通宜塞，斟酌其宜

精、气、血、津、液是五脏功能活动的物质基础，没有基础物质，五脏功能也就停止活动，由此看来，五脏六腑是宜通的，如果不通，这些基础物质就不能到达五脏。但应通调适度，太过与不及都会呈为病态：流通受阻会出现气滞、血瘀、痰凝、湿阻；流通太过，又会呈为静血津液不藏之证。所以，通与塞也就成为一切基础物质通调失度的治疗原则。

滞塞宜通。"荣卫不行，五脏不通，则死矣"。五脏不通，将会危及生命，只有通其经脉，才能使病气渐衰而愈，所以《素问·至真要大论》强调治病应该"疏其血气，另其调达，而致和平"。由于五脏功能各具特点，所以在具体治法上还有不同，如《素问·六元正纪大论》提出了"木郁达之，火郁发之，土郁夺之，金郁泄之，水郁折之"的五脏治则，意思是说：肝胆气血郁结的，应该使之疏通；心经有热的，

该透发于外；脾胃壅滞的，宜消导下夺；肺气郁闭的，当开泄肺气；肾水停蓄的，须利水渗湿。纵观五脏实证治法，无不立足于通；即使虚证，也当补中寓通。

太通宜涩。津液不能正常升降出入而外泄，血液不循常道而溢出脉外，阴精不能封藏固密而滑泻无度，都是太过的表现，均宜使之固涩。如体常自汗、肠滑失禁、小便失禁、白带清稀、肝血不藏、精关不固、阳气浮越等。

标本缓急，有常有变

标本是相对的概念。以邪正而言，正气为本，邪气为标；以病因和症状而言，病因为本，症状为标；以疾病发生的先后而言，旧病为本，新病为标；以病变部位而言，内脏为本，体表为标。用标本的理论分析病情和确定治疗的轻重缓急，当视具体情况而定。一般情况下，本是病的关键，也是治疗的重点；但在疾病发展过程中出现危重症时，有时标又成为病变的关键，应把治标当成重点，即"急则治其标，缓则治其本"。

缓则治其本

适用于病势比较缓和的病情。这类病证应把消除治病原因、调理脏腑功能、流通气血津液作为治疗重点，标证可以暂时不顾。例如，肾阳虚损是本，投以温阳化气之方，从本治疗，使肾阳得温，气化复常，水肿也就逐渐消失。缓则治其本仅是相对而言，绝大多数急症都是治本而非治标。以急性热病为例，病因是本，证象是标，使用清热解毒之品消除治病原因，病因消除，热象也就随之消失。

急则治其标

当疾病的标象出现严重情况而足以危及生命时，当务之急应把标象作为治疗重点。如脾肾阳虚所致的腹水，脾肾阳虚为本，腹水为标。常法应温阳化气，从本治疗，但若腹水严重，腹满如鼓，呼吸急促，二便秘涩，如不及时消除腹水，即将危及生命，这种情况就不能按照常规施治，而应先予逐水，使腹水暂消之后再从本治。

标本兼治

采取标本同时治疗的方法，称为标本兼治，这一原则的运用范围很广，对上述"正气为本，邪气为标；病因为本，症状为标；旧病为本，新病为标；内脏为本，体表为标"等方面，都可应用。其一，就"正气为本，邪气为标"而言，一般情况是急则治标、缓则治本，但在正虚邪实两种矛盾并重的情况下，需要标本兼治，才能照顾到矛盾的两个方面。如体虚感受风寒，其症状表现既有正虚的一面，又有邪实的一面，若只祛其邪，则正气不能支持；只扶其正，则邪实愈加壅滞，唯有祛邪与扶正同时并举，才是两全之法。这种治法名义上是标本兼治，其实仍然反映治病求本的精神。其二，就"病因为本，症状为标"而言，首先应该根据治病求本的原则，消除致病之因，病因消除，症状也就随之消失，但在消除病因的同时，应该兼顾主要症状，才能取得较好疗效。其三，以"旧病为本，新病为标"而言，一般是先治新病、后治旧病，但在新病引起旧病复发的情况下，又宜两者兼顾。其四，就"内脏为本，体表为标"而言，体表所表现的症状是内脏功能产生病理改变的反映。根据治病求本的原则，应把调理内脏功能作为治疗重点，但也不排除标本兼顾。以肺卫不固的体常自汗为例，肺气虚损是本，体常自汗是标，在益气固表从本治疗的前提下，兼配收敛止汗之品治标是很有必要的。

因势利导，祛邪外出

这是中医治病的原则之一，体表的毛窍、上面的上窍、下面的前后二窍，都是病邪外出的通路。感受寒热之邪，以及受邪以后产生的痰饮湿浊、胃肠积滞等病理产物，都宜祛之使出。如血脉凝滞的四肢逆冷，用麻、桂、姜、辛之属祛风散寒；热在气分，用葱豉白虎以发散郁热；清营汤治热入营分，犹用青蒿透热出表，都是使邪从表去的例证。用吐法吐去胃中痰食，用下法泻去肠中积滞，用利水法引导三焦湿热下行，用逐瘀法以去胞官瘀血。临证之际，只有因势利导，才能收到事半功倍的效果。故《灵枢·师传》说："夫治民与自治，治彼与治此，治小与治大，治国与治家，未有逆而能治之也，夫惟顺而已矣。"

处方用药，当遵常法

这是根据随证用药提出来的治疗原则，使用药物治病，必须注意下述一些问题：

选药配方，应有主次。《黄帝内经》提出组方当分君臣佐使，医者应根据病情来决定药物在方中的主次关系。

药性与病性相应。遵循《素问·六元正纪大论》有"热无犯热，寒无犯寒"之训，药性与病性应该相应。如果热证误投热药，是火上浇油；寒证误投寒药，是雪上加霜。以此类推，虚无犯泻，实无犯补。

配伍繁简得宜。病情单一的，用药贵在专一；病情复杂者，药味不妨稍多。当专不专，有彼此受制之失；当杂不杂，又易有顾此失彼之虞。

权衡用量轻重。病情轻者用药宜轻，病重者用药宜重。病重药轻，药不胜病，将会延误病情；病轻药重，容易伤人正气。

使用毒药，适可而止。凡是峻烈药物，同时应该注意分寸，勿使太过。《素问·五常政大论》说："大毒治病，十去其六；常毒治病，十去其七；小毒治病，十去其八；无毒治病，十去其九。"其意思是说：大毒之药物，治愈六成，不可再用药；一般的毒药，治愈七成，不可再用药；小毒之药物，治愈八成，不可再用药；无毒之药物，治愈九成，不可再用药。所以，不仅在使用毒药时应该适可而止，就是一般大热、大寒、大补、大泻的药物，也应该如此。

◎ 因时制宜

人体的生理活动和病理变化，常随气候的变化而有差异。夏季腠理开疏，一般不宜使用麻桂之属强力发汗，以防汗出过多，变生他证；冬季腠理致密，不易出汗达邪，一般适宜使用发汗力较强的药物，才能达到邪从汗解的目的。热天急性病热病多见，用药宜偏辛凉苦寒；冷天多见感受风寒，用药宜偏辛温甘热。这种因时而异的用药方法，称为因时制宜。

◎ 因地制宜

我国幅员辽阔，东西南北地理条件不同，虽属同一种病，但用药也会有差异。以暑温为例，北方气候干燥，多不夹湿，只需用清气凉血之方，即可取效；南方潮湿多雨，每多夹湿，单纯清热则效果不显，又当清热除湿。这种因地而异的用药法则，谓之因地制宜。

◎ 因人制宜

根据病人年龄、性别、体质等具体情况，考虑治疗措施，称为因人制宜。小儿为稚阳之体，邪易化热，用药宜偏辛凉；脏气未充，易虚易实，用药不易过峻。年老体衰，气血渐枯，功能日减，每病多虚，即使属于实证，也多正虚邪实，用药常须顾及阴津阳气，不可肆意攻伐。妇人因有经带胎产，在用药方面也要格外注意。

❧ 治法与病机

以治则为依据，针对较高层次病机拟定的治法，称为治疗大法。这是从以下四个不同角度提出来的。

以病位的表里上下为依据提出的治疗大法。如使邪从表解的汗法，从上而出的吐法、从下而出的汗法皆是。汗、吐、下三法具有祛邪外出的特点，是治疗实证的基本手段，虽然涉及面窄，却自古以来即已视为大法。

以病性为依据提出的治疗大法。病性有寒、有热、有虚、有实，而表里寒热错杂者亦常有之。针对上述病情，寒证当温，热证当清，虚证宜补，实证宜泻，错杂者宜和，于是产生了温、清、补、消、和诸法。

以基础物质的盈虚通滞为依据提出的治疗大法。气血津精均有盈虚通滞的病理改变。虚损不足，已属补法范畴，针对气血津液的通滞，产生了理气、理血、除湿、祛痰、固涩诸法。

以气机升降失常出入失调为依据拟定的治法，即升降法。此外，还有以病因为依据拟定的开窍、安神诸法。

综上之述，治疗大法应当包括解表、涌吐、泻下、温里、清热、补益、和解、理气、理血、除湿、祛痰、固涩、润燥、升降。

解表法

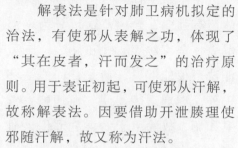

解表法是针对肺卫病机拟定的治法，有使邪从表解之功，体现了"其在皮者，汗而发之"的治疗原则。用于表证初起，可使邪从汗解，故称解表法。因要借助开泄腠理使邪随汗解，故又称为汗法。

表证的形成原因，多是因为六淫侵袭人体，肺卫首当其冲，而风寒束表与风热犯肺则是致病的基本原因。先以风寒束表言之，四时气候更替本是正常现象，设非其时而有其气，机体不能适应气候变化，即会引起表卫病变，这种致病原因称为风寒束表。再以风热犯肺言之，吸清呼浊是肺的生理功能，若吸入之气带有疫疠之邪侵犯肺系，初起也将引起肺卫与肺系病变，这种致病原因多从热化，称为风热犯肺。其基本病理是：由肺吸入之气与脾胃化生的谷气、肾间生发的元气相合，经肺的宣降作用以敷布于体表，通调于三焦；凭借肺气的宣降作用，运行于体内的水液也随气而宣降，故肺的基本功能是宣降气液。风寒之邪束表或风热之邪犯肺，影响气液的正常宣降，寒则气郁津凝，热则气郁津伤。由此可见，表证的基本原理就是肺的气液宣降失调，气郁则恶寒发热咳嗽，津凝则鼻塞流涕、身痛、咳痰。

由于病性有寒热、邪气有兼夹、体质有强弱，一般汗法可分为辛温解表、辛凉解表、扶正解表。三型汗法不仅能够发汗解表，尚能祛邪于外，透邪达表，使气血通畅，营卫和调，故除用于六淫之邪侵入肌表之证外，对麻疹初起的透发不畅、腰以上水肿者、疮疡初起邪透于外者，均可应用。

使用汗法应注意，当汗不汗，会使病邪深入；不当汗而误汗，则徒虚其表，不仅无益，反致误事。当用辛温解表而过用寒凉，会使病邪冰伏，缠绵难愈；当用辛凉而误投辛温，有以热主热之弊；当兼扶正而只顾其表，必将更伤气血阴阳。这些都是不擅用汗法的表现。此外，表邪未解而见里证者，可先表后里，或表里双解；若邪已化热，麻疹已透，疮疡已溃，虚证水肿，均非汗法所宜。

一般解表之方均宜温服，并宜温覆助汗，但以遍身微汗为佳，不可令其如水淋漓，若汗出不彻，则病邪不解；汗出太过，则耗气伤津，甚至过汗亡阳。南方地带或夏季气候炎热，人体腠理疏松，易于出汗，使用本法，选药不宜太峻，用量不宜过重；冬季或北方气候严寒，使用本法，用药不嫌其峻，用量也宜稍重，以免汗出不彻。另外，解表

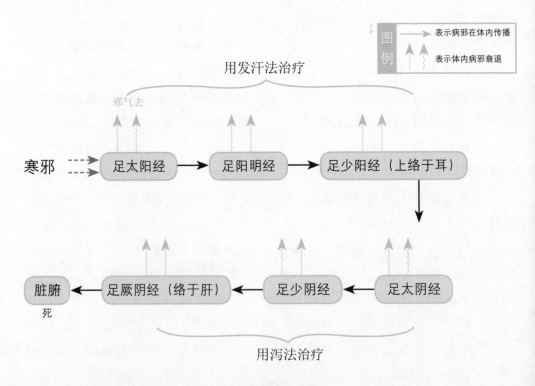

之方宜于饭后服，服后禁食生冷油腻，以免影响药物的吸收和药效的发挥。

涌吐法

涌吐法是针对宿食痰浊壅阻肺胃拟定的治疗方法，可以使邪从口出。本法体现"其高者，因而越之"的治疗原则，通过引起呕吐，强使宿食、毒物从口中排出，所以称为吐法。

本法所治证候，病位涉及肺胃两系。咽喉痰涎壅阻，顽痰停滞胸膈，宿食停滞胃脘，毒物尚在胃中，皆可使用吐法及时排出病邪。其发病机理同卒中风寒，或脏腑失调，引起液聚为痰，阻于肺系或少阳三焦，是痰浊为患的基本病理。暴饮暴食、饮食不节则是食积停滞的根本原因。

吐法是用强制手段促使顽痰、宿食从口吐出，目的在于直接消除致病因素或病理产物，是急则治标的方法。适用于风痰壅盛、卒中痰厥、食停胃脘、误食毒物、癫狂、干霍乱、食厥等有形实邪壅于上脘诸证，用之得当，可收立竿见影之效，是进行急救的有效措施之一。

使用本法，须令患者避风，以防吐后体虚感受外邪。可采用手指或翎毛探喉，或多饮开水助吐，服用吐剂而吐不止者，可服用姜汁少

许，或服冷粥、冷开水等以止之。在吐之后，要注意调理胃气，使既逆之气渐得平顺，切勿骤进油腻，以免重伤胃气。

泻下法

泻下法是针对胃肠积滞、传导失职而确立的治法，有使邪从下出之功。本法是以泻下药物为主组成，使用此法荡涤肠胃，可使停留的燥屎、冷积、宿食等病理产物从肠道下出，体现"中满者，泻之于内，其下者，引而竭之"的治疗原则。此法主要治疗的是便秘、食积，还有某些疾病使用下法，是借肠道导邪外出，病位不必在肠，如肝胆实热、肺热壅盛而用下法即是。其基本病理是：宿食、便秘皆是有形实邪，属肠燥津枯、传导失职。肠燥津枯的原因是寒热虚实皆能致之。肾阳虚损，不能温煦肠道；气分热炽，吸灼肠液；阴津亏损，肠道失濡，均可引起大肠传导失职而成便秘。

本法可治疗便秘，但非所有便秘都可使用，应当谨察病机，辨证论治。如肾阳虚气化失常，水津不布而便秘，宜用真武汤、五苓温阳化气；肾阴虚损，肠道失濡，无水舟停而便秘，宜用增液汤以增水行舟；肝失疏泄，三焦气滞，津气不布而便秘，宜用小柴胡汤以升清降

浊；中气不足、传导无力而便秘，宜用补中益气汤以振奋机能。以上均非下法所宜。此外，在治疗肠梗阻而腹痛难忍，腹痛难忍是因燥屎不行者可用此法；治疗肝胆实热，也可用此法；治疗上焦壅热或壅于肺而发热胸痛，或壅于咽喉而红肿痛痹、吐血、衄血，凡此种种，均可使用下法，釜底抽薪，导热下行，也是上病下取之意。

在使用此法时也要注意，对于表证未解、里未成实者，不得妄施泻下，误下会使邪气内陷；若表证未解而里实已成，宜表里双解。下法作用较强，孕妇、产后、月经期，以及老年体弱，均应慎用。在使用时，也要注意不要过量，易伤胃气。使用下法之后，宜糜粥调养，勿骤进油腻。

由于人体素质有阴虚、阳虚之分，证候表现有热结、寒结、燥结之别，所以下法又可分为寒下、温下、润下、攻补兼施四类。

和解法

和解法是根据表里、营卫、脏腑不和病机而拟定的治法。人体的表里、营卫、气血、阴阳脏腑之间彼此关联，相互协调，相互依存，相互制约，和谐一致地进行着功能活动。一旦失去这种协调和谐的正常关系，即可出现表里、营卫、气血、阴阳、脏腑之间的不和，呈为病态。针对此类病变，拟定治疗方法，使不和的病理变化复为彼此协调，这就是所要达到的目的。由于这种法治使不和者重新和谐，所以称此法为和解法。

如果按《素问·至真要论》"疏其气血，令其调达，而致和平"之意，则凡属调理营卫、气血、阴阳之方，均属和法范畴。若以仲景"病痰饮者，当以温药和之"为据，则温阳除湿之方亦可曰和。而景岳所谓和法，范围更广，几至无所不包，未免失之泛泛，令人难以适从。随着治法的不断分化，近时所谓和法已限于邪在少阳、营卫不和、肝脾不和几个方面，其余不属和法内容。

和法所治证候，或见表里不和，或见营卫不和，或见脏腑不和，总以脏腑功能或基础物质之间，不能协调的皆为其病变特征。表里不和的，多因正气不足，腠理不密，外邪相侵，客于半表半里，引起运行于少阳三焦的津气逆乱而致气郁津凝，遂成特有的少阳证。此证在于表里之间，称为表里不和。其证有正虚的一面，也有邪实的一面；有表寒的一面，也有里热的一面；有气郁化火的阳证，也有津凝为湿的阴证；有清阳不升，也有浊阴不降。

因其不属于任何单一证型，只能称为邪在少阳。营卫不和，多因外邪相加或产后失血，引起卫气不和与营气和谐，遂成营卫不和。肝主筋膜，脾主大腹，肝脾两脏功能失调，都有可能引起膜络痉挛而呈腹痛，这种病位在脾而病机在肝的证候，称为肝脾不和。

和法针对的病机非常特殊，任何一个方面不和，几乎都可涉及全身。邪在少阳：少阳三焦是联系表里上下的通路，是津气升降出入之区，邪在少阳而气郁津凝，证象可以见于全身任何部分。营卫不和：营卫的生化营运都要涉及五脏，营卫不和，证象自然可以见于五脏。肝脾不和：肝的疏泄功能涉及气血津液各个领域，脾为津气升降之轴，两脏中的任何一功能失调，都可引起肝脾不和。和法具有用途广泛、作用缓和的特点，在辨证时应谨慎仔细，否则会延误病情。

温里法

温里法是针对里寒病机拟定的治疗大法，有温阳散寒、振奋阳气之功。本法以《素问·至真要大论》"寒者热之"的治疗原则为其立法依据，属于八法中的温法。形成里寒的原因，有因素体阳虚，寒从内生的；有因外寒入里，客于经络脏腑的；有因误治或过饮生冷，损伤阳气的。归纳起来，不外寒自外入与寒从内生两个方面。五脏都有寒邪直中的里寒，也有自身功能衰退的阳虚。所以五脏都有寒证，即使病在体表的皮、肉、脉、筋、骨，也归五脏所主。

里寒的发病机理：体内专供气血津液运行的管道，古人称为经脉，经脉都有"寒则收引，热则松弛"的特性，故《素问·痹论》说："凡痹之类，逢寒则虫，逢热则纵。""虫"指经脉遇寒则蜷缩如虫之意。经脉内运行的气血津液有"寒则凝塞，温则流通"的生理病理特性，故《素问·调经论》说："人之所有者，血与气耳。""血气者，喜温而恶寒，寒则泣而不流，温则消而去之。"《素问·离合真邪论》也说："天寒地冻，则经水凝泣，天暑地热，则经水沸溢。"由于寒性收引凝滞，无论外寒入里或自身阳虚，必然要引起经脉和气血津液的流通不利而呈气滞、血瘀、水液失调的病理变化。不通则痛，不通则气液的升降出入失常，故里寒证除单寒不热、喜暖蜷卧、口淡不渴、小便清冷、脉沉迟缓等寒象之外，也多呈疼痛、痰饮、水湿等证。

五脏六腑均有寒证，且有在脏

腑与在经络之各异。由于各脏有各脏的独特功能，若发生病变，必然各脏有各脏的独特见证，虽然治疗大法是温，但还应根据五脏的生理病理特点，拟定不同的治法，组成不同的方剂，才能切中病情。所以，温法又分温肺散寒、温中健脾、温肝散寒、回阳救逆、温经散寒五法。其中回阳救逆一法能够兼治少阴心肾两脏，因心阳根于肾阳，用桂附温命门真火，则心阳也就随之而旺。

在使用时，应辨明寒热真假，不要为假象所迷。若真寒假热，自当毅然投此，以回欲绝之阳，阳长阴消，假象自除。如真热假寒，切勿用此，误用有抱薪救火之失。阴寒太盛，投热药入口即吐者，可稍佐寒凉之品，或热药凉服，此即寒因寒用的从治法，也即反佐的配伍形式。

清热法

清热法是根据病机拟定的治疗大法，有清热、泻火、凉血、解毒之功。本法以《素问·至真要大论》"热者寒之"为其立法依据，属于治法中的清法。

所有疾病就病性而言，不外寒热两型，故热证可以见于任何部位。以脏腑定位，则五脏所属皆有热证；以热势浅深定位，则卫气营血各部都有热证。正因为如此，卫气营血与脏腑辨证才能成为热证的辨证纲领。

热证多因外感六淫变生；或由五志过极，郁积而化；或由脏腑偏盛所致，其病因总不外内生与外感两类。气有余便是火，热是自身的阳气郁积而化。六淫侵袭的途径各有不同，气因邪郁而化热则为其一。风寒受自皮毛或暑热受自口鼻，都可干扰肺卫的正常宣发而郁积而化热。由于热是阳气偏盛的表现，故《素问·阴阳应象大论》说"阳盛则热"，不仅外感六淫如此，内伤七情、五志化火也是阳盛则热的反应。气为阳，七情内伤，阳气不能正常发泄，郁结化热，于是成为热证。至于阴阳失去平衡以致阴不制阳而呈热象，则为形成虚热的基本原因。

热证的基本病理是邪热为患，常见纯热无湿和湿热互结两型，也将影响气血津液各个方面。纯热无湿以热盛阴伤为其特点，当从卫气营血辨证。病在气分，每多耗气伤阴；病在血分，每呈耗血动血，总以热盛、津伤、耗气、动血为其病变特征。若系湿热为患，当从三焦论治，而有热盛湿微、湿微热盛、湿热并重之分。

临证用药时，首先应辨明热的性质，是实热还是虚热；邪热所在部位，是在脏还是腑；若系外感温热，尤应详察热势浅深，是在卫气还是在营血。只有辨明病位、病性、认证无差，才能准确应用清法。如系湿热，不妨寒凉直折；如系虚热，则宜甘寒滋液，调其阴阳之偏。热在血而治其气，则无济于事；热在气而治其血，则将引邪深入，皆为使用不当之过。其次要权衡轻重，恰当用药。热盛而用量太轻，犹如杯水车薪，无济于事；热微而用量太重，阳气受损，势必热去寒生，必须恰如其分。此外，热证兼表，当清热与解表同用，里热成实，宜清热与泻下同施；若系热与湿合，又当清热除湿并举。凡此兼夹，皆宜清法与他法并用。

在使用时，还应学会辨明寒热真假：真热假寒，投之药到病除；真寒假热，投之雪上加霜；气虚发热，投之病情加重；血虚发热，投之危亡立至。屡用清热泻火而热不去者，当改用壮水之主，以制阳光之法，待其阴复而虚弱自退。邪热炽热，服凉药入口即吐者，当遵甚者从治之法，或采用凉药热服，或与寒凉方中稍佐辛温之姜汁，同气相求，以免格拒。

升降法

升降法是针对脏腑气机升降失调拟定的治疗大法。本法体现了《素问·至真要大论》"高者抑之，下者举之"的治疗原则，气机上逆者，能抑之使降，下陷者，能举之使升，故有恢复升降之功。

脏腑气机失调，常见两类病变：一是气机阻滞，二是升降失调。由于体内气血津液都反映了升降出入的运动形式，发生病变都可能出现升降失调机理，所以本法还包括水液升降失常病变，其致病原因多由六淫七情而引起气机逆乱出现升降失调。外感六淫，多见于肺脾；内伤七情，多见于肝肾。虽然五脏六腑都在参与气机升降失调活动，但脾胃和少阳三焦却对气机升降起重要作用，一切升降失调的病变多与两者有关。因为脾胃居中焦，是阴阳升降失调的枢纽，上焦的阳要下交于阴，下焦的阴要上济于阳，均须借助于中焦才能正常升降。脾胃自身的功能活动，就体现在升清降浊两个方面，所以脾胃病变多呈升降失调。三焦是津气升降的道路，若气液升降的道路阻隔，自然导致升降失调。

《素问·六微旨大论》说"升降出入，无器不有"，指出了人体各个脏腑都在不停地进行着气血津精的升降出入运动，从而反映出生

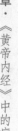

命活动的基本形式。气机的升降具体体现于脏腑间的协调关系。如心肺居于上焦，居于上者宜将；肝肾居于下焦，居于下者宜升；脾胃居中焦，为阴阳升降之枢纽；少阳三焦则是升降出入的道路。只有脏腑气机的升降出入相对平衡状态，才能维持机体正常的生理功能。脏腑功能的物质基础是津气，脏腑气机升降失调，津气的运行即会逆乱；津气的运行障碍，脏腑的功能就会失调，所以升降失调的一切病变，都是津气升降逆乱与脏腑功能失调的综合反映。

气机升降失调，归纳起来，有肺气不降、肾气不纳、心肾不交、脾气陷而不升、胃气逆而不降、中焦升降失职、三焦升降失调等不同机理。根据上述病机，自当分别采用不同的治法。肺气不降的，宜宣降肺气；肾气不纳的，当纳气归根；心肾不交的，宜交通心肾；脾气不升的，当升阳举陷；胃气不降的，宜调中降逆；脾胃升降失职的，宜升清降浊；三焦升降失调的，当升降三焦。此外，脾胃或三焦的气机不升不降而因痰食中阻的，当涌吐痰食；因气机郁闭的，又宜温通泄闭。上述各法虽然见证不同，却均属升降失常机理。

在配伍时，当据治病求本原则，着重消除致病之因，调理脏腑功能。许多证候明是升降失调而未见有调理升降药物，道理就在于此，但也并不排除治标药物，某些药物表面看来是治标，其实仍在治本。一般说来，肺气上逆，宜用宣降肺气的麻杏；胃气上逆，宜用和降胃气的陈夏；肾气不纳，宜用升阳举陷的升柴葛桔。总之，肺胃宜降，肝脾宜升，肾气宜敛，掌握五脏生理特点，用药自然准确。注意气已升者不宜再升，已陷者不宜再降。在治疗时，要注意仔细辨证。

理气法

理气法是针对脏腑功能失调、气机阻滞而拟定的治疗大法。本法根据《素问·至真要大论》"结者散之，留者攻之，逸者行之"的治疗原则而立，有散其结聚、攻其停留、行其闲逸之功。其可使阻滞的气机仍然通畅无阻，有舒畅气机之功，可治因气滞不通而呈胀痛不适的证候。气病常见气虚、气滞、气逆、气陷四类病变。气虚者宜补气，气逆者宜降气，气陷者宜升阳，形成气滞的原因有：感受风寒，上焦肺气失宣；痰食积滞，中焦脾气失运；七情郁结，下焦肝气失疏。三焦功能失调，卫气运行失度，于是形成气滞。而形成气滞的原因与肺脾肝三脏功能失调休戚有关，气滞形成以后，则随少阳三焦升降出入。证象虽然可以见于任何部位，但却不能离开肺脾肝三脏论治。

气滞是指运行于少阳三焦的卫气运行受阻，表现以胀、痛为特征的病理改变。卫气是由下焦生发的元气、中焦运化的谷气、上焦摄取的清气相合而成，故其摄纳和生化与肺脾肾三脏有关。卫气能够升降出入、四布运行，则赖肺脾肝三脏的协同配合。即赖肝的疏泄助其上升，肺的肃降使其下行，而卫气能升能降，则以脾胃为升降之枢纽。三焦为升降之路。若因风寒外感，肺失宣降；痰食积滞，脾运受阻；七情郁结，肝失疏调；卫气运行不利，津液随之也郁结；气郁津凝，阻于三焦，随其部位不同，遂有各种胀痛不适症状。如下：

第十章·《黄帝内经》中的病因病机学说

寒凝气滞

《灵枢·胀论》说："卫气之在身也，常然并脉，循分肉，行有顺逆，阴阳相随，乃得天和……寒气逆上，真邪相功，两气相搏，乃合为胀也。"卫气运行不利，是产生胀满的基本原理，卫气循行部位在于分肉之间，气滞作胀，胀在三焦分肉。而引起卫气运行不利的原因，是阴感受寒气，邪气与正气相搏而生胀满，即所谓"真邪相攻，两气相搏，乃合为胀也"。

湿阻其气

食、痰、湿是导致气滞的原因之一。因为中焦是气机升降之枢纽，食积中焦，升降失常，则气机阻滞而生胀满；三焦为津气共同运行之道，水液失调，湿滞痰阻，阻碍气机升降出入，尤为常见。故《素问·阴阳应象大论》说："浊气在上，则生䐜胀。"

肝气郁结

肝主身之筋膜，筋膜构成的经隧遍布全身，是通行气血津液的道路。肝的疏泄失调，与经隧的病理改变有关。若情志不畅而使筋膜成紧张状态，卫气流通受阻，遂生胀满；阻滞不通，遂成疼痛。

所谓气滞，无论见于何脏，总以胀、痛为其特征。见于上焦，则胸中憋闷疼痛；见于中焦，则脘腹胀满或疼痛；见于下焦，则肋胁、腰腹胀痛。根据上述病变部位，当分别采用不同的方法予以治疗。心阳痹阻不同者，当通阳宣痹；脾胃气滞者，宜行气导滞；肝气郁结者，宜调气疏肝。这些治法的配伍形式随各脏的生理功能和病理特点而异，欲使气机畅通则是所要达到的共同目的。

理血法

理血法是针对血分病变拟定的治疗大法，有补其不足、祛其瘀滞、止其外溢之功。血病有三变，即血虚、血瘀、血溢。血虚宜补，血瘀宜通，血溢宜塞。本法是根据"虚者补之""留者攻之""定其血气，各守其乡"等治疗原则而立的。

心主血脉而血络分布于全身，肝为藏血之脏而司血的疏泄调节。血分病变的证象虽可见于全身任何部位，辨证论治则应属于心肝两脏，两脏虽然都与血分有关，却与肝的关系更为密切，因为心主之血脉依赖肝脏予以贮藏调节。脉络稍有改变，血的贮调失度，即会影响血分发生病理改变，所以更应责之于肝而从肝经辨证论治。具体病理是这样的：血在脉中，运行不息，借此以调和五脏六腑、营养百骸。血液的生化贮运，有赖五脏的协同配合。血由五谷之精化为阴精，再由阴精转化而成；阴血生成以后，则贮藏于肝脏，运行于心脉，是以血液生化于脾肾，贮运于心肝。在正常状态下，血贵充盈而恶不足，贵流通而恶瘀阻，贵循常道而恶外溢。一旦发生改变，即以营血亏损、流通受阻、不循常道为基本病理，从而会出现血虚、血瘀、血溢三类不同证象。

血虚

血虚是营血不足的病理改变，形成血虚的机理有：脾胃受损，谷气不充，生血之源不足；肾气受损，不能将精化生血，生血的机能出现障碍；大量失血，使已生之血亏损。前两种病机责之于脾肾的生化不足；后一种病机责之于肝脏所贮的血液亏损。

血瘀

血瘀是离开经脉之血不能及时消散和瘀滞于某一处，或血流不畅，运行受阻，瘀积于经脉或器官之内呈凝滞状态，均叫血瘀。血能正常运行于脉，依赖五脏的协同作用。形成血瘀的机理为：寒邪相侵，血因寒凝；邪从热化，血因热结；心气虚衰，推动乏力；肝失疏泄，气滞血瘀；血溢外出，出血致瘀。

血溢

血溢是血不循行常道，溢出脉外的病理改变。形成血溢的机理有：营血热盛，迫血妄行；肝不藏血，疏泄失常；瘀血阻络，血不循行；跌扑损伤，血络破损；元气虚损，气不摄血；脾肾阳虚，统摄无权。前四种病机责之于肝心，后两种病机归咎于脾肾。因为心主血脉，血脉瘀阻，则血不循行而横流；肝司疏泄，疏泄失常，则肝血不藏而妄行；心肝热炽，则血为热迫而泛溢。脾主统血，气主摄血，肾为元气之根、生阳之本。气虚阳虚，则血失统摄而外溢。

在临床治疗中要注意，瘀血的形成病因有寒有热，病性有虚有实，病位有在络、在脏，病势有轻有重。根据具体病情组合祛瘀之方，常见以下几种配伍形式：瘀阻因寒型，应配伍温经散寒之品，共呈温经祛瘀之功；瘀阻因热，配伍清热药物，共呈泻热逐瘀之效；气滞血瘀型，配伍理气药物，共呈行气活血之效；跌扑损伤型，配伍接骨续筋之品，体现活血理损之法。瘀血阻络型，当配扩张血管、柔和经脉、辛香走窜之品，使活血药物起到活血通络的作用；血瘀成脏型，当配理气祛湿、软坚散结之品，共呈消瘀化积之功；血瘀偏虚型，当配补气补血之品，共呈补虚祛瘀之效。

治疗出血证候，多塞流与澄源并举。塞流指选用止血药物，制止继续出血；澄源指根据出血机理，着重澄本清源。塞流是治标，澄源是治本，如果只用止血药物而不注意澄本清源，很难收到止血效果，唯有标本并图，才能相辅相成。针对出血机理配伍澄本清源之品，可以体现不同的止血法则。血为热迫而妄行，以清热凉血为主，热清血自宁；疏泄失常而失血，宜收敛固涩，疏泄正常则血自止；瘀血阻络而血横流，宜活血祛瘀，瘀去络通则血循故道；气不摄血而失血，当益气摄血，气能摄血则血不漏泄；阳虚不能统血而失血，当温阳摄血，统摄有权则血不外溢。根据上述原则组方，不配止血药也能达到止血目的，体现治病求本精神。此外还应注意：配伍滋阴补血药时，失血证候多呈营血亏损，配滋阴养血之品，可以补充受损之阴；清热止血宜佐化瘀药物，血遇热则沸、遇寒则凝；热证出血使用凉血法时，宜佐散瘀之品，以防血止瘀留，成为后患。上窍出血宜配降泄药物，上窍出血是气机升腾、血随气升之象，可配重镇潜阳的龙牡、釜底抽薪的大黄；下窍出血宜佐益气升陷药，比如疏风升举的荆芥、柴胡。如果气虚，则配人参、黄芪，以益气摄血。

此外，还要注意血瘀与血溢之间的相互关系。瘀血会导致出血，出血会形成血瘀。瘀血引起的出血，须用活血化瘀之方，使瘀去络通、血循常道，其血自止，体现通因通用之法。因出血形成瘀血，又须活血与止血同施，一边制止继续出血，一边散其已瘀之血，共呈相反相成之效。如果活血的话，多借酒行药力，提高疗效，瘀久成脏，宜于缓图，作为丸散以利长服。失血而有虚脱先兆，不宜使用一般止血方剂，缓不济急。

祛湿法

祛湿法是针对水液失调拟定的治疗大法，有调理脏腑功能、祛湿出表、渗湿于下之功。《素问·至真要大论》谓"湿淫于内……以苦燥之，以淡泄之"，以及《素问·汤液醪醴论》谓"去菀陈莝，开鬼门，洁净府"的治则而立，属于十剂中的"燥可去湿，通可去滞"范畴。

水湿形成的原因有外因和内因之分，外因常由居处湿气，衣被湿润，或淋雨涉水，或汗出当风，或气候多雨，空气潮湿，致使患者不能正常排泄汗液，湿滞肌表而成痹痛。内因常由各种原因导致脏腑功能失调，水液的疏泄失常，即停滞为患。故脏腑功能失调，水液运行障碍，是形成水湿为患的根本原因。

基本病理：水液的生化疏泄，有赖于五脏的协同作用。水液从口摄入，需经脾气的运化，才能上输于肺；又经肺气的宣发作用，才能使津液输布于肌表，肺气的肃降作用，才能使三焦水道通调而下流于肾；尤需肾阳的气化、心阳的温煦，才能使水精四布，五经并行；其升降出入之机，又与肝的疏泄调节有关。综合上述，水液能够正常疏泄，有赖肺气的宣降、脾气的转输、肾阳的气化、心阳的温煦、肝气的疏调，三焦为通路。其中肺脾肾三脏与水液疏泄的关系尤为密切，故《素问·经脉别论》说："饮入于胃，游溢精气上输于脾，脾气散精，上归于肺，通调水道，下输膀胱，水精四布，五经并行，合于四时五脏阴阳，揆度以为常也。"此证多因内外因素引起肺的宣降失常、脾的运化失职、肾的气化不及、肝的疏泄失常，以致水液疏泄不利，变生痰饮水湿，停滞少阳三焦，侵犯表里上下和五脏六腑，发而为病，故脏腑功能失调，水液流通受阻，变生痰饮水湿，停滞三焦为患，是其基本病理。脏腑功能失调，既可单独出现，也常几脏同病。肺失宣降者有之，肺失宣降而兼脾肾者亦有之；脾失输运有之，脾失输运而兼肺肾者亦有之……要注意整体联系。

需注意的是，祛湿之法本为津壅而设，因此津亏者不宜使用。泻下逐水法作用猛烈，中病即止，可与补法配合，攻补兼施。使用清热除湿之方，一般不用甘药。

固涩法

固涩法是针对精津疏泄失常、滑脱失禁拟定的治疗大法，有敛汗、止泻、涩精、止遗、固崩、止带之功。本法是根据《素问·至真要大论》"散者收之"的治则而立，属十剂中的"涩可固脱"范围，适用于久咳、自汗、久泻、遗精滑泻、小便失禁、崩漏带下等气虚津精耗散滑脱不禁的证候，病位涉及肺脾肝肾等脏。其致病原因不一，多因久咳不止，肺气失敛；发汗太过，卫表不固；久泻伤脾，肠滑失禁；年老体衰，气化不及；勤于房事，精关不固；胎产过多，冲任虚损，以致功能衰退。气血津液失去制约，漏泄于外，遂成此证。

其基本病理是：气血津液是五脏功能的协同作用，不断地被机体消耗，又不断地生化补充，盈亏消长，循环不息。气血津液都宜流通，升降出入不失气度，才是正常状态。如果某脏功能衰退，气血津精出入的窍隧松弛，失去制约，即呈滑脱失禁、疏泄太过的病理改变。

在治法分类上，滑脱失禁之证是因功能衰退，引起气血津精从窍隧外泄的现象。随其部位不同而有肺虚久咳、表虚自汗、久泻久痢、小便失禁、带下崩漏、遗精滑泄等不同见证，相应地也就产生了以扶正为主的敛肺止咳、实卫固表、温中固涩、补肾固堤、收涩止带、固崩止漏、补肾涩精诸法。但还应注意固涩本为久病不愈而设，对于热病汗多、热痢初起、活动遗泄、湿热带下等症，应以消除病为主，不可乱投固涩，误用有闭门留寇之患。

润燥法

润燥法是针对阴津亏损拟定的治疗大法，有滋阴增液、治疗燥证之功。其法是根据《素问·至真要大论》"燥者濡之"而立，属于十剂中的"湿可去枯"。

燥证治病的原因当分内外，外燥又分温燥、凉燥。温燥见于初秋，久晴无雨，燥伤肺津；凉燥见于深秋，属于肺为寒郁，津凝不布。其实，燥是阴津亏损的一种证象，病非病因。而从气血津液的盈虚言之，燥属津亏的虚证；从病性的寒热言之，燥证多见热象。外感热病伤阴，好比炉烟虽熄，灰中有火；内伤阴津亏损，阴不制阳，多呈虚热，故病性属热。《黄帝内经》所谓"燥者濡之"，十剂所谓"湿可去枯"，是对一切阴虚立法，不是专为外感燥邪而设。须知凡系伤寒化热，或温病内传，或五志化火，火灼阴津，皆属燥证范畴。

燥证的基本病理是：外来燥热，或五志化火，损伤阴津，水液呈现亏燥，是燥证的基本病理。其中，外燥仅伤肺阴，其他热病则可伤及五脏。内燥多指肾阴亏虚，肾水一亏，可以波及五脏。例如水不涵木，则呈肝肾亏虚；水不济火，则呈心肾阴虚。

在治法上，五脏都有阴虚，肺阴亏损，宜轻宣润燥；胃阴不足，宜益胃生津；心阴亏损，宜补益心阴；肝阴不足，宜滋水涵木；肾阴亏损，宜滋阴补肾。由于肺阴亏损多配轻宣肺气之品，他脏阴虚都用甘寒、咸寒药物，所以一般方书都将治燥之方分为轻宣润燥和甘咸滋润两类。

而方剂的配伍则会随脏腑而异。外感燥热或虚火刑金，多见肺气宣降失常、滋养肺阴之方，宜配宣降肺气之品；胃阴虚损，宜以甘寒益胃为主，由于滋阴有碍脾运，有些方剂兼配燥湿运脾的半夏，共呈燥湿互用、刚柔相济的配方法度；心阳虚损多见神志不宁，宜与宁心安神同用；肝阴不足，多见筋膜失养或肝阳上亢，宜配息风潜阳之品；肾阴虚损可见水液失调，宜配渗淡利水药，共呈相反相成之效。在使用时还要注意阴虚多见热象，不能单纯滋阴，宜兼清热。若脾胃运化力弱，应慎用本法。

补益法

补益法是针对证气虚损拟定的治疗大法，有补益五脏气血营养不足、治疗各种虚证之功。本法是根据

《素问·至真要大论》"衰者补之""损者益之"的治疗原则拟定的治法，属八法中的补法。其适用于人体气血阴阳不足之证，凡是脏腑功能衰退、气血津精亏损，都是补法的使用范围。

导致正气虚损的原因甚多：禀赋不足，先天遗传；年老体虚，功能日损；或养生不慎，以妄为常；或久病不愈，由实转虚；或过用攻伐，失治误治，都会导致脏腑功能衰退，基础物质亏损，成为虚证。

各种致病因素引起五脏功能衰退和气血津液亏损，是形成虚证的基本病理。五脏功能与气血津精之间，在生理上是相互依存，在病理上是互为因果的。基础物质的摄纳、生化、贮调、疏泄均赖五脏的协同作用，而五脏之所以能够进行正常的功能活动，又赖精气血津液为动力源泉。五脏功能衰退，则气血津精的生化不足而随之也虚；气血津

精虚损，则五脏能源匮乏而随之虚弱。两者是互为因果关系的。五脏功能虚损，既要影响基础物质的摄纳、生化，又要影响气血津液的贮调、输泄，所以虚多夹滞，甚至成为正虚邪实。进而言之，五脏之间、基础物质之间，也是相互影响、互为因果的。

在治法分类上，一切虚损证候归纳起来，不外气虚、血虚、阴虚、阳虚四类。气虚者，补其气；血虚者，补其血；阴虚者，补其阴；阳虚者，补其阳。所以，补法可分为补气、补血、补阴、补阳四类。气血阴阳之虚，虽可见于五脏中的任何一脏，却又各有侧重。气虚侧重于肺脾，血虚只限于心肝，阴虚常见于肝肾，阳虚侧重于脾肾。补益之方一般有以下几种配伍形式。

◎直接补益法

脾虚补脾，肝虚补肝，肾虚补肾，这种虚在某脏即补某脏的配伍形式，称为直接补益法。

◎间接补益法

某脏虚损，若不直接补某脏而补相关之脏，称为间接补益法。根据五脏相生关系予以补益，是对直接补益的补充。主要有以下几种：肺气虚而补脾

的培土生金，肾水虚而补肺的金水相生，肝阴虚而补肾的滋水涵木，脾阳虚而补肾的补火生土。这些治法是根据气血津液的生化输运需要五脏协同这一关系拟定的。因为，肺主的气来源于脾的谷气所化，肾主的水是随肺气输送而来，肝主之膜有赖肾水濡润，脾主运化有赖肾阳温煦。

补而勿滞。五脏功能衰退，必然影响气血津液运行受阻，形成虚中夹滞。配伍中应注意补中寓通、补而勿滞。以脾虚为例：脾主运化水湿，为津气升降之枢纽，脾虚每兼气郁湿滞，所以补气勿忘行气除湿。六君子汤用补气的人参、白术、甘草以外，再配陈皮醒脾利气，半夏燥湿运脾，茯苓淡渗利湿。

补血常兼补气。气为血帅，血由气生。血虚本应补血，若血虚而由脾虚引起，则当兼补其气，或以补气为主，兼补其血，体现治病求本精神。若因大量失血而致血虚，宜急补气以摄血；若气血俱虚，则宜气血双补。

补阴宜兼补阳，补阳宜兼补阴。阴生于阳，阳生于阴，阴阳互为其根。阳虚自宜补阳，但宜兼补其阴，使阳有所生。

使用补法应该辨明致虚的原因、部位、性质，而分别采用不同的补法。气虚补气、血虚补血、阴虚补阴、阳虚补阳，应注意气血阴阳之间的鉴别诊断。气虚和阳虚都属于阳气不足，都具有面色㿠白、食少懒言等症象，但气虚无寒象而阳虚有之，即所谓"阳虚则外寒"。血虚和阴虚都属于阴血不足一类，都可见眩晕眼花、心悸失眠等症，但血虚一般多无热象；阴虚则多见热象，即所谓"阴虚则内热"。血虚者面色、唇口、舌质淡白，阴虚者面部、唇口、舌质均呈红色，以此为辨。

使用补法，应将脾肾两脏作为治疗重点。脾为后天之本、气血生化之源。脾的功能衰弱，气血生化无源，五脏都会受其影响。通过补气健脾，不仅可以治疗肺脾气虚，也可治疗化源不足的血虚和气不摄血的出血，即肾藏之精，也依赖于脾胃运化的水谷精微供其化生。肾有藏精、主水两大功能，为先天之本，元阴元阳之根。肾主之水，可以濡养五脏；肾藏之精，可以化生气血。五脏之阴，非此不能滋；五脏之阳，非此不能发。肾阴肾阳一虚，五脏都要受其影响。通过补阴补阳，则气血阴阳生发有源而五脏皆受其荫，由此可见，五脏气血阴阳不足之证，虽然各有专门治法，却以治脾治肾为其原则。

此外，还要注意的是，不可滥用补法。补法作用缓和，能够增强体质，提高抗病能力，用之得当，可以振衰起废，但若用之不当，不仅无益，反而有害。煎煮补药，时间可以稍长，务使药味尽出；服药应在饭前服用。

五脏都有阴虚，但应着眼于肺、胃、肾。胃为水谷之海，肺为水上之源，肾为主水之脏，三脏与水液疏泄有关，故以三脏为主。

❀ 治法的确立

治法种类繁多，这些治法不是凭空想出来的，而是通过反复实践总结成为理论，再用理论指导实践，这样循环往复而产生的，所以治法是理论与实践相结合的产物。如以病因辨证、八纲辨证、气血津液辨证、脏腑辨证、卫气营血辨证等，根据病情产生不同的病机，针对不同的病机，产生了相应的治法。

六气病机与治法

风寒暑湿燥寒，是四时气候变化的主气。通过循环往复的四季更替，万物得以生长收藏。如果气候异常，出现太过或不及，机体不能适应，就会产生疾病。故《金匮要略》说："风气虽能生万物，亦能害万物，如水能浮舟，亦能覆舟。"若有常气变为异气，即成风、寒、暑、湿、燥、火六种致病因素，针对这些病因病机，也就产生了祛风、散寒、除湿、润燥、清热、泻火等不同的治法。

精气血津液病机产生的治法

精气血津液是脏腑功能活动的动力来源；基础物质的摄纳、生化、贮调、输泄，有赖五脏六腑的协同配合，基础物质与脏腑功能之间有着不可分割的关系。无论何种内外因素引起脏腑功能失调，都会引起气血津液发生生理改变，同样影响脏腑功能失调，两者是互为因果的。临床常见气分、血分、津液失调三类病变，根据其病变产生了理气、理血、除湿、祛痰等大法。这些大法与六气病机产生的祛风、散寒、除湿、润燥、八纲病机产生的汗、下、温、清诸法，已经成为当今方剂分类的依据。在具体治法中，气虚的补气，气散的敛气，气滞的行气，气逆的降气，气陷的升阳；血虚的补血，血瘀的活血，血溢的止血；津虚的润燥滋阴，津壅的祛痰行水，津泄的敛汗固表……以上都是直接针对精气血津液五种基础物质的盈虚通滞而拟定的具体治法。

八纲病机与治法

表里、寒热、虚实、阴阳八纲，是根据病位、病性归纳病证的方法。根据八纲辨证得出的病机结论，相应地产生了汗、吐、下、和、温、清、消、补等法。以八纲为依据确定治法，《素问·阴阳应象大论》说"其在皮者汗而发之""其高者因而越之，其下者引而竭之，中满者泻之于内"，指出了应根据邪留的不同部位，采取不同的治法——在表者宜汗，在上者宜吐，在下者宜上，在中者宜消。《素问·至真要大论》所说"寒者热之，热者寒之""衰者补之，强者泻之"，又指出应该根据病性的寒热虚实决定治法——寒证宜温，热证宜清，虚证当补，实证宜泻。

阴阳学说广泛用于辨证之中，对拟定治法有广泛的指导意义。一般而言，阴代表物质基础，阳代表功能活动，双方处于相对平衡状态才能保持健康。如果阴阳之间的相对平衡受到破坏，阴津壅滞，就要损伤阳气，阳气过亢，就要损伤阴津，此即"阳盛则阴病，阴盛则阳病"之意。由于阴阳失调是一切病机的总纲，调理阴阳也就成了一切治法的总纲。

脏腑病机产生的治法

任何疾病的发生，都是脏腑功能紊乱和气血失调的病理反映，无论何种辨证方法，归根结底都要落实到脏腑经络之上。临床诊病，以脏腑经络辨证确定病变部位，八纲辨证确定病变性质，精气血津液辨证以审察基础物质的盈虚通滞，几种辨证方法综合使用，最后审证求因，才能将病因、病位、病性融为一体，从各个方面揭示病变的本质。所以，脏腑辨证才是更为有效的辨证体系。它以五大系统的生理病理为依据，针对脏腑病机拟定治法，是综合各种辨证方法的产物。比如肝司疏泄，性喜条达，情志刺激引起肝气郁结，就当调气疏肝。但是，凭借五脏生理病理拟定的治法，仍然不能反映病性，也不能全面反映基础物质的盈虚通滞状态，必须结合八纲辨证以分别寒热虚实。

根据五行理论产生的治法

根据相生相克来阐述五脏关系，不是抽象的概念，而是建立在精气血津液的生成转化、输布等关系之上的。凭借这些基础物质，以维持五脏相互协调、相互制约的关系。所以五脏关系失调的病理变化，可以用相生相克的理论指导诊断和治疗。根据五脏相生关系产生的治法有培土生金、金水相生、滋水涵木、补火生土等，根据五脏相克关系产生的治法有抑木扶土、培土制水、佐金平木、泻南补北等，至今仍有实用价值。

第十一章 养生之道在我们生活中的应用

养生之道

养生又叫摄生，包括无病调养，以求健康与延缓衰老。

黄帝："余闻上古之人，春秋皆度百岁，而动作不衰；今时之人，年半百而动作衰者，时世异耶？人将失之耶？"

岐伯对曰："上古之人，其知道者，法于阴阳，和于术数，食饮有节，起居有常，不妄作劳，故能形与神俱，而尽终其天年，度百岁乃去。今时之人不然也，以酒为浆，以妄为常，醉以入房，以欲竭其精，以耗散其真，不知持满，不时御神，务快其心，逆于生乐，起居无节，故半百而衰也。

夫上古圣人之教也，下皆为之。虚邪贼风，避之有时，恬淡虚无，真气从之，精神内守，病安从来？是以志闲而少欲，心安而不惧，形劳而不倦。气从以顺，各从其欲，皆得所愿。故美其食，任其服，乐其俗，高下不相慕，其民故曰朴。是以嗜欲不能劳其目，淫邪不能惑其心。愚智贤不肖，不惧于物，故合于道。所以能年皆度百岁而动作不衰者，以其德全不危故也。"

【释文】

黄帝问："我听说上古时代的人，年龄都超过了百岁，但行动却没有衰老的迹象；现在的人，年龄刚过五十，而动作就显得衰弱无力了。这是由于时代的不同呢，还是今天的人们不懂得养生之道呢？"

岐伯回答说："上古时代的人，大多懂得养生之道，能够遵守阴阳变化的规律而起居生活，并加以适应和调和，饮食有节制，作息有一定的规律，既不过度操劳，又不会过度行房事，所以形体和精神都很旺盛，能够协调统一，就能够活到人类自然寿命的期限，超过百岁才离开人世。现在的人就不同了，他们把酒当成水，豪饮而没有节制，把不正常的生活习惯当作常态，醉酒后还勉强行房事，纵情声色，以致精气衰绝，真气耗散，不知道保持精气的强盛，不善于调养精神，一味追求感官的快乐，这些都违背了人生的真正乐趣，起居作息没有规律，所以年龄刚过五十就衰老了。

上古时期，对通晓养生之道的圣人的教导，所有人都能遵守。人们能够及时躲避虚邪贼风等致病因素，保持内心的清静安闲，清心寡欲，心境平和而没有焦虑，形体劳作但不感到疲倦，体内真气和顺，每个人都能实现自己的希望和要求。人们不管吃什么食物都感觉香甜，随便穿什么衣服都感到舒服，喜爱社会的风俗习惯，无论社会地位是高还是低，互相之间都不会羡慕和嫉妒，人们日渐变得朴实自然，所以任何不正当的嗜好都不会干扰他们的视听，任何淫乱邪侈的事物也不能惑乱他们的心智。不管是愚笨的还是聪明的，贤明的还是不贤明的，都不会因为事物的变化而费心忧虑，所以符合养生之道。人们之所以年龄超过百岁而行动不显衰老，正是由于他们的养生之道完备而无偏颇。"

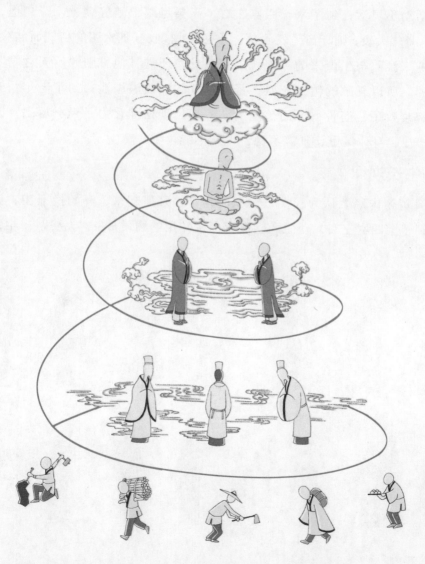

247

人的生长规律

男子生长规律

《黄帝内经》认为，男子到了八岁左右，肾脏的精气开始充实，毛发渐盛，牙齿更换；十六岁时，肾气旺盛，天癸产生，精气充满而外泄，体内阴阳之气调和，具有了生育能力；到了二十四岁左右，肾气已经充满，筋骨坚实有力，长出智齿，身高长到了最大的限度；三十二岁时，筋骨生长壮盛，肌肉丰满；四十岁时，肾气衰退，头发开始脱落，牙齿开始松动；到了四十八岁左右，人体上部的阳气开始衰退，面容憔悴无华，鬓发斑白；五十六岁时，肝气衰退，筋骨活动不灵活；到了六十四岁左右，天癸尽竭，精气衰少，肾衰退，形体疲惫，肾气大衰，则牙齿毛发脱落。肾主水，接收五脏六腑的精气而储藏起来，精气的来源除与生俱来的"先天之精"外，还需其他脏腑"后天之精"的补充营养，所以五脏的精气充盛，肾的精气才能盈满溢泄；到了老年，五脏的精气都衰败了，筋骨得不到精气的濡养而出现松弛乏力，天癸尽竭，因此会鬓发斑白，身体沉重，步态不稳，也就不能再生儿育女了。

女子生长规律

《黄帝内经》认为，女子七岁时，肾气旺盛起来，开始换牙齿，头发长长；到了十四岁左右，对生殖功能有促进作用的物质——"天癸"产生，使任

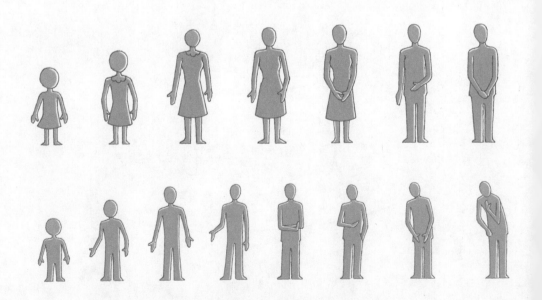

脉通畅，太冲脉气血旺盛，月经按时来潮，开始有了生育能力；二十一岁时，肾气发育平衡，智齿生长，生长发育达到顶点；到了二十八岁左右，筋骨坚实，肌肉丰满，毛发生长极盛，身体也最健壮；三十五岁时，阳阴经脉的气血衰退，面部开始憔悴，头发开始脱落；到了四十二岁左右，经过头面部的三阳经脉气血都衰减了，面容焦枯，头发开始变白；四十九岁时，任脉空虚，太冲脉气血衰少，天癸尽竭，月经停止，形体衰老，丧失了生育能力。

把握阴阳

人依靠天地阴阳之气而有生命，那么人想要健康地生活，就必须与天地阴阳和谐相处，保持与自然界阴阳变化的规律相一致，为养生的第一要义。"上古天真论"是《素问》的第一篇，也是以讨论养生为重点的文章，指出："上古有真人者，提挈天地，把握阴阳……故能寿敝天地，无有终时。"真人，是指养生之道已经达到最高境界之人。敝，指破败。寿敝天地，天地永无破败之时，比喻长寿。真人能够掌握天地阴阳的变化规律，并把这个理论作为养生的唯一准则，所以能健康长寿。而这个理论将会流传下去，永无终止之日。

自然界的本原秩序就是阴阳和谐，无太过、无不及，也就是"中和"。因此，保持中和也成了养生中的关键所在。《灵枢·本神》对养生的理论和方法进行了高度概括："智者之养生也，必顺四时而适寒暑，和喜怒而安居处，节阴阳而调刚柔。如是，则僻邪不至，长生久视。"智者，指聪明有智慧而精通医学理论的人。僻，指偏僻。僻邪，不正之气，也就是邪气。久视，久生、久长之意。顺、适、和、安、节、调，六个字其意虽不尽相同，但都有中和之意。如：四时，春夏为阳，秋冬养阴；喜怒，喜为阳，怒为阴。所以，不论人体还是其他事物，为了保持稳定状态，都必须使阴阳维持相对平衡，也就是"中和"的状态。

《黄帝内经》曰："天气，清净光明者也，藏德不止，故天下也。天明则日月不明，邪害空窍。阳气者闭塞，地气者冒明。云雾不精，则上应白露不下。交通不表，万物命故不施，不施则名木多死。恶气不发，风雨不节，白露不下，则菀槁不荣。贼风数至，暴雨数起，天地四时不相保，与道相失。则未央绝灭。唯圣人从之，故身无奇病，万物不失，生气不竭。

逆春气，则少阳不生，肝气内变。逆夏气，则太阳不长，心气内洞。逆秋气，则少阴不收，肺气焦满。逆冬气，则太阴不藏，肾气独沉。夫四时阴阳者，万物之根本也。所以圣人春夏养阳，秋冬养阴，以从其根。逆其根，则伐其本，坏其真矣。故阴阳四时者，万物之终始也，死生之本也。逆之则灾害生，从之则苛疾不起，是谓得道。道者，圣人行之，愚者背之。从阴阳则生，逆之则死，从之则治，逆之则乱。反顺为逆，是谓内格。

是故圣人不治已病治未病，不治已乱治未乱，此之谓也。夫病已成而后药之，乱已成而后治之，譬犹渴而穿井，斗而铸锥，不亦晚乎？"

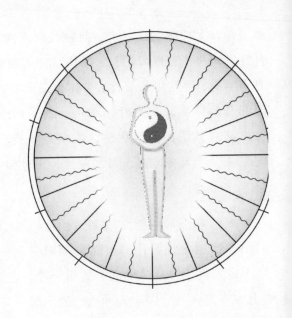

这段话的意思是说：天气是清净光明的，蕴藏着清净光明的生生之德，运行不止，所以能永远保持它内蕴的力量而不会衰弱消亡。如果天气阴晦，日月就会失去光辉，阴霾邪气也会乘虚而入，酿成灾祸。这样就会导致阳气闭塞不通，沉浊的地气遮蔽光明，云雾弥漫，地气不得上于天，甘露也就不能下降了。天地之气不能交融，万物的生命就不能成长，就连自然界里的名果真木也会枯死。邪恶乖戾之气不能发散，风雨失节，甘露当降而不降，草木得不到滋养，就会失去生机，茂盛的禾苗也会枯竭凋败。狂风时时侵袭，暴雨不断袭击，天地四时的变化失去了秩序，违背了正常的规律，致使万物的生命在生长的过程中就死亡了。只有圣人能顺应自然的变化，注重养生之道，所以身体就不会患严重的疾病。如果万物也能顺应自然的变化，注重养生之道，那么它的生气就不会衰竭。

如果违背了春生之气，少阳之气就不能发生，就会导致肝气内郁而发生病变；如果违背了夏长之气，太阳之气就不能生长，就会引发心气衰竭；如果违背了秋收之气，太阴之气就不能收敛，就会因为肺叶焦热而胀满；如果违背了冬藏之气，少阴之气就不能潜藏，就会导致肾气不能蓄藏，出现泄泻等疾病。一年四季的阴阳变化，是万物的生命之本。所以圣人在春夏季节保养阳气，以适应生长的需要；在秋冬季节保养阴气，以适应收藏的需要，这样能符合养生的根本规律，与万物一同在春生、夏长、秋收、冬藏的四时循环中运动发展。如果违背了这一规律，就会损坏人体的本元，使身体受到伤害。所以说，阴阳四时的变化，既是万物生长的根本，又是盛衰存亡的根本。如果违背了它，就会发生灾害；如果顺应了它，就不会患上重病，这样才可以说是真正懂得了养生之道。对于这种养生之道，只有圣人能够切实奉行，愚人却会经常违背。对于四时的阴阳变化规律，顺应了就能生存，违背了就会死亡。

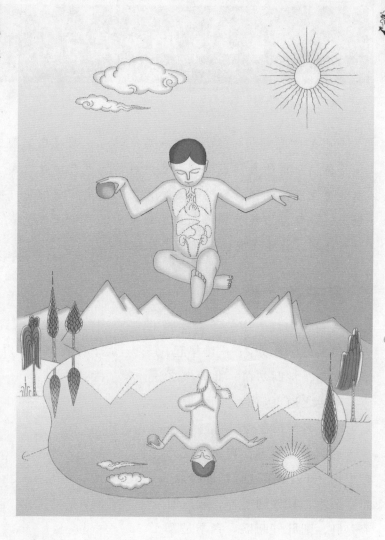

所以，圣人不是等到生病之后再去治疗，而是在疾病发生之前就能先预防。这就像治理动乱，不是自动乱发生之后再去治理，而是在动乱发生之前就先防止，这里所讲的就是这个道理。如果疾病已经发生了，然后再去治疗，那就如同口渴了才去挖井，临上战场才去铸造兵器，岂不是太晚了吗？

四季养生

中医"天人合一"的观点在养生学说中同样应当遵守，人类的生命过程是遵循一定的自然规律而发生发展的，大自然是人类活动的场所，大自然的变化直接或间接影响着人体，使之发生相应的生理和病理变化。换句话说，人与自然具有相通、相应的关系，不论四时气候、昼夜晨昏，还是日月运行、地理环境，各种变化都会对人体产生影响。

春天养"生"

《黄帝内经》中关于春季养生，有这样的记载："春三月，此谓发陈，天地俱生，万物以荣；夜卧早起，广步于庭，被发缓形，以使志生；生而勿杀，予而勿夺，赏而勿罚，此春气之应，养生之道也。逆之则伤肝，夏为寒变，奉长者少。"

春天万物复苏，自然之气具有生长、升发、条达舒畅的特点。而肝属木，其气通于春，顺应时节养肝，则肝气旺盛。春季是万物发陈的季节，整个自然界呈现出一片新生的气象。因为此时阴气渐收，阳气初生，还较弱，所以养生要注重养阳。又因风邪很容易伤害体内阳气，所以还要防风邪。养肝护肝、保护阳气，在《素问·脏气法时论》中指出："肝主春……肝苦急，急食甘以缓之……肝欲散，急食辛以散之，

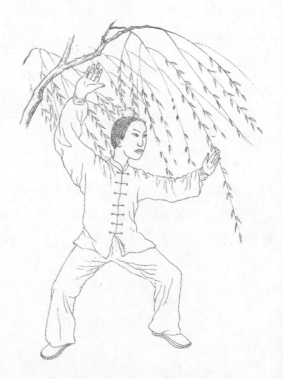

用辛补之，酸泻之。"意思是说，在五脏与五味的关系中，酸味入肝，具有收敛的性能，不利于阳气的生发和肝气的疏泄，饮食调养一定要投其脏腑所好，即"违其性故苦，遂其性故欲。欲者，是本脏之神所好也，即补也。苦者是本脏之神所恶也，即泻也"。将这种关系明确了，就可以有目的地选择一些护肝养肝、疏肝理气的草药和食品。

　　春天是运动锻炼的最佳时节。寒冷的冬季里，人们的活动主要是在室内进行，而各脏腑器官功能都有不同程度的下降。到了春季，气候转暖，人体内的阳气经过一冬的闭藏，也应该在春阳生发之际随春生之势而动，向外生发以与天地之气相应，这时就应该多参加一些户外锻炼，舒展肢体、活动筋骨。同时，医学研究证明，在春天这个疾病多发的季节坚持体育锻炼，可增强人体免疫力，不易得病，所以在春季适当地进行一些健身运动是十分有必要的。这样可以让封闭的身体充分地享受大自然的活力，充满生机。春季不宜急于脱去棉服，衣着宜"下厚上薄"。起居应夜卧早起，免冠披发，松缓衣带，舒展形体，多参加室外活动，克服倦懒思眠状态，使自己的精神情志与大自然相适应，力求身心和谐、精力充沛。

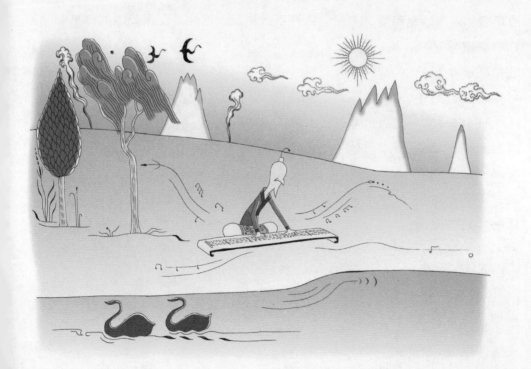

夏天养"长"

彩色图解黄帝内经

中医学认为，夏季养生的关键就是"心"，《黄帝内经》有文记载："夏三月，此为蕃秀，天地气交，万物华实，夜卧早起，无厌于日，使志无怒，使华英成秀，使气得泄，若所爱在外，此夏气之应，养长之道也。逆之则伤心，秋为痎疟，丰收者不和，冬至重病。"

夏季气在心，所以要注意养心。那么应如何养心呢？《黄帝内经》说得好，应"夜卧早起"（稍晚一点睡觉，是为了顺应自然阴气的不足；早些起床，是为了顺应阳气的充盛），"无厌于日，使志无怒"（切勿因厌恶长日而心情烦躁，滥发脾气），"华英成秀，使气得泄"（要精神饱满，并充分宣泄），"若所爱在外"（就像你面对所爱的对象，情志应充分外露而不需内藏），此"夏气之应，养长之道也"。夏季养生的关键是使人无怒，气可充分地、正常地宣泄，但不能乱。心情烦躁就是乱、就是逆，就会使神志受伤，如秋天生疟疾即由此而来。

夏季作息要有规律，夏季的特点是日照时间长，天亮得早，黑得晚。因此，人们的起居和作息时间应随之做一些相应的调整，以晚睡早起为宜。定时早起、定时睡觉最好，可使生物钟不致错乱，这才是夏季最佳的作息时间。

夏季睡眠除了要遵循晚睡早起的习惯，适当的午休也是必需的，因为夏季夜晚的睡眠通常是不够的，所以要用午休来补充夜晚睡眠不足的情况，以便有更加充沛的精力工作和学习。夏季虽然很炎热，但是阴气很强，而且人们

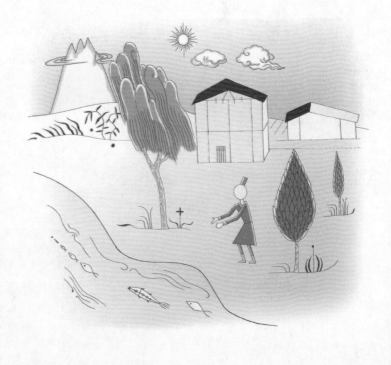

在睡觉时机体的抵抗力较弱，极易遭受风寒的侵袭，所以睡眠时要注意避凉风，夜间更应该加倍注意。

通过运动健身来养"长"。夏季要养"长"，若"长"气不足，供给秋天收敛的能力差了，就会发生疟疾，到冬至时，病情可能加重。夏季健身运动以健脾、养心、生津为主。夏季健身运动可以增强心血管系统的功能，还可以强化呼吸系统功能，改善人体的物质代谢，坚持运动还能改善骨骼肌与关节韧带的弹性和韧性，保持人体动作的灵活和谐。

秋天养"收"

秋季在五行中属金，是肃杀、收获的季节，此时的养生保健应如《黄帝内经》所言："秋三月，此谓容平，天气以急，地气以明，早卧早起，与鸡俱兴，使志安宁，以缓秋刑，收敛神气，使秋气平，无外其志，使肺气清，此秋气之应，养生之道也。逆之则伤肺，冬为飧泄，奉藏者少。"

秋季养生要养肺。秋季，气温逐渐降低，雨量也慢慢地减少，空气湿度相对低，气候干燥。秋季应肺，而秋季干燥的气候极易伤损肺阴，从而容易出现皮肤干燥、干咳少痰、便秘等病症，所以秋季养生要防燥。肺是人体重要的呼吸器官，是人体真气之源，肺气的盛衰关系到寿命的长短。秋季使人易患鼻干、喉痛、咳嗽、胸痛等呼吸疾病，所以饮食应注意养肺。要多吃些滋阴润燥

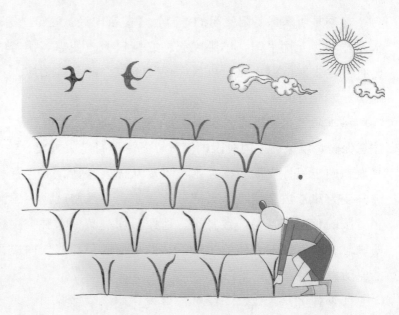

的食物，如银耳、甘蔗、梨、芝麻、莲藕、菠菜、猪肺、豆浆、鸭蛋、蜂蜜、橄榄等。

睡眠要讲究。秋天是一个"收"的季节，此时要注意收气。早睡早起可以使人体阴精随着自然界阴阳的变化而收敛于体内，阳气舒展。早卧，以顺应秋季阴精的收藏之象，以养"收"气；早起，以顺应阳气的舒展，使肺气得以宣发、肃降。这种作息时间很好地实现了秋季养"收"的目的。除了睡眠的时间有讲究，睡眠的姿势和方向也有很大学问。《素向·四时调摄论》中说："秋七月……生气在末，卧宜向正南……仲秋之月……生气在末，坐卧宜向西南方……季秋之月，生气在申，坐卧宜向西南。"《黄帝内经》中说"秋三月卧时，头应向西，作事利益"，指出秋季坐卧宜朝西南方。而秋季头向西也是应秋气旺于西方之理。因此，应秋时所旺之气而卧，以顺应自然，协调阴阳。

秋季养生宜调摄精神。古人认为秋季的精神养生应做到："使志安宁，以缓秋，收敛神气，使秋气平，无外其志，使肺气清，此秋气之应。"也就是说，以一颗平常心看待自然界的变化，或外出秋游，登高观赏，令心旷神怡；或静练气，收敛心神，保持内心宁静；或多接受阳光照射，转移低落情绪。

冬天养"藏"

冬季是阴寒盛、阳气闭的季节，《黄帝内经》说："冬三月，此谓闭藏，水冰地坼，无扰乎阳，早卧晚起，必待日光，使志若伏若匿，若有私意，若已有得，去寒就温，无泄皮肤，使气亟夺，此冬气之应，养藏之道也。逆之则伤肾。春为痿厥，奉生者少。"

冬季阴气达到极点，万物潜伏、蛰藏。此时，人气在肾。养生要早睡晚起，注意保暖，以保护体内有限的阳气。冬季养肾至关重要，冬季人体阳气收藏，气血趋向于里，皮肤致密，水湿不易从体表外泄，而经肾、膀胱的气化，少部分变为津液散布周身，大部分化为水，下注膀胱成为尿液，无形中就加重了肾脏的负担，容易导致肾炎、遗尿、尿失禁、水肿等疾病。因此冬季养生要注意肾的养护，人体的生理活动要有所收敛。寒气内应肾，肾是人体生命的原动力，是人体的"先天之本"。

防寒保暖是关键。冬季气候寒冷，寒气凝滞收引，易导致人体气机、血运不畅，而使许多旧病复发或加重。特别是那些严重威胁生命的疾病，如脑卒中、心肌梗死等，不仅发病率明显增高，而且死亡率也急剧上升。此外，寒气侵入人体，会使人体内阴阳失衡，所以冬季养生要注意防寒。

饮食上要注意热量的补充，要多吃热量较高的动物性食品和豆类，如羊肉、鸭肉、狗肉、鹅肉、栗子、芝麻、大豆、核桃、黑木耳、红薯、白萝卜等均是冬季适宜食物。冬天，肾的功能偏旺，如果再多吃一些咸味食品，肾气会更旺，从而极大地伤害心脏，使心脏力量减弱，影响人体健康。因此，冬天要少食用咸味食品，以防肾水过旺；多吃些苦味食物，以补益心脏，增强肾脏功能，常食用橘子、羊肝、大头菜、槟榔、猪肝、莴苣、醋、茶等食品。

减少活动，调整睡眠。冬季是潜藏的季节，过度活动会耗散人体内的真气。此时应减少室外活动，早睡晚起，使精神情志安宁而不妄动，远离寒冷的刺激，避免出汗而损伤正气，从而达到"藏气"的目的。

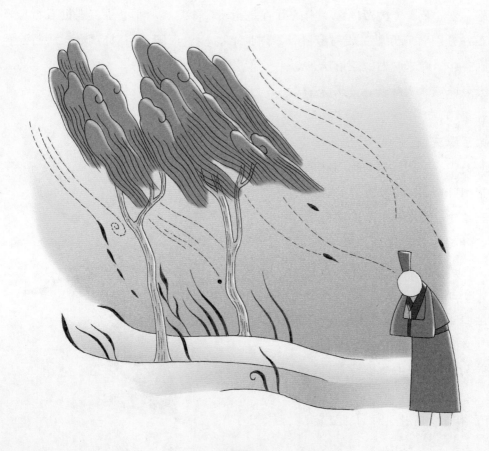

饮食养生

　　人体靠五谷来滋养，调和饮食、谨和五味是养生的重要组成部分。根据五味与脏腑和季节的对应关系，在相应的季节要养相应的脏腑，而不同的味入不同的脏腑。五味的摄入要适度才能起到养生的效果，否则，过食五味又会对五脏形成伤害，容易使人发病。

《黄帝内经》中的五谷

　　五谷是指五种谷物，有的说是指稻、黍、稷、麦、菽，有的说是指麻、黍、稷、麦、菽。《黄帝内经》中的五谷是指麦、黍、稷、稻、豆。根据五行原理，五谷分别对应五脏：麦对应肝，黍对应心，稷对应脾，稻对应肺，豆对应肾。

五谷中，粳米味甘，芝麻味酸，大豆味咸，麦味苦，黄米味辛。

五果中，枣子味甘，李子味酸，栗子味咸，杏子味苦，桃子味辛。

五畜中，牛肉味甘，狗肉味酸，猪肉味咸，羊肉味苦，鸡肉味辛。

五菜中，葵菜味甘，韭菜味酸，豆叶味咸，薤味苦，葱味辛。

　　人出生以后，五谷入胃，化生精微而濡养全身，就会使全身的脉道得以贯通，从此血气才能在脉道中运行不息，濡养全身，而使生命维持不息，精、气、津、液、血、脉六气皆由五谷精微所化生。人凭借天空

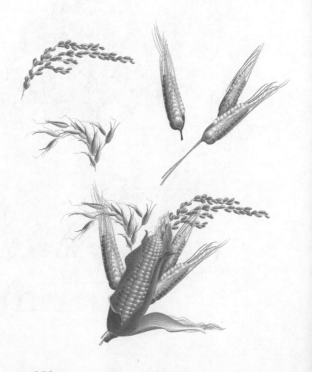

中的清气与地上的五谷生存，顺应四时、阴阳、寒暑，有规律地递迁、生活。

　　《黄帝内经》中对五谷的作用已有认识：以五谷为滋养，五果为辅助，五畜肉为补益，五菜为补充。用谷、肉、果、菜气味调和服食，可以补益精气。在讲述服用药物应遵循的原则时说，当病邪祛除到十分之九时，应当停药，余下未祛除的病邪用五谷、肉类、果品、蔬菜等饮食调养。《素问·移精变气论篇》中说，中古时候的医生治病，当疾病发生以后才进行治疗，先服五谷制成的清酒一类的汤液，服用十天，用来治疗"八风""五痹"等病邪。如果十天病还没好，再用草药来治疗。因医生能掌握病情，处理得当，所以病也会痊愈。《素问·玉版论要篇》中也说，病情比较轻，可用五谷汤液调。

❧ 食物在体内的运化输布

　　食物进入体内后，经过胃的腐熟和消化吸收，然后将分离出的精气经由脾脏输布至五脏六腑，乃至全身，以维持机体的生命活动。其中，脾的运化起了至关重要的作用。人的五脏要从胃脏里获得水谷精气的滋养，因此胃脏是五脏精气衰旺的根本。饮食进入胃中，经过消化，将一部分营养物质散布到肝脏，然后再将精气扩散到筋。所有饮食物进入胃中，经过消化，部分营养物质转输到心脏，后又将精气输入脉中。精气沿着经脉运行，归于肺脏中。这时百脉汇聚于肺脏，脉与皮毛相应，精气就输送到皮毛。皮毛与经脉、精气相合，精气流于经脉中，经脉中精气旺盛，精神的活动正常，精气均匀地散布到心肝脾肺四脏，于是精气在全身分布平衡，寸口就具备了诊断疾病的条件，凭借其判断是生是死。食物进入胃中，经消化后，分离其中的精气，再输送到脾脏。脾脏布散精气向上到达肺脏，脏调通水液运行的道路，向下输送至膀胱。这样水精四散布于全身，与五脏经脉并行，且运行规律与四季及五脏的阴阳变化相应。推测其中的变化规律，应属于正常的生理现象。

　　脾主运化，脾与胃仅以一脉相连，却能替胃传输散布水谷精气。这是因为，太阴脾经属三阴，贯穿于胃，隶属于脾，上络于咽喉，所以足太阴经能替胃将水谷精气传输到手足三阴经。足阳明胃经与足太阴脾经互为表里，是五脏六腑营养的来源，能够将脾经之气传输到手足三阳经。五脏六腑都依靠脾经的输送以获得胃的水谷精气，所以脾能替胃输送水谷精气。如果脾脏病了，四肢得不到水谷精气的滋养，经气日渐衰弱，脉道不畅，筋骨肌肉都得不到滋养，日久，四肢便失去了正常的功能。身体出现疾病，胃气能力降低，真脏气单独到达手太阴肺经。若真脏脉出现，人就会死亡。心、肝、脾、肺等在胃气经过时，依靠胃气而向手太阴肺经运行。食物在胃中经过一系列的运化分解，胃因此而获得了精气，胃气向体内上下运行，经过心、肝、脾、肺等脏器。人体要靠五脏之气营养全身，但五脏之气必须依靠胃气才能运营，如果胃气不能与脏气一并运行，呈现出真脏脉，人就会死亡。

彩色图解黄帝内经

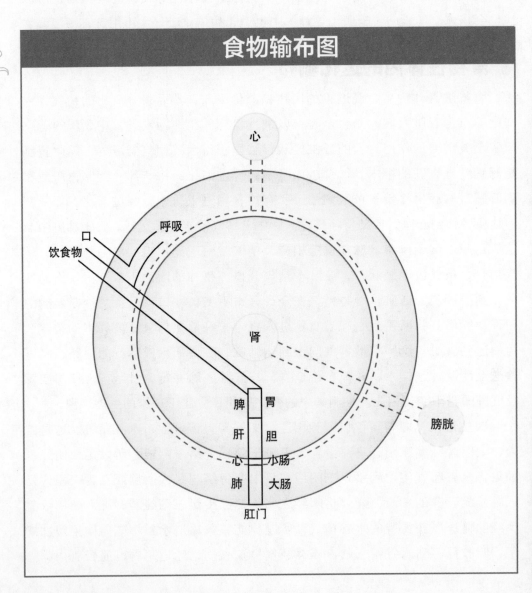

食物输布图

心

呼吸

口

饮食物

肾

膀胱

脾　胃

肝　胆

心　小肠

肺　大肠

肛门

五色、五味与养生

五味、五色与五脏有着一一对应的关系，我们可以根据五行生克的原理，通过观察面色的变化来判断五脏的病变，通过调和五味来滋养五脏。黄色适宜于甘味，青色适宜于酸味，黑色适宜于咸味，赤色适宜于苦味，白色适宜于辛味。这五种色味各有其相宜的关系。咸味属水，过食咸味，会导致血脉凝涩不畅，面色改变；苦味属火，过食苦味，会导致皮肤枯槁，汗毛脱落；辛味属金，过食辛味，会导致筋脉拘急，爪甲枯槁；酸味属木，过食酸味，会导致皮肉粗厚皱缩无弹性，口唇干裂掀起；甘味属土，过食甘味，会导致骨骼疼痛，头发脱落。以上是五味偏嗜所导致的损害。所以，五味与五脏相关，心喜欢苦味，肺喜欢辛味，肝喜欢酸味，脾喜欢甘味，肾喜欢咸味，这是五味与五脏之气相对应的关系。

五色、五味与五脏对应的关系是：白色、辛味与肺相应，红色、苦味与心相应，青色、酸味与肝相应，黄色、甘味与脾相应，黑色、咸味与肾相应。由于五脏分别与筋、骨、脉、肌肉、皮肤相应，所以白色又与皮肤相应，赤色又与脉相应，青色又与筋相应，黄色又与肌肉相应，黑色又与骨相应。

肝对应青色，像草、像翠鸟的羽毛，青绿有光泽；脾对应黄色，像枳实、像螃蟹的腹壳，黄而明润；肾对应黑色，像煤烟、像乌鸦的羽毛，黑而透亮；心对应红色，像凝血、像鸡冠，红而润泽；肺对应白色，像枯骨、像猪油，白而有光泽。一个人五脏的荣枯会在面色上有所表现，而五色又对应身体的五脏，所以观察面部颜色的变化可以推测这个人五脏的健康状况。

五运之气的阴阳变化，在不断地影响着自然界的万事万物。阴阳变化所生之五色、五味、五声随时都在影响着人身体的健康程度。五色即青、赤、黄、白、黑，分别与人体内的五脏对应。其中，青色与肝对应，赤色与心对应，黄色与脾对应，白色与肺对应，黑色与肾对应。五味即酸、甘、苦、辛、咸，可以养五脏，但过食则伤五脏。五声即宫、商、角、徵、羽，分别对应人体内的五脏，肝对角，心对徵，脾对宫，肺对商，肾对羽。

肝主青色，宜食用甘味，粳米饭、牛肉、红枣、葵菜等都属甘味；心主赤色，宜食用酸味，狗肉、芝麻、李子、韭菜等都属酸味；脾主黄色，宜食用咸味，黄豆、猪肉、板栗、藿等都属咸味;肺的颜色是白色,宜食用苦味,麦、羊肉、杏子、芹菜等都属于苦味;肾主黑色,宜食用辛味,黄黍、韭菜、香菜、葱等都属辛味。

五味调和,脏腑得益;五味偏嗜,身体受损。海蜇、海带等一些海产品含盐较多,冬咸养肾;生姜、辣椒、茴香、白酒等,秋辛养肺;西红柿、柠檬、葡萄、山楂、菠萝等,春酸养肝;米、面、糕点等,长夏甜养脾;苦瓜、芹菜、咖啡、绿茶等,夏苦养心。

四气饮食,调理阴阳,谨察阴阳所在而调之,以平为期。五味可养生,但偏嗜五味,则导致五味太过损伤人体,因人制宜,必知"形之肥瘦,营卫血气之盛衰,视其寒温盛衰而调之"。因时制宜,四时之气,各有所在。春夏养阳,秋冬养阴,以从其根因地制宜。地有高下,气有温凉,高者气寒,下者气热,故应杂合以治,各得其所宜。

一切食味都具有其不同的特点,味辛有发散作用,味酸有收敛作用,味甜有缓和作用,味苦有坚燥作用,味咸有软坚作用等。所以,根据四季特点饮食也要调和五味。

食物进入胃腑后,化生为精微物质,被五脏六腑所禀受。又由于五味的性质不同,所走途径也不同,所以过食五味会产生相应的后果。

酸味走筋,食酸味偏多,会引起小便不通。酸味入胃以后,由于酸味涩滞,具有收敛的作用,只能行于上、中二焦,而不能迅速吸收转化,便停滞在胃中。胃腑之中温和,则下行注入膀胱,膀胱之皮薄而软,如得酸味则会收缩曲卷,膀胱口紧闭约束,水液运行之道不能通行,所以小便就会不通。前阴是宗筋会聚的地方,肝主筋,所以说酸走筋。

咸味走血,多食咸味,则会使人口渴。这是因为,咸味入胃后,气味行于中焦,输注于血脉,与血相合,使血液浓稠,需要胃中的津液不断地补充调和。胃中津液不断注入以补充调剂血液而被消耗,则津液减少而不足,不足则难以上润咽部,使得咽部和舌根感到焦燥,所以口渴。血脉是中焦化生的精微输布周身的通道,血液也出于中焦,咸味上行于中焦,所以咸味入胃后,就走入血分。

辛味走气,多食辛味,则会使人内心空虚。这是因为,辛味入胃后,它的气味行于上焦。上焦的功能是将来自中焦的水谷精微布散到体表。若姜、韭之辛味常熏蒸于上焦,营卫之气不断受扰,且其气久久停留于心下之处，就会使人产生内心空虚。辛味常与卫阳之气同行，所以辛味入胃以后促使卫阳之气外达而汗出，辛味也随汗而排泄，这就是辛味走气的道理。

苦味走骨，多食苦味，则会使人呕吐。这是因为，苦味入胃后，五谷的其他气味都无法胜过它。当苦味进入下脘后，三焦的通路都受其影响而气机阻闭不通利。三焦不通，胃内食物不得通调、输散，胃气因而上逆形成呕吐。牙齿是骨之所余部分，苦味入胃后走骨亦走齿，如已入胃之苦味重复吐出，就可以知道其已经走骨了。

甘味善走肌肉，过食甘味，使人感到心胸烦闷。这是因为，甘味入于胃中，它的气味柔弱细小，不能上达于上焦部位，而与饮食物一同存留在胃腑之中，使人胃腑柔润，胃腑柔润则气机和缓，气机和缓则致诸虫而动，虫行扰动则会使人心中烦闷。甘味可以入脾，脾主肌肉，甘味外通于肌肉，所以，甘味善走肌肉。

🐚 五行生克与饮食养生

五行生克学说的创立是中国古人的一项伟大发明，自创立之日起就可以用来解释宇宙的一切事物。

饮食养生的依据就是五行的生克原理。在《素问·藏气法时论》中指出："肝主春，……肝苦急，急食甘以缓之，……肝欲散，急食辛以散之，用辛补之，酸泻之。"意思是说，在五脏与五味的关系中，酸味入肝，有收敛的性能，不利于阳气的生发和肝气的疏泄，饮食调养一定要投其脏腑所好，即"违其性故苦，遂其性故欲。欲者，是本脏之神所好也，即补也。苦者是本脏之神所恶也，即泻也"。将这种关系明确了，就可以有目的地选择一些护肝养肝、疏肝理气的草药和食品。如秋季，肺的功能偏旺，而辛味食品吃得过多，会使肺气更加旺盛，进而还会伤及肝气，所以秋天饮食要少食辛味食物，如辣椒、葱、姜、蒜等；而多吃些酸味食物，以补肝气，如苹果、葡萄、芒果、柠檬、山楂、荸荠等。冬天肾的功能偏旺，如果再多吃一些咸味食品，肾气会更旺，从而极大地伤害心脏，使心脏力量减弱，影响人体健康。因此，冬天要少食用咸味食品，以防肾水过旺；多吃些苦味食物，以补益心脏，增强肾脏功能。

根据五行生克的原理，五味之间也有生克关系。当五脏发生疾病时，要注意对五味的禁忌：肝病应禁辛味，心病应禁咸味，脾病应禁酸味，肾病应禁甘味，肺病应禁苦味。

五宜就是指在五脏患病时，根据五行生克关系所适合选择的五味：脾病适宜食用粳米饭、牛肉、红枣、葵菜；心病适宜食用麦、羊肉、杏子、薤；肾病适食用黄豆、猪肉、板栗；肝病适宜食用芝麻、狗肉、李子、韭菜；肺病适宜食用黄米、鸡肉、桃、葱。

中医认为，五脏与五味有一一对应的关系，当某一脏发生病变时，就是根据五脏所喜之味采取或补或泻的方法。

肝气喜散，应服用辛味药物促其散，用辛味药补，用酸味药泻。心适宜软，应服咸味药使其软，用咸味药补，用甜味药泻。脾喜弛缓，应服甜味药使其缓，用甜味药补，用苦味药泻。肺喜收敛，应服酸味药使其收，用酸味药补，辛味药泻。肾喜坚实，应服苦味药使其坚实，用苦味药补，用咸味药泻。正如《黄帝内经》所言："酸入肝，辛入肺，苦入心，咸入胃，甘入脾。"（《素问·宣明五气篇》）

"五脏所欲心欲苦，肺欲辛，肝欲酸，脾欲甘，肾欲咸。"（《素问·五脏生成篇》）

"五味所生酸生肝，苦生心，甘生脾，辛生肺，咸生肾。"（《素问·阴阳应象大论》）

"五味所走酸走筋，辛走气，苦走血，咸走骨，甘走肉。"（《灵枢·九针论》）

五谷养生法是《黄帝内经》中的"五谷为养"，所谓"五谷"是指稻、麦、黍、稷、菽五种粮食作物。如今，五谷已泛指各种谷类、豆类等，俗称"五谷杂粮"。中医养生学认为，平时多吃五谷类食物对于身体健康很有益处，可以增加纤维素的摄入，加强胃肠道的蠕动能力，具有排毒养颜、滋补五脏的作用。

小米养脾

小米是五谷之首，入脾、胃、肾经，具有健脾和胃的作用，特别适合脾胃虚弱的人食用。如果想把五脏养好，首先要把脾胃养好，所以小米是身体虚弱人进补的上品，可以补中益气、调养脾胃。在吃的时候，熬一锅小米粥，取上层的米油吃，这是小米粥的精华所在。另外，

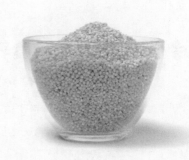

小米粥还对失眠有一定的疗效，晚上喝小米粥有助睡眠。《本草纲目》说，小米"治反胃热痢，煮粥食，益丹田，补虚损，开肠胃"。小米的芽和麦芽一样，含有大量酶，是一味中药，有健胃消食的作用。小米粥有安神之效，但忌与杏仁同食。需特别说明的是，新米的补益效果优于陈米。

大米润肺

大米入脾、胃、肺经，具有补中益气、健脾和胃、滋阴润肺、除烦止渴的作用。古代养生家还倡导"晨起食粥"以生津液，因此，因肺阴亏虚所致的咳嗽、便秘患者可早晚用大米煮粥服用。经常食用大米粥有助于津液的生发，可在一定程度上缓解皮肤干燥等不适。煮粥时若加点梨，润肺生津的效果更好。

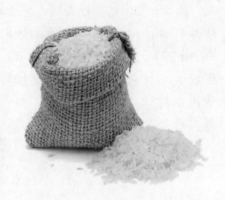

黑豆补肾

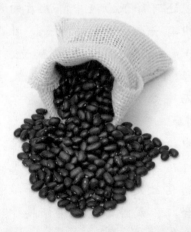

黑豆味甘性平，有补肾强身、活血利水、解毒的功效，特别适合肾虚者食用。中医养生认为，黑豆蛋白质的氨基酸组成与动物蛋白相似，富含赖氨酸，并接近人体需要的比例，因此容易消化吸收，所以被称为"植物中的肉"，当年少林寺武僧之所以体格强健与多食用豆类不无关系。黑豆对年轻女性来说，还有美容养颜的功效。黑豆含有丰富的维生素，其中E族维生素和B族维生素含量最高，维生素E是一种相当重要的保持青春健美的物质。

高粱养肝

高粱和大豆一样，都属于杂粮，但却是五谷里不可缺少的配角。高粱具有养肝益胃、补气健脾、止泻的作用，把高粱面炒一炒，有慢性腹泻的人可以持续吃一段时间，具有食疗效果。小孩子消化不良可以用高粱大枣散：高粱米60克，炒香；大枣10颗，去核，炒焦存性，同高粱米共研成细末，加入适量白糖，混合均匀。每次6～12克，温开水送服。本方用高粱米、大枣健脾胃、止泻，炒用以增强收敛涩肠作用，主要用于小儿肠胃虚弱、消化不良、少食腹泻或大便稀溏等。

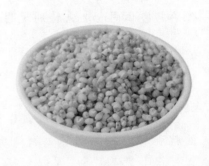

小麦养心

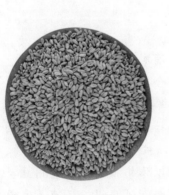

小麦入心、脾、肾经，具有养心、益肾、除热、止渴的作用。取带皮的全小麦熬粥，有助消除烦躁情绪；女性的更年期综合征、自汗盗汗时，可以到中药店买一些浮小麦熬水服用。进食全麦还可降低血液中雌激素的含量，中医学当中有一个经典的方剂——甘麦大枣汤：甘草10克，大麦10克，大枣30克，加水煎汤服。此方源于中医养生《金匮要略》。方中小麦养心阴而安心神；甘草和中缓急；大枣补益中气，润躁。三药合用，甘润滋养，有养心安神、和中缓急之效。可用于思虑过度、心阴受损、脏阴不足所致的脏躁，症见精神恍惚，时常悲伤欲哭，心中烦乱，睡眠不安。更年期综合征，或神经衰弱辨证属于心阴不足者也可应用。

《黄帝内经》中有大量饮食养生的原理和方法，已经形成了较为系统的理论体系，但养生要因人而异、饮食均衡，才能达到养生的效果。

体质养生

体质，就是人在生命过程中，由遗传因素和获得性因素所决定的，表现在形态机构、生理机能、心理活动方面的一种相对稳定的综合特性。生理上表现为机能、代谢、外界刺激的反应等多方面个体差异；病理上表现为对某些病因和疾病的易感性以及在疾病转变转化过程中的某种倾向。每个人都有自身的体质特点，正如《黄帝内经·灵枢·寿夭刚柔》中所说："人之生也，有刚有柔，有弱有强，有短有长，有阴有阳……"每一种体质的形成包括先天基础和后天营养，所谓体质养生，就是优化、改善自己的体质，从而降低疾病发生的概率。我们可以根据不同的体质来安排生活、饮食、保健等工作，这样才可以做得更好。

受气血变化、脏腑大小和高低端正与否、形体胖瘦、体内阴阳之气多少等的影响，人的体质各不相同，体质的不同也影响到了人的性格，养生和治病必须考虑千变万化的体质。找对体质再养生，才能达到最佳的养生效果。

影响体质的因素

影响体质的因素有脏腑、经络、形体。人体脏腑大小高低端正与否、经络气血的盛衰、形体的胖瘦等都会对人的体质产生影响。

脏腑的大小盛衰影响体质。如《灵枢·本脏》中说："五脏者，固有小大、高下、坚脆、端正、偏倾者；六腑亦有小大、长短、厚薄、结直、缓急。"如此则导致人的体质各异。脏腑的小大坚脆及功能的盛衰可以根据外部特征推知，如"黄色小理者脾小，精理者脾大""脾小则安，难伤于邪也""脾脆则善病消瘅易伤""脾应肉。肉䐃坚大者胃厚，肉䐃么者胃薄"。《灵枢·论勇》中说："勇士者……其心端直，其肝大以坚，其胆满以傍""怯士者……

肝系缓，其胆不满而纵，肠胃挺，胁下空"。这些都说明，脏腑的形态和功能特点影响着体质。

◎脏腑的高低影响体质

五脏偏高的人，做事多好高骛远，不切实际；五脏偏低的人，意志薄弱，不求进取；五脏都大的人，做事从容和缓，性格开朗；五脏都小的人，不易受外邪侵袭，但多愁善感；五脏都坚实的人，不易受内外邪气侵袭；五脏都脆弱的人，易受病邪侵袭；五脏都端正的人，办事公正，得人心；五脏都偏斜的人，多有私心杂念。五脏的大小、高低、偏斜、坚脆均会影响人的健康。《黄帝内经》认为，人体五脏的大小、坚厚、高低等与人的性格有一定的关系。肌肉坚实的人，腠理密闭，即使有外邪也难以侵入他的身体，所以这种人不容易生病；肌肉不坚实的人，腠理疏松，外邪很容易侵袭他的身体，所以这种人很容易生病。只有肌肉坚实才能更好抵御外邪。

◎经脉气血影响体质

经络是人体气血运行的重要通道，经络中气血的盛衰多会影响人的体质。经络中气血充盛，则体质强壮；气血不足，则体质虚弱而多病。脏腑经络各分阴阳，故各经气血阴阳的多少亦有定数，如《素问·血气形志》说："夫人之常数，太阳常多血少气，少阳常少血多气，阳明常多气多血，少阴常少血多气，厥阴常多血少气，太阴常多气少血，此天之常数。"《灵枢·阴阳二十五人》从人体的眉毛、胡须、腋毛、阴毛、胫毛等的多少来判断体质类型，其依据就是手足三阳经脉气血的多少。

◎形体影响体质

《灵枢·卫气失常》中将人分为三种：脂形的人多脂，膏形的人多膏，肉形的人多肉。其依据的是人的肌肉是否坚厚致密、皮肤是否丰满，并将其作为治疗疾病的依据。

自然环境是一样的，但是有的人容易生病，有的人却不容易生病，关键在于肌肉是否坚实。要想肌肉变得坚实，可以通过体育锻炼来加强。

ꙮ 平和体质如何养生

中医体质养生法以中医理论为基础，根据不同的体质采用相应的养生方法纠正体质偏颇，从而达到保健养生的目的。体质在中医理论上可以分为九

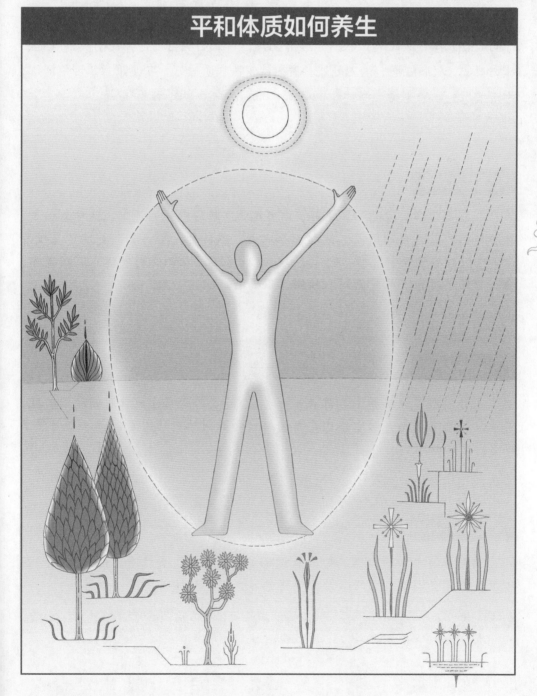

平和体质如何养生

种类型：平和质、气虚质、阳虚质、阴虚质、痰湿质、湿热质、瘀血质、气郁质、特禀质。其中平和体质是健康的体质，大约占了我们人群的一半；而特禀体质也是一种很特殊的体质，属于过敏体质。

《素问·平人气象论》里面提到："平人者，不病也。"意思就是说，平和体质是平常、健康的体质。平和体质的人体型匀称、健美。面色和肤色红润而有光泽，头发乌黑浓密，顺滑光泽，目光炯炯有神，鼻色明润，嗅觉、味觉灵敏，双唇红润，精力旺盛，食欲佳，睡眠质量好，二便正常，舌色淡红，舌苔薄白，脉象平稳。身体机能较好，抵抗力强，就不容易生病。

◎合理饮食

三餐有规律，遵循早餐吃好、中餐吃饱、晚餐吃少的原则，注重蛋白质、膳食纤维、维生素的摄入，做到营养均衡，不挑食，不偏食，更不可暴饮暴食。吃饭时尽量细嚼慢咽，吃得过快、食物来不及细细咀嚼就进入胃肠道内，会加重肠道负担。尽量做到不抽烟、不喝酒。

◎睡眠充足

人体的脏腑经络和十二时辰一一对应，充足的睡眠才能让脏腑经络健康，有质量的睡眠状态有助于体内毒素的排出和脏腑功能的恢复，所以每天要保证8小时的睡眠。

◎心态平和

要想保持平和的心态，静心和乐观是最重要的。要注意不能凡事都闷在心里，要学会调节自己的心情，懂得包容，不斤斤计较，不过分思虑。

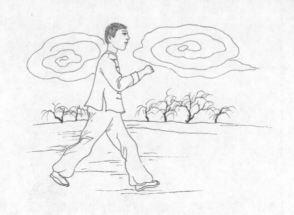

春季应衣着宽松，头发蓬松，多做户外运动，如野外踏青、爬山。饮食上可多吃些韭菜、香椿、荠菜等应季菜肴，尽量避免吃寒凉、温燥、腻滞之品。夏天天气炎热，但不宜多吹空调，尤其是在大汗淋漓的运动过后，应等汗干再吹空调。饮食上不宜过食寒凉之品，可在平常做菜时放些姜片，以温暖脾胃。秋季多吃些滋润清淡之品，天气变凉之后，应逐渐加衣，不能天刚冷就全副武装。冬季应早睡晚起，适当进补，在运动时不可大汗淋漓，要注重脚部保暖。

气虚体质如何养生

体质特征：气虚质的人多为肌肉松软，语声低弱，气短懒言，易出汗疲劳，干性皮肤较多，体力劳动稍强就容易累，性格偏内向胆小，喜欢安静，不喜欢冒险，免疫力差，易患病，病情缠绵。

气虚形成的原因有：先天本弱，可能是母亲怀孕时营养缺乏、进食不当造成的；后天失养或病后气亏，大病或久病后大伤元气，导致身体气虚；过度劳累、年老体弱、过服泻药也是气虚形成的原因。《难经·八难》曰："气者，人之根本也。"气由肾中精气和脾胃运化水谷之气、肺部吸入空气结合而来。气不仅为身体之动力，同时也是人体防护的屏障。它能推动人体的血液循环和津液输布，气进入到血管中，能营养血液，温煦身体。气能提升机体抗病能力，抵御外邪，是一种生命物质，也是生命的能量。气不足，人体免疫力就会降低，外邪侵入体内，感冒发热便会出现。且气虚生病后很难治愈，还容易发展成慢性疾病，时间长了，机体承载能力会降低，会出现脏腑下垂、阳虚、血虚、阴虚等继发症状。

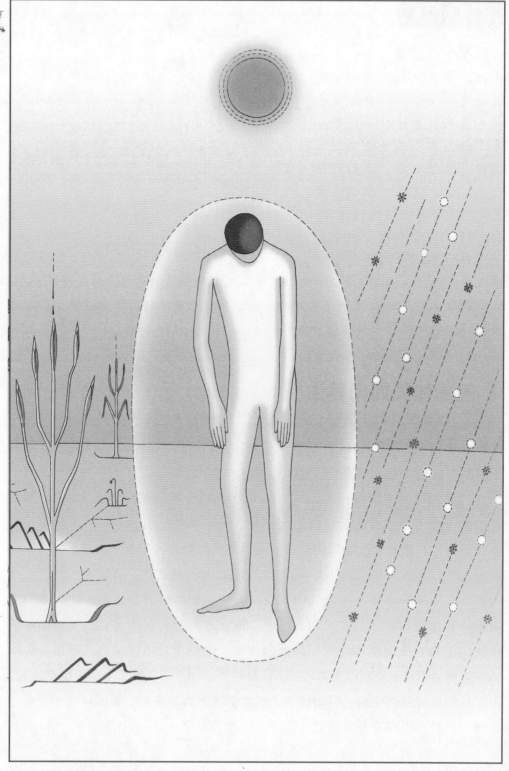

辨证分型

心气虚证

心悸，胸闷，舌质淡，脉虚结代。常用中药：人参、白术、炙甘草、黄芪、当归、川芎。

肾气虚证

腰膝酸软，小便频数而清，白带清稀，舌淡苔白，脉沉细弱。治则：益气补肾。主方：肾气丸、大补元煎。常用中药：党参、熟地、生地、淮山药、枸杞、山茱萸、当归、炙甘草、菟丝子、益智仁。

脾胃气虚证

饮食减少、食后胃脘不适、大便溏薄、面色萎黄，舌淡苔白，脉缓弱。常用中药：党参、黄芪，淮山药、白扁豆、薏苡仁、麦冬、白术、甘草。

肺气虚证

咳嗽无力，少气短息，动则益盛，痰液清稀，平素易感冒，舌淡苔白，脉弱。常用中药：党参、黄芪、淮山药、太子参、麦冬、白术、甘草、大枣、熟地、五味子。

气虚一般指肺脾气虚，一旦脾气虚损，则表现出浑身无力、食欲下降、头晕眼花、经常腹泻等，还可能伴随着气短懒言等肺气不足的症状，即脾虚引发肺病；反之，若肺之气阴两虚，时间久了就会导致脾气虚弱，如肺结核患者会出现食欲下降、消瘦、乏力等症；肺炎患者多食欲差，且非常虚弱，易出汗。

肺和脾在人体水液代谢的过程中也起着非常重要的作用。肺在上，脾在中间，二者搭配才能将水液布散至全身各处。脾主运化，负责吸收人体所需要的水液，并将其输送至肺内，之后由肺将水液输送至人体各个脏腑、组织中，将机体代谢后的多余水分输送至肾，排出体外。若脾之运化失常，水液便会停留在身体之中，就会形成水液和痰湿，表现出水肿，甚至会影响到肺功能，出现咳嗽痰多等症肺之宣发功能肃降功能发生障碍，就会影响到脾之正常功能。所以，气虚体质者的养生重点就是补脾健肺。

273

养生之道——健脾益气

　　肠胃为人体消化、吸收营养物质的场所，调养肠胃非常重要。在饮食上，要做到饮食有节，五味调和，荤素搭配，饮食清淡，避免辛辣刺激的食物。宜吃性平偏温、具有补益作用的食物，如红枣、山药、苹果、龙眼肉、莲子、红薯、土豆、小米、黄豆、板栗、牛羊肉、鸡肉、鲢鱼、香菇等。每天晚上，可熬小米粥，再加以山药、红枣，可增强益气健脾之功效。此外，吃饭的时候要注意细嚼慢咽，充分咀嚼，有助于肠胃消化。

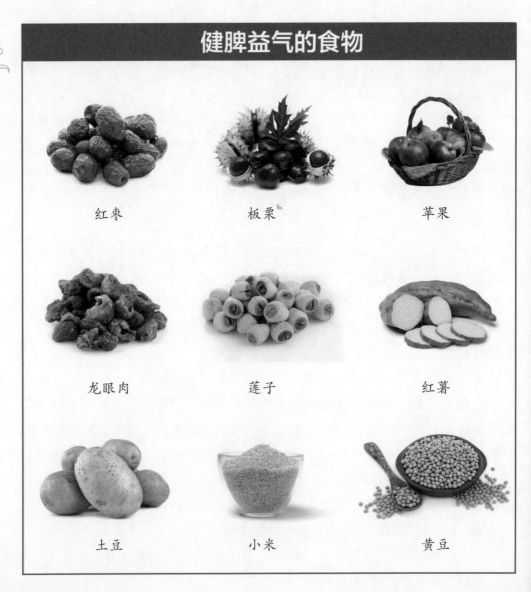

健脾益气的食物

红枣	板栗	苹果
龙眼肉	莲子	红薯
土豆	小米	黄豆

气虚体质的脾肺功能多偏弱，可适当进补人参、黄芪、西洋参、党参、白术、山药等中药材。人参性温，味甘、苦，能大补元气，补益脾肺，宁神益智，生津止渴，为补益药类之佳品，常食能补五脏、益气血、补虚弱、生津液，用人参熬汤效果更佳。黄芪味甘，性微温，是补气常用药，可补益全身之气，黄芪和当归熬成的汤具有温补气血的功效，适用于妊娠气血虚寒，胃寒腹痛出现堕胎者。西洋参性凉，味甘、微苦，具有补气养阴、清火生津之功效，与灵芝一同水煎服还有健脑益智的作用，非常适合气虚、津液损伤、阴虚内热者。党参性平，味甘，具有补中益气、养血生津、健脾益肺之功，适用于脾肺虚弱、气短心悸、食少便溏、虚喘咳嗽者。白术性温，味苦、甘，具有补脾益气、燥湿利水、和中安胎、固表止汗的功效，适用于脾胃气虚、体弱自汗、妊娠胎动不安者。山药性平味甘，补气养阴，性质平和，是常见的药食同源之品，炒或炖都有非常好的补气作用。中成药有补中益气丸、参苓白术散、玉屏风散等。

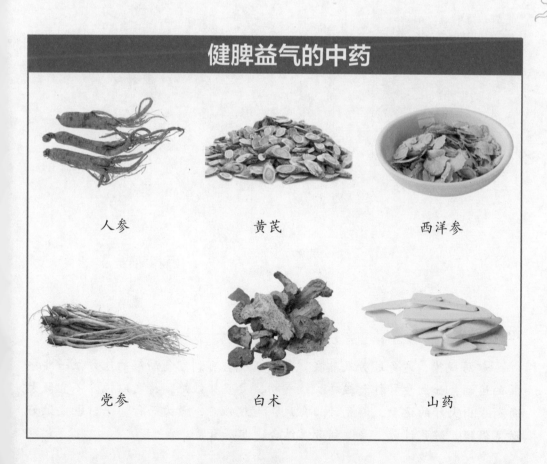

健脾益气的中药

人参　　　　黄芪　　　　西洋参

党参　　　　白术　　　　山药

穴位理疗

　　按摩或艾灸脾俞、关元、足三里、三阴交等穴位。足三里为胃经之要穴，能健运脾胃、培土化元、补中益气。脾俞穴是足太阳膀胱经中的穴位，关元穴是任脉和足三阴的交会穴，乃三焦元气所发之处。按摩时可以用大拇指或中指沿着同一方向按揉，按揉之后可以用掌根对穴位按压几次。经常对这几个穴位按摩或艾灸有明显的补气作用，改善气虚体质。

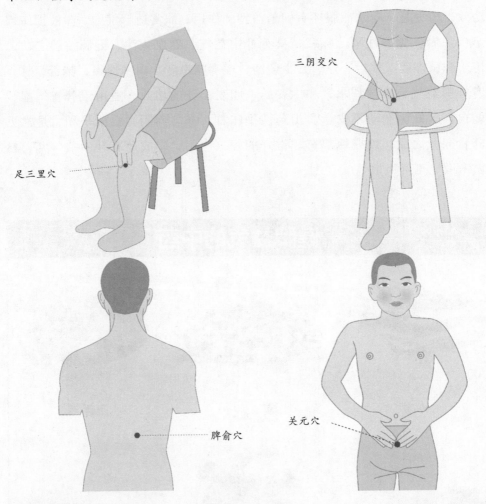

三阴交穴

足三里穴

脾俞穴

关元穴

运动适度

　　起居规律，避免过劳及熬夜，免伤正气。可到空气新鲜的地方做一些柔缓的运动，如散步、打太极拳、练气功，要坚持锻炼，持之以恒。不宜做大负荷或出大汗的运动，避免汗出当风，适度锻炼，量力而行。平时也要做好防寒保暖，避免过劳，要做到劳逸结合、起居有常。

精神疗养

中医有"思伤脾"的说法，过度思虑易导致脾气停滞、气血不足，所以平常应多参加有益的社会活动，多与人交流和沟通，多听节奏感强、欢快、轻松、令人振奋的音乐。广泛培养自己的兴趣，如读书、跳舞、打球等，还要保证充足的睡眠，可闭目假想一些美好的景色和事情。

❧ 阳虚体质如何养生

阳虚质的人多畏寒怕冷，一到冬天手足发凉，尤其是颈背腰腿部怕冷，皮肤偏白，肌肉不结实，喜食热饮，稍吃凉食即感不适，大便易稀溏，五更泻，性格沉静内向，喜欢安静，耐夏不耐冬。

寒气太盛，易伤及脾胃，脾胃化生不足，就会导致心虚，表现出面色淡白、形体消瘦、头晕目眩、心悸失眠等。寒气盛也会影响血行。寒主收引，寒气入体，则经脉凝滞，进而影响气血运行，导致阴寒内盛，出现面色苍白、口淡不渴等症状。先天不足、食凉饮冷、年老阳衰、滥用凉药也是阳虚形成的因素。

阳虚体质发病多为寒证、痰饮、咳喘、腹泻、性功能下降、痹证。《黄帝内经》说："阳者，卫外而为固。"阳气在人体起温煦、推动的作用，身体中的阳气一旦被大量耗损，五脏六腑功能就会受损。心阳不足者，血液循环过程就会变差，会表现为后背寒冷、胸闷、心痛、胸痛等症状；脾阳虚者，消化功能一般较差，运化水谷功能失常，会表现出纳呆、胃腹胀满、大便完谷不化、便溏等；肺阳虚的人易患感冒、咳嗽，而且疾病持续时间长；肾阳不足者，肾气滤化功能失常，导致小便频繁、男性阳痿、女性月经不调等。

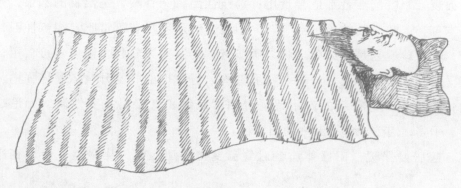

辨证分型

心阳虚证

心悸心慌，心胸憋闷疼痛，形寒肢冷，失眠多梦，心神不宁，舌淡胖或紫暗，苔白滑，脉弱或结代。常用中药：党参、黄芪、肉桂、生姜、甘草、巴戟天等。

脾阳虚证

食少，大便溏薄，肠鸣，腹中冷痛，因外感寒湿之邪或进寒凉菜饮食加剧，舌淡胖或有齿痕，苔白滑或有齿痕。常用中药：党参、白术、附子、肉桂、干姜、肉豆蔻、补骨脂等。

肾阳虚证

腰背酸痛，形寒肢冷，下痢清谷或五更泻泄，多尿、遗精、阳痿，舌淡苔白，脉沉迟细弱无力。常用中药：附子、肉桂、杜仲、续断、菟丝子、当归、枸杞、鹿角胶、熟地、山茱萸等。

养生之道——温阳益气

饮食宜温阳。要科学合理地安排自己的饮食，规范自己的一日三餐，多吃些养阳的食物、药膳，如桂圆、红枣、韭菜、生姜、羊肉等，尽量少吃寒性和油腻食物，如鸭肉、柿子、苦瓜、肥肉等，菊花、金银花、薄荷等寒凉之品也应尽量少食用。总之就是"夏勿贪凉，冬宜温补"。

羊肉性温，味甘，是温补之佳品，有温中暖下、益气补虚之功，阳虚之人可在秋冬季节进食，能助元阳、补精血、益虚劳；茴香性温，味甘辛，阳虚火衰、寒凝气滞者都适合食用；荔枝性温，味甘酸，是温补的水果，《泉州本草》记载"荔枝壮阳益气"，阳虚兼气血不足者可常吃；胡椒性温，味辛，李时珍说它是"纯阳之物，暖肠胃"，散寒力较强，阳虚者可食用；韭菜又叫壮阳草，可温肾补阳、疏肝健脾、行气理血、提升食欲、增强消化功能；核桃有温肾补肺的作用，适合阳虚兼便秘者食用；姜性温，无论是生姜、干姜、炮姜，都有温中助阳之功。

起居要保暖，阳虚体质者对气温变化的适应能力比较差，所以在平时可多晒阳光，这可以在很大程度上增强机体的抵抗能力。居住环境应避寒就温，空气流通，注意保暖，多晒太阳，多泡温泉，勤泡脚。夏天不宜剧烈运动，以免汗大亡阳；冬天要选天气好的时间去户外活动，避免寒冷损伤阳气。可散步、打太极拳，多运动，升发阳气。睡觉时的室内外温差不要过大，尤其在夏季，人体阳气趋于体表，毛孔和腠理开疏，阳虚体质者不可在外露宿，也要避免对着电风扇、空调直吹，晚上最好不要睡凉席，避免寒邪入侵。冬季更要注意保暖，特别是背部和腹部，女性最好不要穿露脐装，上衣要能盖过腰骶部。睡觉之前最好用热水泡脚。

经络调理。督脉为"阳脉之海"，主导手足六阳经，调节阳经气血。可用小鱼际擦法，从骶髂关节处由上到下做推擦，擦至皮肤微红即可。按摩督脉上的穴位也可温补阳气，涵养精神。后溪穴是手太阳小肠经的腧穴，能直通督脉，属于八脉交会穴中的重要穴位，位于第5掌指关节后的远侧掌横纹头赤白肉际处，用艾灸灸此穴位，可激发人体阳气。大椎穴为督脉中的重要穴位，位于第7颈椎棘突下凹陷中。按摩时可采用指揉法，即将食指或大指着力在大椎穴上做顺时针或逆时针的旋转揉动，每次按摩15分钟左右。命门穴能强肾固本、温肾壮阳、增强督脉与任脉上的联系，位于后背正中线上，第二腰椎棘突下凹陷处。可用艾炷灸命门穴，每次灸20分钟左右，每天一次。

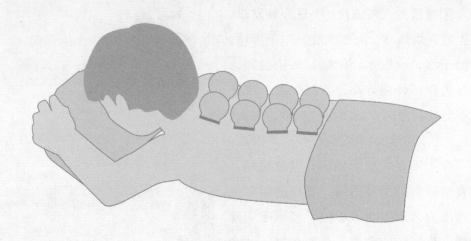

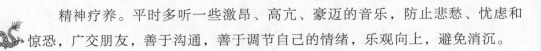

精神疗养。平时多听一些激昂、高亢、豪迈的音乐，防止悲愁、忧虑和惊恐，广交朋友，善于沟通，善于调节自己的情绪，乐观向上，避免消沉。

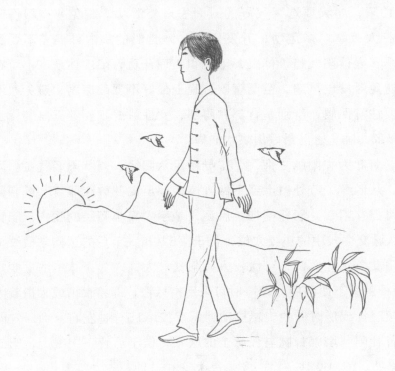

阴虚体质如何养生

阴虚质的人多偏瘦，手足心易发热，脸上时有烘热感，面颊潮红，口干舌燥，眼睛干涩，欲饮水，便秘，性情急躁，容易失眠，外向好动，舌红少苔，或花剥苔。发病倾向：结核病、咳嗽、失眠、便秘、长期低烧、复发性口疮、消渴病。

先天不足、积劳伤阴、纵欲耗精，过食辛燥为其主要诱因。现在的年轻人生活压力大、生活节奏快，经常吃辛辣刺激、重口味的食物，久而久之，就会形成阴虚火旺的体质。

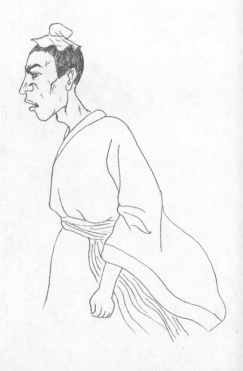

辨证分型

肺阴虚证

痰少黏白，或痰中带血丝，咽喉干燥，舌红少津，脉细数。常用中药：沙参、麦门冬、百合、玄参、天花粉、玉竹、白扁豆、桑白皮、浙贝、桔梗、太子参。

心阴虚证

失眠多梦，五心烦热，心悸，舌红少津，脉细数。常用中药：天冬、生地、玄参、丹参、酸枣仁、远志、茯苓、当归、淡竹叶。

脾胃阴虚证

不思饮食，大便硬结，口干唇燥，甚或干呕，舌红少津，脉细数。常用中药：沙参、麦冬、白芍、淮山药、石斛、天花粉、蜂蜜、葛根。

肝阴虚证

两目干涩，头痛头晕，视物不明，舌红少津，脉弦细数。常用中药：生地、白芍、当归、何首乌、木瓜、女贞子、旱莲草、牡丹皮、枸杞、菊花、钩藤。

肾阴虚证

腰酸腿软，头晕耳鸣，遗精健忘，尿少，头发皮肤干枯，舌红少津少苔或无苔，脉细数。常用中药：熟地、淮山药、枸杞、山茱萸、牡丹皮、茯苓、泽泻、知母、黄柏、菊花、麦冬、五味子。

阴虚病证由于病因不一，首先导致相关某脏病变，五脏互关，久则可累及他脏，症状表现多端，治疗大法当滋养阴液，佐以清虚热。

阴虚体质者易产生虚火，所以在治疗时要以滋阴为主，只有体内的阴液充足才可避免生虚火。肝"体阴而用阳"，肝阴不足易产生肝阳上亢，出现脾气暴躁、易怒等症。肾为"后天之本"，易有虚证，肾阴亏于下，肝火上亢，人就会出现眩晕耳鸣、面红目赤、腰膝酸软等症状，因此调肝补肾是阴虚体质者养生之关键。

养生之道——滋阴降火

饮食调节：夏宜清凉，秋要养阴。夏季天气炎热，人体津液的耗费比较大，很多人会因为津液而不足出现食欲下降、口干口苦、火气大、情绪变得焦躁、睡眠质量差、便秘，在这种情况下应注意遮阳避日，避免大汗淋漓，可多食用清淡甘润的食物，如石榴、葡萄、柠檬、苹果、梨、香蕉、银耳、百合、莲藕、鸭肉、海参、蟹肉等。蔬菜类可选择白菜、菠菜、花菜、胡萝卜等。平常早餐可吃红薯、玉米、黑面包，这些食物不仅营养丰富，还能润肠通便，

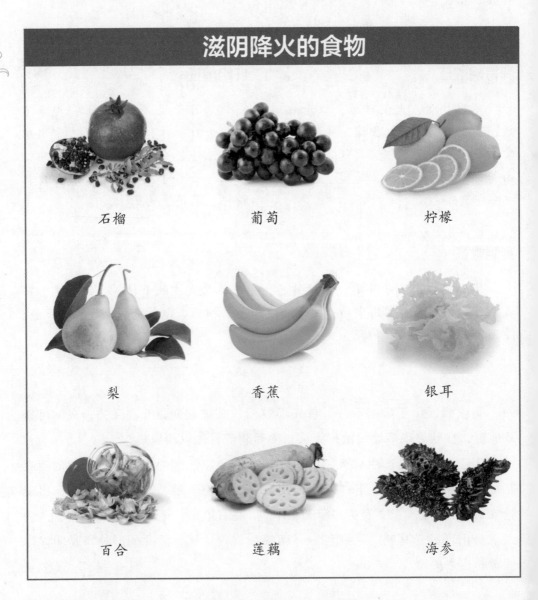

滋阴降火的食物

石榴　　　　　　　葡萄　　　　　　　柠檬

梨　　　　　　　香蕉　　　　　　　银耳

百合　　　　　　　莲藕　　　　　　　海参

非常适合阴虚火旺之人。晚上可熬米粥，如糙米、小米，能滋阴降火，润肠通便。少食温燥、辛辣、香浓食物，如羊肉、狗肉、韭菜、辣椒、酒、咖啡等。

秋季气候相对干燥，而燥伤肺，因此要注意保健肺脏，多吃些润肺滋阴的食物，如百合、豆浆、甘蔗、雪梨、蜂蜜等，少吃辛辣油腻之物。每天要保证足够的饮水量，多吃红薯、萝卜、芝麻等，以防便秘。推荐药膳：银耳山药莲子粥、雪梨百合膏。

◎起居养生

适合做柔缓的运动，不宜做过度剧烈、汗出太多的运动，可练太极拳、气功及散步等，以静为主，动静结合，不宜多汗蒸，注意节制性生活。尽量不熬夜，熬夜是个伤津的过程，常表现为眼睛干涩、口干口苦、记忆力下降、睡眠质量差。一定要建立起有规律的生活起居习惯，保持有规律的睡眠。

◎精神治疗

阴虚证多性情急躁，应遵循"恬淡虚无，精神内守"的养生法。中医认为"忧伤肺"，而愉悦的心情有利于肺气的宣发，能加速血液循环。加强自我涵养，养成冷静、沉着的习惯，多听些舒缓的轻音乐，以缓解紧张情绪。

◎药物调理

人体体质存在寒热虚实的差异，药物性质也有寒热温凉的不同，中医调理以滋阴补液为主，养阴药多滋腻，久服伤胃，中药材有沙参、麦冬、百合、山茱萸、决明子、女贞子、鳖甲等，成药有六味地黄丸、杞菊地黄丸、知柏地黄丸。沙参：南沙参性味苦寒，具有清肺火、益肺阴之功效；北沙参性味甘凉，多用于养阴清肺、益胃生津。可煎汤，10～15克。麦冬：其性微寒，味甘微苦，可养阴润燥、生津止渴、清心除烦。能治疗肺阴受伤、阴虚内热、津少口渴等症，常和石斛、沙参、生地等配伍。百合：性平，味甘、微苦，具有润肺止咳、清心安神、补虚强身之功效，可治疗体虚肺弱，肺结核，咯血等症。日常食用方法有蒸、煮、煲汤、炒。山茱萸：山茱萸性微温，味酸涩，具有补肾益肝、收敛固涩之功效，能治疗眩晕耳鸣、腰膝酸痛、阳痿、遗精、大汗虚脱、内热消渴等症。决明子：性凉，味甘、苦、咸，具有益肾清肝、明目通便等功效，《本草正义》记载其"明目、滋养肝肾，以镇潜补阴为正义，是培本之正治"。每次用量为 9 ~ 15 克。女贞子：具有滋补肝肾，明目之功，适合肝肾阴虚者服用，常和墨旱莲配伍，每次用量为 15 克。鳖甲：其性凉味辛，具有滋阴清热、软坚散结、平肝潜阳之功效，可治疗阴虚内热导致的出现骨蒸痨热、潮热颧红、肺痨干咳、痰中带血等症。

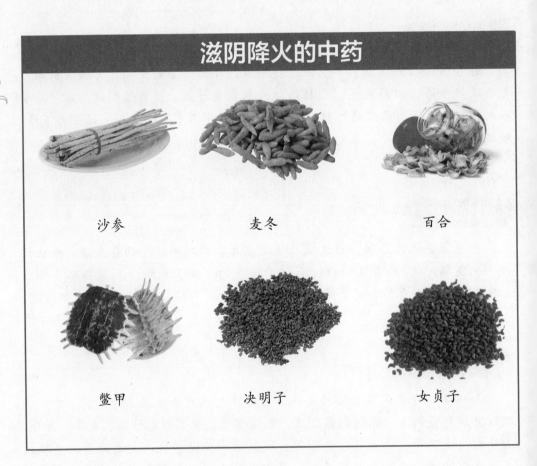

滋阴降火的中药

沙参　　　　　　　麦冬　　　　　　　百合

鳖甲　　　　　　　决明子　　　　　　女贞子

任脉属于阴脉之海，与全身阴经相连，有总览、总任全身阴经脉气的作用，人体的精血、津液均由任脉所司。任脉循行于身前，阴虚体质的人，可以通过调节任脉、肾经上的穴位来调理身体，如太溪、三阴交和照海。自行按摩这三个穴位可以滋养阴液，改善阴虚体质。

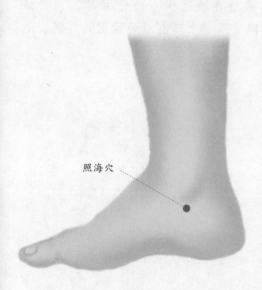

照海穴

照海穴：照是照射的意思，海就是大水，照海的意思就是肾经的经水在此大量蒸发。按摩照海穴，适用于阴虚体质偏于肾阴虚的人。其位于足内侧，内踝尖下方凹陷处。按压时，感到酸、麻、胀就可以。照海穴通奇经八脉之阴跷脉。阴跷脉、阳跷脉左右成对，有"分主一身左右阴阳"之说。孙思邈在《千金要方》里称照海穴为"漏阴"，就是说这个穴位出了问题，人的肾水减少了，会造成肾阴亏虚，引起虚火上升。所以每天按摩照海穴2次，每次10分钟，有滋补肾阴的作用。

太溪穴：太就是大的意思，溪就是溪流，太溪的意思就是肾经水液在此形成较大的溪水。太溪穴是肾经原穴，"太溪补一经之阴"就是补肾阴。它是足少阴肾经的输穴和原穴。输穴是本经经气汇聚之地，而原穴也就是本经经气较大的"中转站"，太溪穴合二为一，所以此处肾经的经气最旺。足少阴肾经在五行中属水，肾主水，所以刺激太溪穴能够起到很好的滋阴作用。《医宗金鉴》说它主"房劳"，也就是可以调治性生活过多过频所导

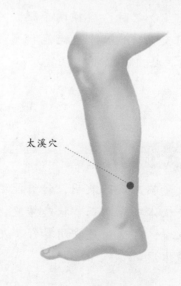

太溪穴

致的肾阴虚。太溪穴位于足内侧，内踝后方与脚跟骨筋腱之间的凹陷处。取穴时，可采用正坐，平放足底或仰卧的姿势，这样就可以很简单地取到该穴位。同样是每天2次，每次10分钟。太溪主要用来补阴，所以不要用灸，因为灸是热性刺激，容易伤阴，最好是按揉。按揉太溪穴一年四季都可以，春秋季节天气干燥的时候，按揉的时间应该长一些，因为燥易伤阴，多揉一些时间，既可补阴，又可防燥伤阴；夏季可以时间短一些，因为夏季湿气比较重，按揉时间长了，体内的阴气太重反倒不好；冬季比较折中一些，每天每穴5分钟就行了。但无论什么季节，最好在晚上9～11点按揉，因为这个时候身体的阴气较旺，可以更好地发挥效果。太溪有滋补肾阴的作用，适用于阴虚体质偏于肾阴虚的人。

三阴交：三阴交是肝、脾、肾三经的交会穴，补三经之阴，也就是补肝经、脾经及肾经之阴。三阴交在小腿内侧，足内踝尖上3寸，胫骨内侧缘后方，正坐屈膝成直角取穴。可每天按摩2次，每次5分钟。孕妇忌按。按摩三阴交主要适用于阴虚体质偏于肺阴虚和脾阴虚的人。每天晚上9～11点是三焦经当令之时，按揉两条腿的三阴交各15分钟，就能调理月经、祛斑、祛痘、祛皱。

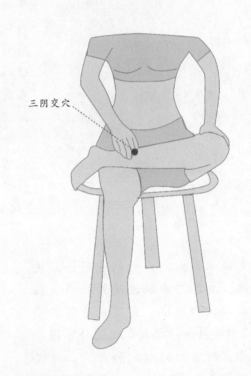

三阴交穴

◎针灸调理

大量临床实践表明，针灸能激发人体的自稳系统，具有双向良性调节作用，使机体功能向正常状态转变，对于各种亚健康有良好的调理作用。对于阴虚人群，可选用足少阴肾经、足厥阴肝经的腧穴，通过培补肝肾之阴来改善阴虚体质。

❧ 痰湿体质如何养生

　　这里的"痰"并非是我们常说的痰，而是指人体内的津液异常滞留，是病理性的产物。"湿"有内湿和外湿之分，外湿指环境潮湿，内湿指体内脏腑器官失调，对水的流动失去控制而导致体内的津液停聚，或因为过食生冷甜腻之食而使身体内的津液骤停。痰湿质的人的体型易偏肥胖，腹部肥满，经常感到肢体酸困沉重，经常感到嘴里黏黏的，咽部痰多有堵感，舌苔厚，性格较温和，善忍耐，对梅雨季节及湿重环境适应力差，常感郁闷。

　　气候潮湿，或涉水淋雨，或久居湿地，湿邪侵袭人体，脾胃受困，水湿运化失职，聚湿成痰，痰湿蕴肺。饮食不节，常暴饮暴食、过食肥甘醇酒厚味，损伤脾胃，不能布散水谷精微及运化水湿，致使湿浊内生，蕴酿成痰，痰湿聚集体内。先天禀赋，素体胃热，食肥甘厚味，脾运不及，聚湿生痰。年老久病，脾胃虚损，运化功能减退或肾阳虚衰，不能化气行水。缺乏运动，长期喜卧久坐少动，气血运行不畅，脾胃运化呆滞，不能运化水湿，聚湿致痰湿内生。

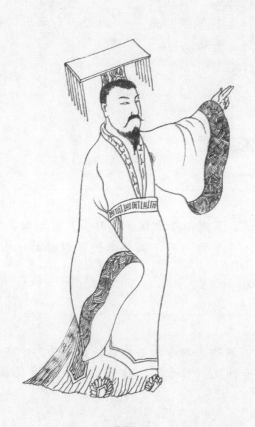

辨证分型

痰湿蕴肺

　　咳嗽反复发作，痰多黏腻或稠厚成块，色白或带灰色，进甘甜油腻食物加重，体倦，舌苔白腻，脉濡滑。常用中药：陈皮、煮半夏、茯苓、厚朴、莱菔子、白芥子、紫苏子等。

痰湿中阻

　　喉部痞塞不舒，进食尤甚，胸闷，头晕目眩，身重困倦，恶心呕吐，胃纳呆滞，口淡不渴，大便正常或不实，舌苔厚腻，脉沉滑。常用中药：陈皮、煮半夏、茯苓、厚朴、苍术等。

痰湿蒙窍

　　头重昏蒙，胸闷恶心，呕吐痰涎，食少多睡困乏，舌苔厚腻，脉沉滑。常用中药：白术、天麻、陈皮、煮半夏、茯苓、竹茹等。

发病倾向

　　消渴、中风、胸痹、肥胖、高血脂、高血压、脂肪肝等。

养生之道——化痰祛湿

◎起居养生

　　居住宜温暖干燥，不宜阴冷潮湿。平时多户外活动，坚持锻炼，如散步、慢跑、打球、游泳，应量力而行、循序渐进，以微微汗出为佳。不宜过于安逸、贪睡卧床。

◎饮食调养

　　多吃健脾祛湿的食物，如山药、薏苡仁、白扁豆、赤小豆、冬瓜、海带、白萝卜、生姜，少食油腻肥甘食品，少饮酒，少吃宵夜。夏天多食生姜，冬天少进补品。

化痰祛湿的食物

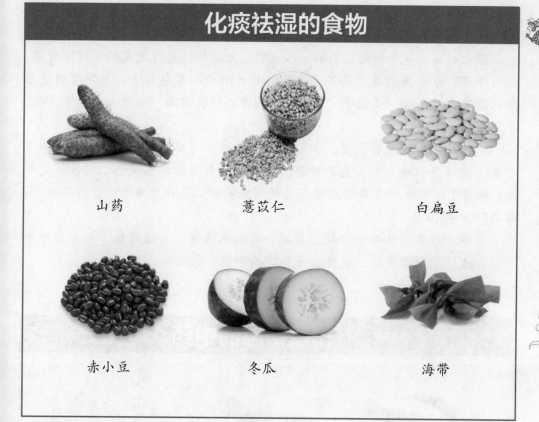

山药   薏苡仁   白扁豆

赤小豆   冬瓜   海带

◎精神疗养

保持心境平和，节制大喜大悲，培养业余爱好，多参加社交活动，多听节奏强、轻快的音乐，消除不良情绪，争取欢快地生活着。

◎药物调理

中药有党参、白术、茯苓、陈皮、砂仁、泽泻等，成药有陈夏六君丸、越鞠丸。半夏性温，味辛，归肺、胆经，有燥湿化痰、降逆止呕、消痞散结等功效，适用于痰多喘嗽、风痰眩晕、恶心呕吐、梅核气、痈疽肿毒等症，每次服3～6克。白术性温，味苦，归脾、胃经，有补益脾胃、燥湿和中等功效，适用于脾胃虚弱之食少便溏、倦怠乏力、脾虚水肿、痰饮等症，每次服3～15克。

黄芪性温，味甘，归脾、肺、胃经，有补阳升气、益卫固表、敛疮生肌、利水消肿等功效，适用于脾气虚引起的气短咳嗽、痰多稀白、体虚自汗等症，水煎服，每次服用10～15克。

薤白性温，味辛、苦，归肺、心、胃、大肠经，有理气宽胸、通阳散结、行气导滞、祛痰等功效，适用于气滞引起的泄痢、里急后重以及寒痰湿浊凝滞引起的胸闷疼痛、咳喘等，还可用于胸痹、胸腹胀满、女性赤白带下等症，每次5～10克。

远志性微温，味苦、辛，归心、肾、肺经，有安神益智、祛痰、解郁等功效。使用于心神不安、失眠健忘、痰阻心窍引起的神志恍惚、痰多不爽等症；也用于寒凝气滞及痰湿阻络引起的痈疽疮肿、乳房肿痛等。可煎汤服下，每次取3～10克。

牵牛子性寒，味苦，归肺、胃经，有泄水通便、消涤痰饮、杀虫攻积等功效。适用于积滞便秘、水肿、虫积腹痛等症，每次服3～6克。

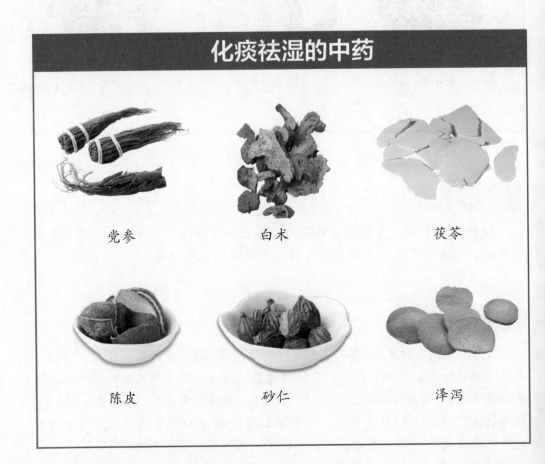

化痰祛湿的中药

党参　　　　　　白术　　　　　　茯苓

陈皮　　　　　　砂仁　　　　　　泽泻

痰湿体质者可以通过推拿来疏通经络、健脾利湿，以改善体质状况。而具有化痰祛湿作用的穴位中，最常用的穴位是丰隆、中脘、足三里、阴陵泉。

丰隆穴：出自《灵枢经脉》，原意是指古代神话中的雷神。《玉龙歌》里说按摩这个穴位能够把脾胃上的浊湿像打雷下雨一样排出去。《医学纲目》上有记载："风痰头痛，丰隆五分，灸亦得。诸痰为病，头风喘嗽，一切痰饮，取丰隆、中脘。"《备急千金方》中有云："丰隆主狂妄行，登高而歌，弃衣而走。"这都说明了丰隆是治痰的重要穴位，又是治疗由于痰而致的癫狂、咳嗽、哮喘等病症的重要穴位。此穴位于人体小腿前外侧，外踝尖上8寸，条口穴外，距胫骨前缘2横指胫腓骨之间。这个穴位可以这样找：从腿的外侧找到膝眼和外踝这两个点，连成一条线，然后取这条线的中点，接下来找到腿上的胫骨，胫骨前缘外侧大约是两指的宽度。可以用拇指或中指端按揉。一般每天2次，每次3分钟。只要是痰湿体质的人都可以选用这个穴位。

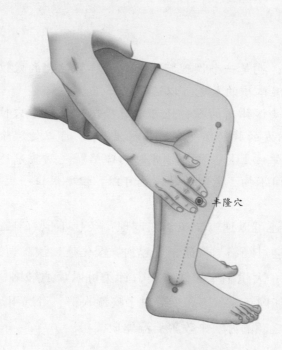

丰隆穴

中脘穴：可以和胃健脾，促进脾胃的运化。因为穴位在胃体中部，所以叫中脘穴。中脘在上腹部，前正中线上，当脐中上4寸。取穴的时候，可采用仰卧的姿势，胸骨下端和肚脐连接线中点即为此穴。我们可以用揉中脘法：用指端或掌根在穴上揉，约揉5分钟。或者用摩中脘法：用掌心或四指按摩中脘，约10分钟。中脘穴的按摩特别适用于痰湿体质偏于痰湿困脾的人。

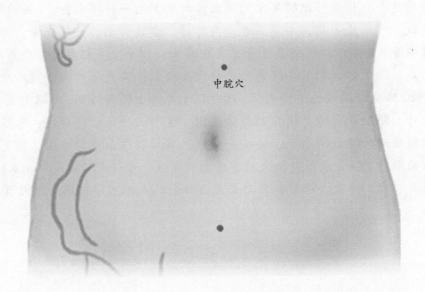

中脘穴

足三里穴：也是一个调理脾胃、促进脾胃运化的穴位，而且还是一个减肥的穴位。痰湿体质的人也可以选用足三里。

阴陵泉：痰湿体质的人，还可以选择阴陵泉这个穴位。阴陵泉是脾经的合穴，从脚趾出发的脾经经气在这儿往里深入，可以健脾除湿。它在膝盖下方，沿着小腿内侧骨往上捋，向内转弯时的凹陷就是阴陵泉所在。每天要用手指按揉这里，时间不拘，空闲的时候就可以，但要保证一天按摩10分钟以上。

以上穴位还可以通过艾灸透穴调理：灸疗不但有补益的作用，还有很强的通利作用，通过经络的疏通，可起到燥湿化痰、淡渗利湿的作用。

针灸调理：大量临床实践表明，针灸可以疏通经络，降脂化痰，体重下降，使机体功能向正常状态转变。对于痰湿人群，可选用足太阴脾经的腧穴，通过治理痰湿之源的办法来改善痰湿体质。

湿热体质如何养生

湿热质的人易生粉刺痤疮，口苦有异味，大便黏滞不爽，小便发热多黄赤，女性带下色黄，男性阴囊潮湿多汗，性格急躁易怒，对又热又潮的气候较难适应。

湿就是我们常说的水湿，分外湿和内湿两种。内湿是一种病理产物，常因脏腑正常功能失调所致。消化不良，暴饮暴食，食用过多油腻、甘甜、厚味的食物，就会加重脏腑负担，位于中焦的脾、胃、肝、胆最易受损，特别是脾最易受湿困，脾不能正常运化进而使机体"水湿内停"。外湿是由于气候潮湿或居住环境潮湿，外来水湿入侵人体而引起的。外湿束缚体表，脾运化功能受阻或脾运不健，水湿滞留，致使湿从内生。因此湿与脾脏的关系最为密切。

热则是一种热象，如辛辣或者热性的食物吃多了，人体会滋生内热。体内阳气过盛，阴并制阳，也易产生热象。水湿滞留过久会化热，而阳热的人则因水湿入侵而形成湿热。湿热是指人体内的湿与热同时存在的现象。

湿热体质是以湿热内蕴为主要特征的体质状态。所谓湿热内蕴是指湿热蕴于中焦脾胃及肝胆，水湿阻滞气机，与热邪相合，形成湿热交困的局面。阳热因受水湿困阻而难以正常运行，水湿受阳热熏蒸而使阳气更受损伤。

《黄帝内经·素问·生气通天论》中说："膏粱之变，足生大疔。"即常食味厚、脂多、油腻的食物会导致湿热内蕴，易患疔疮之类的疾病。《读医随笔》中说："病痉者，其人必平日湿重而气滞，或血燥气涩也。"即湿热体质者体内湿气较重，且容易引起气滞，或者有血燥热、气机不畅的现象。《温热论》中说："有酒客里热素盛，外湿入里，里湿为合。在阳之躯，胃湿恒多；在阴之体，脾湿亦并少，然其化热则一。"意思是说，常饮酒、内热盛的人，受外湿入侵易生湿热。阳热的人，多有胃湿；阴盛的人多有脾湿。有湿的人受热邪时只会形成湿热。总之，湿热体质的形成与先天禀赋、久居湿热之地、喜食肥甘辛辣、长期饮酒、滥用补品等因素有关。

辨证分型

湿热证大致可分为湿重热轻、热重湿轻、湿热并重等证型。证型不同，立方选药显然也有不同。

湿重热轻

无身热或身热不扬，头重肢困，胸闷脘痞，胃纳呆、腹胀肠鸣，甚或恶心呕吐，口淡不渴或口渴不欲饮，小便微黄，大便稀溏，舌质淡红，舌苔白厚腻，脉濡缓或濡滑。

住处潮湿，水中劳作，汗出当风，湿衣裹身，湿邪客体；肺气失宣，肾阳不足，脾虚运化失司生湿，三焦气化不利等均可导致水湿过剩。湿渐化热，乃湿中蕴热，热轻湿重之证。湿为阴邪，故无身热或身热不扬；湿性凝滞，湿浊内阻，气机不畅，所以见头重肢困、胸闷脘痞等症；而湿浊困阻也会反过来困阻脾胃，则脾胃运化失常，故有胃纳呆、腹胀肠鸣，甚或恶心呕吐，口淡不渴或口渴不欲饮，小便微黄，大便稀溏；舌质淡红，舌苔白厚腻，脉濡缓或濡滑等，也是热轻湿重的征象。

湿热并重

神疲乏力，头重身困，胸闷脘痞，两肋隐痛，腰部胀痛，恶心呕吐，胃纳呆，口渴不欲饮或喜热饮，发热汗出不解，小便短黄，大便溏而黏滞不爽，舌质红，舌苔黄腻，脉滑数。

清湿过久必郁热，化热入里。里热转盛，故小便短少黄赤，发热渐高，但不随汗出而解；口渴为热盛之故，但湿邪中阻，故虽渴而不欲多饮；恶心呕吐、胸闷脘痞、胃纳呆等症，是湿热郁阻于脾胃之故；大便溏而黏滞不爽，色黄如酱，是湿热绞结大肠；湿热相搏，腰络不利，故腰部胀痛，伴有热感；舌质红，舌苔黄腻，脉滑数等，均是湿热并重的表现。

热重湿轻

发热，汗出，口渴欲饮，恶心呕吐，纳呆，两胁胀痛，身重头昏，心烦心悸，或胸闷气促，脘痞腹胀，小便短赤，大便干结，舌质红，舌苔黄厚腻，脉滑数。

长夏之际，湿热熏蒸，侵入人体，与湿相搏；过食肥甘，饮酒太多，酿生湿热；素体阳盛，或有伏火，感受湿邪，郁而不达，蕴结湿热；素体阳虚湿盛，或感受疫毒，或五志化火，湿遏热伏，或体湿误服温燥药，使热毒更盛，达营入血，湿邪郁久不得除而生热；或是误治失治，湿热性类的疾病大多会转变为热重湿轻。若热盛于阳明胃，故口渴欲饮，湿阻于太阴脾，则恶心呕吐、纳呆、脘痞腹胀。脾胃湿热若熏蒸于肝胆，则易患黄疸；热炽灼液，故小便短赤，大便秘结。舌质红，舌苔黄厚腻，脉滑数等，也为湿热俱盛之证。

通过对湿热证三型的辨证分型，能让医者初步辨别出湿邪与热邪之孰轻孰重，以便对清热药和利湿药的选用相应地有所侧重。初起湿重于热者，以利湿药为主、清热药为次；随着病程的发展，湿渐化燥化热，演变为热重于湿时，则应以清热药为主、利湿药为次；湿热俱盛者，则清热与利湿并举。辨别湿热之偏轻偏重，最简单但是最有效的方法：首先是看舌苔；其次问口渴。若湿重热轻者，舌苔白且腻，口淡不渴；湿热并重者，舌苔黄厚腻，口渴不欲饮，或口渴而喜热饮；热重于湿者，舌苔黄微腻或黄燥不腻，口渴明显而欲饮。

清热药与利湿药大多数为寒凉之品，属于"阴柔"之药物，其性凝重黏滞，守而不走，较难以运化而影响疗效，而且也会影响脾胃的功能。所以使用此类药物时，应酌情配伍温燥行走之品，如川厚朴、陈皮、木香、苍术、法半夏、桂枝等属于"阳刚"之药物（即使热重于湿也不例外），以促使气机的升降出入，并有助于药物的运化，同时也保护了脾胃功能，从而提高了疗效。

使用清热利湿药通利小便，难以避免地会耗伤津液，所以运用清热利湿法时应该适可而止。素体阴虚液亏者慎用本法，或酌情配伍养阴生津之品。不兼湿邪或湿邪已化燥化火者，忌用本法。

发病倾向：疮疖、粉刺、黄疸、淋证、口腔上火。

彩
色
图
解
黄
帝
内
经

◎饮食调养

　　多食清淡食品，如芹菜、苦瓜、黄瓜、西瓜、绿豆、赤小豆、豆腐、薏苡仁、鸭肉。少食羊肉、狗肉、韭菜、花椒及麻辣油炸食物。少饮酒，多喝白开水、凉茶。夏季气温高，人体会大量出汗，身体也会消耗大量元气，非常容易伤阴，因此我们可以适当饮用一些具有益气养阴、清热利湿功效的药膳，如沙参山药粥、沙参老鸭汤、绿豆茶、红豆薏仁粥、竹叶水、荷叶茶。

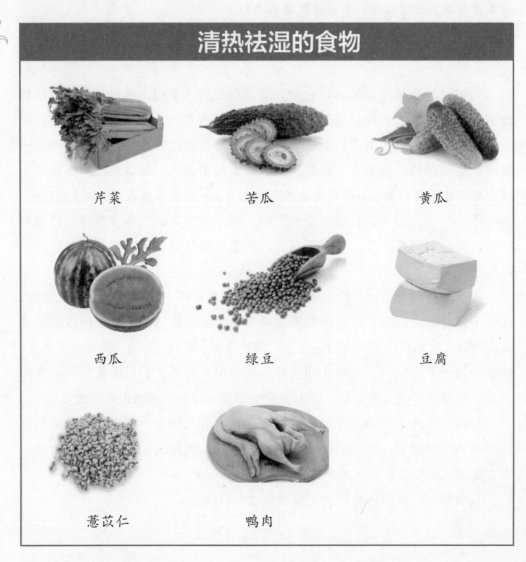

清热祛湿的食物

芹菜　　　　　　　苦瓜　　　　　　　黄瓜

西瓜　　　　　　　绿豆　　　　　　　豆腐

薏苡仁　　　　　鸭肉

◎起居养生

居住于安静、幽雅、干燥通风的环境，如果发现家中空气过于潮湿，可以放置一台抽湿机或适量干燥剂，能够有效祛除室内的湿气。使用空调时也要注意，夏季阳气向外散发，体表阳气被抑制，不能向外发散，加上该排出去的汗液不能排出，湿停体内，会表现出乏力、腿肿、腰酸腿疼等症状，所以空调尽量少用。洗澡时也不能因为天气炎热就冲冷水澡，冷水会导致毛孔收缩，不利于体内热气的散发，如果想快速降温，可以冲个热水澡，热水有助于机体排出更多的汗液，让人体的毛细血管持续扩张，有利于身体散热。平常生活中保持二便通畅，忌熬夜，宜清凉，避暑热，穿衣宽松透气。适量做强度锻炼，如长跑、爬山、游泳、打球等，以消耗体内多余热量。此外，应注意在外出游玩的时候，尽量不要在潮湿的地方停留或者蹲坐。

◎精神养生

以静制动，克服躁动心烦情绪，不要过于追求完美，应把生活看得淡一些，以豁达的心态去生活，与周围人融洽相处。遇到事情时做到处之泰然，心情郁闷时可练习气功、瑜伽，平常多听舒缓、悠扬、有镇静作用的乐曲。

◎药物调理

中药有甘草、白术、豆蔻、藿香、栀子、茵陈、莲子心、苦参、黄芩、黄连、大黄等，中成药有泻黄散、三黄片、黄连上清丸。

甘草味甘，性平，入脾、胃、肺经，还能解毒，因此能调和五脏六腑。著名医者李东垣曾经说过，甘草"生用则气平，补脾胃不足，而大泻心火；灸之则气温，补三焦元气，而散表寒，除邪热，去咽痛，缓正气，养阴血"，即甘草可以调和阴阳，生用可以补益脾胃之不足，大泻心火；灸甘草可以温补三焦元气，散寒除热，益气养阴血。

白术性温，味苦、甘，归脾、胃经，芳香质柔，有益气除湿、止汗固表之功，常和甘草、茯苓配伍。《医学启源》上记载："除湿益燥，和中益气，温中，去脾胃中湿，除胃热……"此外，白术可升可降，守而不走，和其他药材配伍可以清除体内湿热。

藿香性微温，味辛、甘，具有芳香化湿、发表解暑、解表散邪、利湿除风、清热止渴、和胃止呕、健胃祛湿等功效。可用于治疗头痛发热、风寒感冒、胸闷腹胀、胃寒疼痛、呕吐、泻痢、口臭等症，但阴虚火旺者忌食。藿香有杀菌功能，口含一叶可除口臭，预防传染病，并能用作防腐剂。夏季用藿香煮粥或泡茶饮服，对暑湿重症、脾胃湿阻、脘腹胀满、肢体重困、恶心呕吐有效。

豆蔻性温，味辛，归肺、脾、胃经，能化湿消痞、温中行气、开胃止呕，身体湿热之人一般选择白豆蔻。

去湿热的药物比较常见的还有藿香、车前草、淡竹叶、滑石、鸡骨草等，中成药有甘露消毒丹、清热祛湿冲剂，但这些去湿热之药不能够长久服用，当舌苔不再黄腻、小便不再发黄时，就要及时停药。

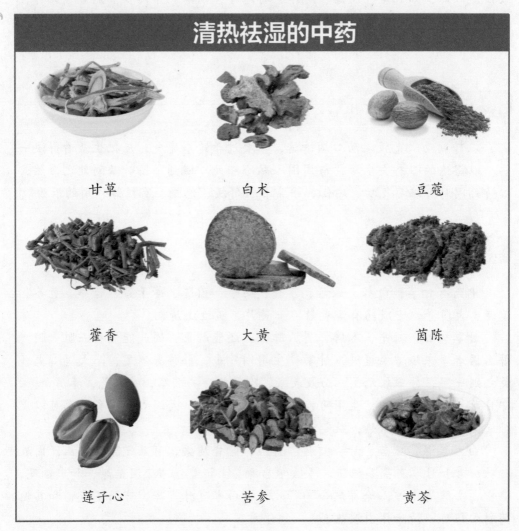

清热祛湿的中药

甘草　　　　　　白术　　　　　　豆蔻

藿香　　　　　　大黄　　　　　　茵陈

莲子心　　　　　苦参　　　　　　黄芩

阴陵泉：属于足太阴脾经，五行属水，有运中焦、化湿滞、益脾肾、通经络、清湿热的功效，能治疗中焦虚弱、脾胃失运、下焦湿热导致的各种肩臂疼痛、膝关节肿痛以及急慢性肠炎、尿路感染等症。其位于小腿内侧，胫骨内侧下缘与胫骨内侧缘之间的凹陷中，在胫骨后缘与腓肠肌之间。用拇指按摩此穴5分钟左右。

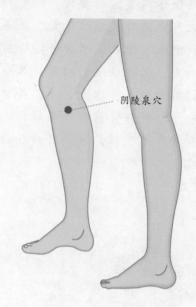

阴陵泉穴

承山穴：属于足太阳膀胱经，是脏腑之气输注病散发到体表的部位，有运化水湿、固化脾土的功效。其位于小腿后面正中，委中和昆仑之间，脚跟上提时，在腓肠肌肌腹下面的凹陷处。用拇指点按此穴时，尽量用力。

承山穴

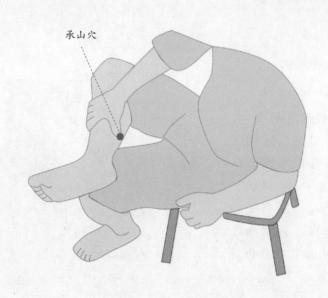

丰隆穴：是足阳明胃经之络穴，也是祛除体内痰湿的要穴，经常按摩此穴可以治疗头痛、眩晕、痰多咳嗽、呕吐、便秘、水肿等症，有健脾和胃、化痰祛湿的功效。其位于小腿前外侧，外踝上8寸，条口穴外一寸，距胫骨前嵴外两横指。用拇指按摩此穴位，每天坚持5分钟左右。

大椎穴：是手三阳脉、足三阳脉、督脉的会穴，是督脉和身体上十二正经中所有阳经的交会点，被称作"阳中之阳"，能统领全身阳气，有解表退热、散寒通痹的作用。其位于第7颈椎棘突下凹陷处，左右转动颈部时，动的骨头即为等7颈椎棘突，其下缘凹陷处即为大椎穴。

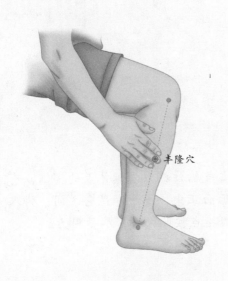

丰隆穴

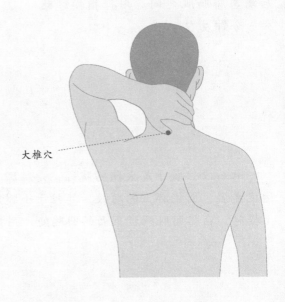

大椎穴

曲泉穴：是沟通肝肾的要穴，有调经止带、清利湿热、通调下焦的功效，能治疗月经不调、痛经、产后腹痛、小便不利、目眩、头痛等症。其位于人体膝内侧横纹上方凹陷处。用拇指按住曲泉穴，用力按揉，每次按揉3分钟。

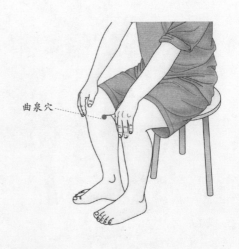

曲泉穴

灸疗有很好的补益作用，同时还有很强的通利作用，通过经络的疏通，可以起到清热利湿的作用。对于湿热人群，可选用足太阴脾经及足阳明胃经的腧穴，通过改善脾胃功能来运化水湿，改善湿热体质。

血瘀体质如何养生

血瘀体质是指人体脏腑功能失调时引起的血液运行不畅，或体内出血无法消散而造成瘀血内阻的体质。血瘀质的人多形体偏瘦、面唇色黯，舌质紫滞，或有点片状瘀斑，皮肤粗糙易见紫癜，易患疼痛，容易健忘烦躁，脉多细涩或结代。

中医学说"气为血之帅，血为气之母"，说明了气血之间相互依存的关系。气为人体的动力，血为动力的源泉。气和血一阴一阳，气无形而动，属阳，血有形而静，属阴；气具有温煦推动之功，血具有营养滋润作用；血的生成离不开气，气的生成也离不开血。气行则血行，气滞则血瘀。气虚无力或气滞，都会导致血瘀。如果气机逆乱，血行失序，血随气升，就会出现面红目赤，甚至吐血、衄血等现象；如果血随气陷，便可出现下腹肿胀、下血、崩漏等。另一方面，血是气的载体，气存于血中，依附着血便不会导致散失，依赖着血的功能到达全身。当气血失衡时，气便不能将血液按时送到皮肤，皮肤就会缺少营养物质的滋润，变得粗糙、松弛、老化；血便不能停留在皮肤表面，形成色素沉淀，进而形成斑。斑就是气滞血瘀的标志。

其形成多与先天禀赋、跌打损伤、忧郁气滞、久病入络等因素有关。易患出血、癥瘕、胸痹等。

养生之道——活血化瘀

◎饮食调养

　　多食山楂、玫瑰花、桃花、金橘、油菜、桃仁、黑豆等具有活血行气的食物，少食肥肉等滋腻之品，忌食寒凉。山楂味酸、甘，性微温，归脾、胃、肝经。《食鉴本草》上记载其"化血块，气块，活血"。山楂能消食健胃、行气活血、散瘀。黄酒味甘、苦，性温，入心、肝、肺、胃经，能通血脉、御寒气，《医林篆要》上说黄酒能"散水、和血、行气、助肾兴阳，发汗"。《本草纲目》上有记载："老酒，和血养气，暖胃辟寒；烧酒，消冷寒气，燥湿痰，开郁结。"阴虚、失血、湿热者忌饮黄酒。红糖性温，味甘，有温中散寒、活血化瘀等功效，适用于风寒感冒、胃寒作痛，妇女血虚、月经不调者。黑豆味甘，性平，有活血利水、祛风解毒等功效。《本草纲目》中说黑豆"入肾功多，故能治水，消肿，下气，制风热而活血解毒"。油菜性温，味辛，有清热解毒、散血消肿的功效，适合劳伤吐血、产后瘀血、便秘、乳痛、体力虚弱等患者食用。

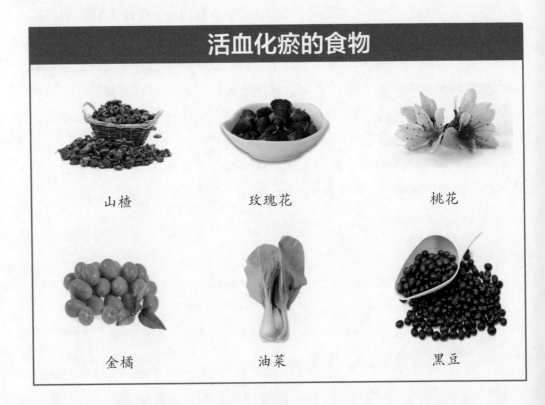

活血化瘀的食物

山楂　　　　　　　玫瑰花　　　　　　　桃花

金橘　　　　　　　油菜　　　　　　　黑豆

◎起居养生

睡眠充足，早睡早起多锻炼，不可过于安逸，以免气机郁滞而致血行不畅，可做健身操、慢跑、跳舞等运动。应选择视野宽阔、空间大、空气清新的地方，不要在封闭的环境中进行。要少用电脑、少熬夜。

精神因素对于体质形成也是非常重要的，血瘀质多气血郁结，郁气堵在胸口出不了，气血就很难畅通，身体的抗病能力就会减弱。所以要及时消除不良情绪，培养豁达开朗、乐观向上的精神愉悦状态。应爱好广泛，多培养兴趣爱好，如从事摄影、绘画、舞蹈、体育等活动，多交朋友，可多听些抒情柔缓的音乐。

◎药物调理

中药有桃仁、红花、当归、川芎、赤芍、大黄、蛰虫等，中成药有大黄蛰虫丸、丹参丸，药膳有山楂红糖汤、黑豆川芎粥、红花煎。山楂红糖汤：山楂 10 枚，冲洗干净，去核打碎，放入锅中，加清水煮约 20 分钟，调以红糖进食，可活血化瘀。黑豆川芎粥：川芎 10 克用纱布包裹，和黑豆 25 克、粳米 50 克一起水煎煮熟，加适量红糖，分次温服，可活血祛瘀，行气止痛。

桃仁性平，味甘、苦，入心、肝经。可破血行瘀、油燥滑肠。其作用为镇痛、消炎、解毒、通便。主治经闭徵瘕、蓄血、腹痛、外伤瘀血及肠痈、肠燥便秘、血瘀经痛、经闭，表现有下腹胀痛、经行不畅、夹有瘀块、血色紫黑、经血量少，甚或数月不来，舌质紫，或舌边有瘀点，脉涩或沉缓。治宜化瘀与调经相结合，常用桃仁、红花配四物方，如桃红四物汤；如气虚弱较甚，用桃仁、红花配八珍汤（党参、白术、茯苓、甘草、当归、川芎、熟地、白芍）；如气郁疼痛较明细，可在桃红四物汤的基础上再加柴胡、牛膝、枳壳等，方如血府逐瘀汤。桃仁用量为 3 ～ 9 克。孕妇慎用。

红花性温，味辛，归心、肝经，可活血通经、散瘀止痛。用于经闭、痛经、恶露不行、症瘕痞块、胸痹心痛、瘀滞腹痛、胸胁刺痛、跌扑损伤、疮疡肿痛。煎服，3 ～ 10 克。孕妇慎用。

当归性温，味辛、甘，可补血活血、调经止痛、润燥滑肠。主血虚诸证、月经不调、经闭、痛经、症瘕结聚、崩漏、虚寒腹痛、痿痹、肌肤麻木、肠燥便难、赤痢后重、痈疽疮疡、跌扑损伤。煎汤，6～12克；或入丸、散；或浸酒；或敷膏。湿阻中满及大便溏泄者慎服。

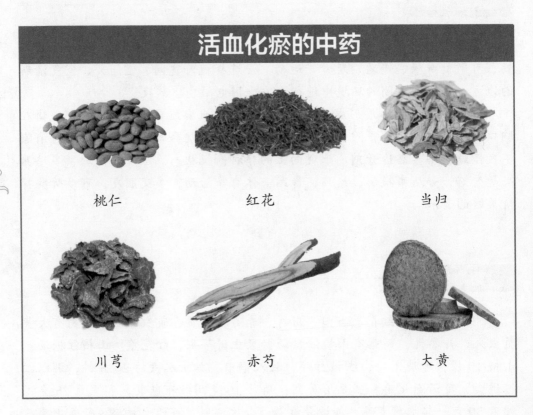

活血化瘀的中药

桃仁　　　　　　　　红花　　　　　　　　当归

川芎　　　　　　　　赤芍　　　　　　　　大黄

◎药膳疗法

　　当归田七乌鸡汤。原料：乌鸡1只，当归15克，田七5克，生姜1块。做法：首先把当归和田七放入清水中浸泡清洗，然后把乌鸡装进一个合适的容器里，再把洗好的当归、田七、生姜一起码放在乌鸡上，接下来加入适量的盐，再倒入一些清水，注意清水一定要没过乌鸡，然后盖上盖，等把锅烧开之后，上锅隔水蒸，大火蒸3个小时，待鸡肉烂熟之后，这道当归田七乌鸡汤就可以食用了。当归可活血补血，生田七能消肿止痛、活血化瘀，乌鸡能补虚、温中、补血，三者配伍，能防止活血化瘀时伤正气。但本方不适合阴虚火旺或肠胃不好者食用。

彩色图解黄帝内经

天枢穴：属足阳明胃经之穴。常按天枢穴，可使胃经和大肠经保持活络，促进胃经内气血循环，帮助气血由胃经输向大肠经。胃经气血充盈，则消化功能增强，能给生血系统提供足够的精微物质，为补血提供最基础的动力；大肠经气血充盈，则可保证循环排泄机能正常，既止泻又通便，保持肠道清洁，使人免受"毒素"的困扰。双手拇指下压左右两边此穴位，由外向内打圈按摩，每天 100 ~ 200 下，补血又排毒。

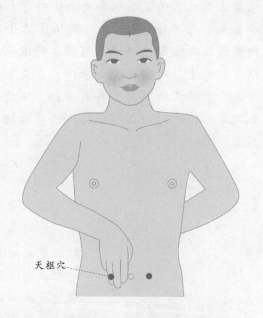

天枢穴

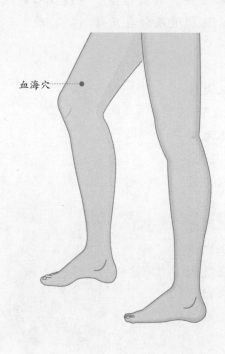

血海穴

血海穴：俗话说"补血找血海，补气找气海"。血海穴属足太阴脾经之穴，是脾经所生之血聚集之处，有化血为气、运化脾血的功能，还有引血归经、治疗血症之功效。刺破血海穴，可祛除人体内的瘀血，并促生新血。拍打或按摩血海穴，对妇女痛经和经血过多或过少均有效，配合按摩三阴交穴、太溪穴，效果更佳。痛经伴有呕吐，按摩此穴同时按足三里可立刻缓解症状。每天上午9 ~ 11点拍打，每次10秒，连续 3 ~ 5 次，或按摩血海穴，晚上21 ~ 23点再艾灸此穴，对妇女月经不调、痛经及因气血瘀滞引起的肥胖、关节痛等症有效。

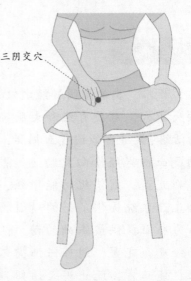

三阴交穴

三阴交穴：属足太阴脾经之穴，是肝、脾、肾交汇的穴位。脾统血，肝藏血，肾生血，因此三阴交有调和气血、补肾养肝的作用。每天上午11点，按揉左右小腿内侧的此穴位各20分钟，可排体内湿气、浊气、毒素，对湿疹、荨麻疹、皮炎等有疗效。常按三阴交穴，补血活血，保持血压稳定，特别对血压偏低的人的补血效果显著。

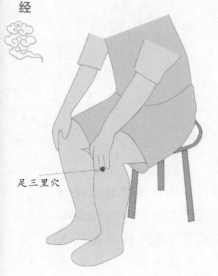

足三里穴

足三里穴：属足阳明胃经之穴。刺激足三里穴，可补益气血，培补元气，滋养脑髓，是保证肝血充足的首选。对气血亏虚引起的头晕、耳鸣、神经衰弱及胃动力不足的人，胃气虚的人，因用眼过度或失眠熬夜而伤肝的人，经常拍、按摩、艾灸此穴有很好的改善作用。按摩或艾灸足三里，可温中散寒、健运脾阳、补中益气、宜通气机、导气下行、强壮全身。胃酸过多、空腹烧心的人不宜灸足三里，选阳陵泉穴有良效。

关元穴：足三里、关元、气海是人体三大强壮要穴，古有"针必取三里，灸必加关元"之说。关元穴是任脉之穴，也是小肠的募穴，人体元阴和元阳的交汇处，是"男子藏精，女子蓄血"之处，统足三阴经及小肠、任脉疾病。按摩关元穴，可提高脾胃生化气血的功能。每一轮轻轻按压8次，每次8轮，可补血、消除小肚腩。舒缓活络筋骨和气血是保养身体的一大关键点，常按以上穴位不仅能够疏通活血、调养身体，女性的话还能调经养颜、补血养气。这些都是补血养生的穴位，坚持按摩有助于改善血瘀体质，补充气血，让身体更加健康。

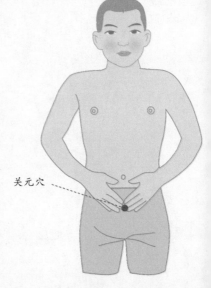

关元穴

彩色图解黄帝内经

以上穴位均可以通过艾灸透穴调理，灸疗既有补益作用，又有疏通作用。对于血瘀体质，灸疗一方面能培补元气，另一方面也能活血化瘀，对血瘀体质的人群有平稳且有效的调理作用。还可针灸点穴，对于血瘀人群，将毫针与刺血疗法相结合，也能使活血化瘀功效大大增强，迅速改善瘀血体质。

❧ 气郁体质如何养生

气郁质的人多形体偏瘦，常感闷闷不乐，情绪低沉，容易紧张，焦虑不安，多愁善感，疑心大，感情脆弱。易失眠惊吓，胸胁胀闷，善叹气，乳房胀，咽有异物感，对精神刺激适应能力差。

中医认为，人体"气"的运行要依靠肝来调节。肝气郁结是气郁体质者最直观的表现，人体之阴血、津液要通过气来带动流通，而气郁就相当于人体中没了气，则阴血、津液丧失了在体内运行的动力，不能顺利到达身体的各个地方，就会诱发一系列的疾病。肝藏血，肝血丰富，阴血根基才牢固，才能支持肝气疏泄。肝形态上不动、藏血，属阴，被称作"将军之官"，主谋略，在人体内起到疏泄气机、解毒的作用，性喜条达，属阳，中医上又称为"体阴用阳"，用阳是以体阴为根基的。一旦肝血不足，则很容易过度疏泄，甚至疏泄不足。过度疏泄，肝阳暴涨，则需要养阴柔肝，清肝热降肝火；疏泄不足，气血郁滞于体内，时间久了之后，可能就会瘀血、痰湿。只有肝血充足，才能做到疏泄收放自如、消化良好、二便通畅、月经规则、情绪平稳。

气郁体质的形成多与先天禀赋、精神刺激、忧郁思虑、工作压力有关。易患抑郁症、脏燥、百合病、不寐、惊恐等。

养生之道——行气解郁

◎起居养生

多做户外活动和社交活动，不要总待在家，要放松身心，和畅气血。居住环境要安静，防止嘈杂影响心情。早睡早起，规律睡眠，可经常旅游、骑游、登山、跑步、做球类运动。

◎饮食调养

　　多食宽胸理气的食物，如黄花菜、海带、白萝卜、开心果、柑橘、柚子、洋葱等。少食收敛酸涩的食物，如乌梅、酸枣、杨桃，少食寒凉滋腻食物。

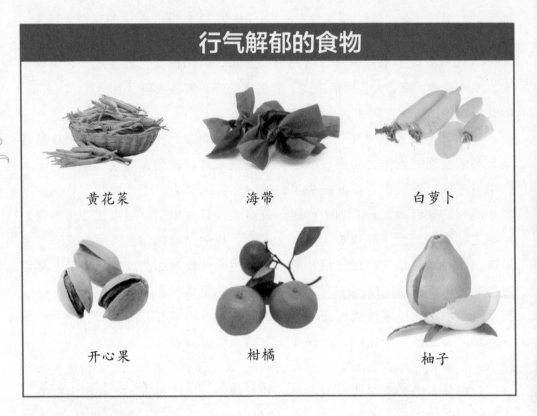

行气解郁的食物

黄花菜　　　　　海带　　　　　白萝卜

开心果　　　　　柑橘　　　　　柚子

◎精神调养

　　有意识地培养自己豁达开朗的性格，结交知心朋友，学会发泄，勿太敏感，遇事要往好处想，不钻牛角尖，多听欢快优美的音乐，学会简单快乐地生活。丰富自己的业余爱好，如跳舞、唱歌，或是其他集体活动。在室内可以适当看一些自己喜欢的电影或电视节目，或在家中练瑜伽、健身操等，让自己保持愉悦的心情。

中药有柴胡、陈皮、香附、枳壳、薄荷、佛手、木香等，中成药有逍遥丸、柴胡疏肝散、木香顺气丸。

砂仁有行气解郁、健脾和胃的功效，是疏肝健脾的佳品。砂仁可以用来熬粥，也可以用来煮汤。由于砂仁和橘皮都有疏肝解郁之功，还能够健脾和胃，将二者搭配食用能够提升疗效。药膳：玫瑰茉莉花茶、橘皮粥。

甘松也叫松香，有行气解郁、健脾和胃、美容养颜的功效，不但能够益气生血，还可润泽肌肤。中医认为，甘松味香，香可解郁，所以有疏肝的功效，能够很好地治疗肝之郁结。甘松有行气的功效，还可健脾和胃，促进消化，调理脾胃不和。

香橼性温，味辛，微苦、酸，归肝、肺、脾经，气香行散，可升可降，有疏肝理气、宽中化痰、除湿和中之功，能够治疗胸胁胀痛、咳嗽多痰、脘腹胀痛、食滞呕逆、水肿脚气等症。《本草拾遗》中记载，香橼可"下气，开胸膈"。香橼与香附、郁金、柴胡配伍的时候，可行气开郁；脾胃不和、饮食停滞、气郁阻滞而导致脘痞腹胀、嗳气呕吐的患者，可将香橼同木香、

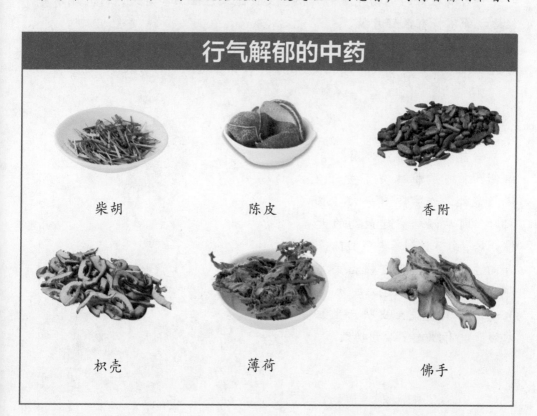

行气解郁的中药

柴胡

陈皮

香附

枳壳

薄荷

佛手

砂仁、枳实、白术同用，进而行气健脾、和中降逆。

佛手性温，味辛、苦、酸，归肝、脾、肺经，有疏肝理气、和胃止痛之功，尤其是对于防治肝胃气滞、胸胁胀痛、胃脘痞满、食少呕吐等症效果更好。

绿萼梅也叫梅、春梅、乌梅，归肝、胃、肺经，《本草纲目拾遗》中说绿萼梅可"开胃散邪，煮粥食，助清阳之气上升，蒸露点茶，生津止渴，解暑涤烦"，《饮片新参》中记载绿萼梅可"平肝和胃，止脘痛、头晕，进饮食"。众多医学典籍证明绿萼梅有疏肝和胃、化痰之功。

合欢花性平味甘，有疏肝解郁、理气安神、活络养血、滋阴明目的功效。《神农本草经》中提到："何欢，安五脏，和心志，令人欢乐无忧。"《本草便读》中说合欢可"养气、活血、通脉"。合欢花可单独泡饮，也可与其他药材、食材同用，能够起到解郁理气的功效。

◎艾灸透穴调理

灸疗有很好的调畅气机的作用，艾灸透穴疗法温和持久，对肝气不舒、经络之气不畅有很好疗效。

太冲穴：位于脚背面，第1、2脚趾根部结合处后方的凹陷处，左右脚各有一穴。每日灸1次，每次灸20分钟。有行气解郁的功效。

心俞穴：位于背部肩胛骨内侧，第5胸椎棘突下旁开2横指宽处，左右各有一穴。取穴时，可从颈部突起最高的大椎开始，向下数到第5个凹陷，再向左右两侧旁开2横指宽处即是。每日灸1次，每次灸3～15分钟，灸至皮肤产生红晕为止。有理气宁心的功效。

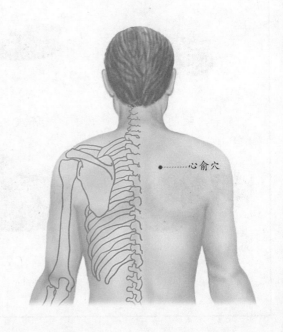

心俞穴

天突穴：位于胸骨上窝中央。取穴时，下巴略微上仰，在喉结下方可摸到胸骨上缘的凹陷部位，在此凹陷下方为胸骨柄，以食指紧靠胸骨柄的后方就是天突穴。每日灸1～2次，每次灸10～20分钟。有宣通肺气，利咽止咳的功效。

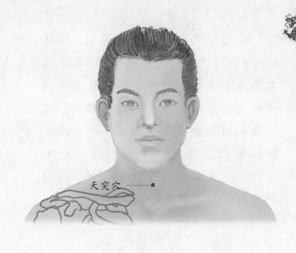

天突穴

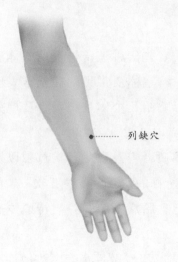

列缺穴

列缺穴：位于前臂桡侧（外侧）缘，桡骨茎突上方，腕横纹上1.5寸（2横指宽）处，左右臂各有一穴。取穴时，将双手两虎口交叉，一侧食指尖触碰到的另一侧腕骨突起的后方凹陷处就是列缺穴。每日灸1次，每次灸10～15分钟，灸至皮肤产生红晕为止。有通调经脉的功效。

三阴交穴：位于小腿内侧，内踝尖直上3寸（4横指宽）、胫骨内侧缘后方，左右腿各有一穴。取穴时，在小腿内侧，从突起的踝骨尖向上量约4横指宽处的骨骼后侧边缘就是三阴交。每日灸1次，每次灸5～10分钟，灸至皮肤产生红晕为止。有化生气血的功效。

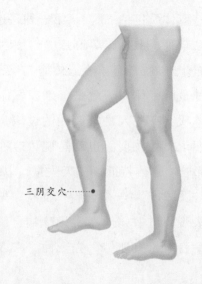

三阴交穴

阴陵泉穴：位于小腿内侧，膝下胫骨内侧凹陷中，与阳陵泉相对，左右腿各有一穴。取穴时，在膝盖内侧横纹上方会摸到一个突起的骨头，其下方和内侧会摸到一个凹陷处，即是阴陵泉穴。每日灸1次，每次灸30分钟，灸至皮肤产生红晕为止。能健脾理气、益肾调经、通经活络。

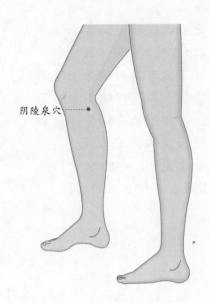

阴陵泉穴

特禀体质如何养生

特禀体质常指的是有一些先天性禀赋或者先天性遗传性疾病的体质，包括过敏体质、先天性畸形或生理性缺陷等。特禀体质常见的症状常表现有先天性、家族性的特征，胎传性疾病为母体影响胎儿个体生长发育及相关疾病特征。

特禀体质容易患上的疾病包括：过敏体质者容易发生药物过敏以及花粉症；遗传疾病，如血友病、先天愚型及中医所称的"五迟""五软""解颅"等；胎传疾病，如胎热、胎寒、胎惊、胎肥、胎痫、胎弱等。特禀体质是一类体质特殊的人群，因此要特别调护。

特禀体质包括三种：第一种是过敏体质，患过敏性鼻炎、过敏性哮喘、过敏性紫癜、湿疹、荨麻疹等过敏性疾病的人大多都属于这一类。第二种是遗传病体质，就是有家族遗传病史或者是先天性疾病的，这一类大多很难治愈。第三种是胎传体质。就是母亲在妊娠期间所受的不良影响传到胎儿所造成的一种体质。有些人是家族性的过敏，很小就有，会持续一生；有些人可能到了三四十岁才发现。也就是说，这种人存在先天特殊条件，什么时候发作受环境影响。总体特征：先天失常，以生理缺陷、过敏反应等为主要特征。

过敏体质者一般无特殊症状；先天禀赋异常者或有畸形，或有生理缺陷。常见表现：过敏体质者常见哮喘、风团、咽痒、鼻塞、喷嚏等症状；患遗传性疾病者有垂直遗传、先天性、家族性特征；患胎传性疾病者具有母体影响胎儿个体生长发育及相关疾病特征。心理特征：随禀质不同，情况各异。发病倾向：过敏体质者易患哮喘、荨麻疹、花粉症及药物过敏等；遗传性疾病如血友病等。适应能力差，如过敏体质者对过敏季节适应能力很差，容易引旧病发作。

养生之道为益气固表、养血消风，食宜益气固表。中医认为，过敏是人的肺、脾、肾三脏功能失调，导致肺气不足，卫表不固，因此才会造成身体出现各种不适症状，所以要改善调理特禀体质，最基本的就是益气固表，合理进行调补，增加益气固表食物的摄入，平常饮食宜清淡、均衡，粗细搭配适当，荤素配伍合理。少食荞麦、蚕豆、白扁豆、牛肉、鹅肉、鲤鱼、虾、蟹、酒、辣椒等辛辣之品，更应避免腥膻发物及含致敏物质的食物。避免食用各种致敏食物，减少发作机会。特禀质人应忌食生冷、肥甘油腻及各种发物，如鱼、虾、蟹、辣椒、肥肉、浓茶、咖啡等，以免引动宿疾。避免接触致敏物质，如尘螨、花粉、油漆等。

起居避免过敏原，居室宜通风良好。应保持室内清洁，被褥、床单要经常洗晒，可防止对尘螨过敏。室内装修后不宜立即入住，应打开窗户，让甲醛等挥发后再搬进新居。春季室外花粉较多时，要减少室外活动时间，以防止对花粉过敏。不宜养宠物，以免对动物皮毛过敏。起居应有规律，保持充足的睡眠。应加强体育锻炼，积极参加各种体育锻炼，增强体质。天气冷时锻炼要注意防寒保暖，防止感冒。

◎精神疗养

压力、紧张、愤怒等情绪会让部分人反复出现红疹、瘙痒等皮肤过敏现象，因为情绪激动的时候，人体会释放大量去甲肾上腺素、肾上腺素等，导致血管收缩、血压上升，产生大量自由基，供给人体释放过敏因子的肥大细胞，诱发过敏。情绪波动大的时候，皮肤还会释放神经递质，加重过敏反应。突然压力变大，容易引起红疹、瘙痒等过敏反应。所以，在工作生活中，一定要控制好自己的脾气，千万不要急躁愤怒，因为这些不良情绪都会对内分泌产生一定的影响，造成免疫功能的降低。所以，一定要尽力保持淡定乐观的心情和恬淡虚无的精神境界。

彩色图解黄帝内经

常用药物有黄芪、白术、防风、蝉衣、生地、乌梅、丹皮、当归、黄芩等，中成药有玉屏风散、消风散。推荐药膳：固表粥、葱白红枣鸡肉粥。

益气固表的中药

黄芪

白术

防风

蝉衣

生地

乌梅

丹皮

当归

黄芩